いのちの終わりに
どうかかわるか

編集

神戸大学医学部附属病院
緩和支持治療科特命教授
木澤義之

佐久総合病院佐久医療センター
緩和ケア内科部長
山本　亮

筑波大学医学医療系講師/
筑波大学附属病院総合診療グループ
浜野　淳

医学書院

〈ジェネラリスト BOOKS〉
いのちの終わりにどうかかわるか

発　行　2017年11月15日　第1版第1刷ⓒ
　　　　2020年 7 月 1 日　第1版第4刷

編　集　木澤義之・山本　亮・浜野　淳

発行者　株式会社　医学書院
　　　　代表取締役　金原　俊
　　　　〒113-8719　東京都文京区本郷 1-28-23
　　　　電話　03-3817-5600(社内案内)

印刷・製本　三美印刷

本書の複製権・翻訳権・上映権・譲渡権・貸与権・公衆送信権(送信可能化権
を含む)は株式会社医学書院が保有します.

ISBN978-4-260-03255-1

本書を無断で複製する行為(複写,スキャン,デジタルデータ化など)は,「私
的使用のための複製」など著作権法上の限られた例外を除き禁じられています.
大学,病院,診療所,企業などにおいて,業務上使用する目的(診療,研究活
動を含む)で上記の行為を行うことは,その使用範囲が内部的であっても,私的
使用には該当せず,違法です.また私的使用に該当する場合であっても,代行
業者等の第三者に依頼して上記の行為を行うことは違法となります.

JCOPY 〈出版者著作権管理機構　委託出版物〉
本書の無断複製は著作権法上での例外を除き禁じられています.
複製される場合は,そのつど事前に,出版者著作権管理機構
(電話 03-5244-5088,FAX 03-5244-5089,info@jcopy.or.jp)の
許諾を得てください.

＊「ジェネラリストBOOKS」は株式会社医学書院の登録商標です.

執筆者一覧（執筆順）

大石	愛	エジンバラ大学医学部博士課程
岡村	知直	飯塚病院緩和ケア科
山口	健也	小竹町立病院内科
橋本	法修	飯塚病院総合診療科・緩和ケア科
柏木	秀行	飯塚病院緩和ケア科部長
大石	醒悟	兵庫県立姫路循環器病センター循環器内科医長
洪	英在	三重県立一志病院家庭医療科/三重大学大学院医学系研究科 三重県総合診療地域医療学講座助教
菅野	康二	順天堂大学医学部附属順天堂東京江東高齢者医療センター 呼吸器内科助教・緩和ケアチーム
木澤	義之	神戸大学医学部附属病院緩和支持治療科特命教授
湯浅	美鈴	三重大学大学院医学系研究科地域医療学講座博士課程
津田	修治	菊川市家庭医療センター
松下	明	奈義・津山・湯郷ファミリークリニック所長
神谷	浩平	山形県立中央病院緩和医療科科長
石丸	直人	明石医療センター総合内科医長
上村	恵一	市立札幌病院精神医療センター副医長
松尾	直樹	外旭川病院ホスピス
今井	堅吾	聖隷三方原病院ホスピス科医長
五十野博基		筑波大学附属病院総合診療グループ
山本	亮	佐久総合病院佐久医療センター緩和ケア内科部長
茅根	義和	東芝病院緩和ケア科部長
平尾	牧子	東芝病院緩和ケア認定看護師
矢吹	拓	国立病院機構栃木医療センター内科医長
清水	政克	医療法人社団清水メディカルクリニック副院長
吉田	沙蘭	東北大学大学院教育学研究科准教授
阿部	泰之	旭川医科大学病院緩和ケア診療部副部長

序

　一人の医師として，治癒が望めない疾患をもった患者さんとどう向き合ったらよいのか，何を話したらよいのか，そして患者さんやご家族のもつ苦悩や苦痛にどのようにアプローチしたらよいのだろうか？　それができるようになりたい．

　これは，私が18歳，医学部に入ってはじめての年に，聖隷三方原病院のホスピス，淀川キリスト教病院のホスピス，そして白十字診療所で訪問診療・看護を見学したことをきっかけに，将来ホスピス・緩和ケアに取り組もうと考えた際に感じた大きな課題でした．当時ホスピス・緩和ケアをしたい，と考える医学生は稀であり，相当変わり者扱いされたと思います．しかしながら，この30年余りでその状況は大きく変化してきました．わが国の緩和ケア，エンドオブライフ・ケアは急速に進歩し，特にがん医療では国の重点政策の1つとして取り上げられ，医療のなかで欠くことのできないものとなってきています．

　緩和ケアは，世界保健機関(WHO)により以下のように定義されています．「緩和ケアとは，生命を脅かす疾患による問題に直面している患者とその家族に対して，痛みやその他の身体的問題，心理社会的問題，スピリチュアルな問題を早期に発見し，的確なアセスメントと対処(治療・処置)を行うことによって，苦しみを予防し，和らげることで，QOL(quality of life：生活の質)を改善するアプローチである」[1]．また，エンドオブライフ・ケアはオーストラリア緩和ケア協会により以下のように定義されています．「エンドオブライフ・ケアは死が避けることができないものとなり，予想される生命予後が限られたときに行われるケアを指す．また，最後の12か月を表現するものとして使用される」[2]．

　わが国の緩和ケア，エンドオブライフ・ケアの現状を表す1つの資料として，英国エコノミスト誌の「死の質の指標2015年度版」を取り上げたいと思います[3]．日本は前回の調査である2010年には世界第23位でしたが，今回の調査で第14位へと大幅にランクアップしています．これは，政府主導のがん対策が進み，基本的な緩和ケアが受けられるようになったことや，すべてのがん診療連携拠点病院に緩和ケアチームが整備されたこと

が大きく評価されたものだと思います．一方で，ほかのアジアの国をみてみると，日本から緩和ケアの手法を取り入れた台湾は第6位となっています．この差がどこから来ているかについてはさまざまな議論がありますが，日本ではがん以外の疾患に対する緩和ケアが整備されていないこと，病院以外での緩和ケア，特に診療所や在宅での緩和ケアが整備されていないこと，がその主な要因であるとされています．

　われわれに与えられた課題は明快で，その要点は以下の3つにまとめることができます．それらは，1)疾患を問わずに緩和ケアを実践すること，つまりがん以外の疾患に対する緩和ケアを推進すること，2)患者がどこで治療・療養をしていても緩和ケアが提供されること，言い換えれば在宅や施設で緩和ケアが実践されること，3)提供する緩和ケアの質を高めること，ではないかと思います．

　本書は，地域で医療の第一線に立つプライマリ・ケア医が，いのちの終わりにある患者さん・ご家族に対してどのような治療・ケア・支援を実践したらよいかについて，詳細に書かれた唯一無二のものだと自負しています．1)どのように緩和ケア，エンドオブライフ・ケアの対象者をみつけ，2)どのように評価し，3)どのような方法で余命を推定したうえで，4)治療とケアの目標を話し合ったらよいのか，そして，5)死の1週間前，6)死亡直前，7)臨終のときにどのようなケアを行ったらよいか，8)喪失と悲嘆にどう対処するか，などについてともに考えていくことができるように構成されています．この本が，プライマリ・ケア医の緩和ケア，エンドオブライフ・ケアの指針を示す海図となり，荒波に翻弄される患者さん・ご家族と舟の導き手である医療従事者の助けとなるのであれば，著者・編者一同の最大の喜びです．

2017年10月

編者を代表して　木澤義之

文献

1) World Health Organization：WHO Definition of palliative care. 2002. http://www.who.int/cancer/palliative/definition/en/（2017 年 9 月 30 日現在）
2) Palliative Care Australia：Palliative and end of life care glossary of terms. 2008.
3) The Economist Intelligence Unit：The 2015 Quality of Death Index. Ranking palliative care across the world. 2015.

目次

序 ……………………………………………………………………………… 木澤義之　v

第1章 ケース・ファインディング
どのような患者にエンドオブライフ・ケアが必要か ……………………… 大石　愛　1

第2章 評価で気をつけること …………………………………………… 15
終末期の身体診察 ………………………………………………………… 岡村知直　16
包括的アセスメント ……………………………………………………… 山口健也　23
コーピング ………………………………………………………………… 橋本法修　29
予期悲嘆 …………………………………………………………………… 柏木秀行　34

第3章 予後を予測する ……………………………………………… 大石醒悟　41

第4章 治療とケアのゴールを話し合う ………………………………… 53
病状認識を確かめる ……………………………………………………… 洪　英在　54
意思決定能力とその判断 ………………………………………………… 菅野康二　60
患者と家族の意向が異なるとき ………………………………………… 木澤義之　68
大切にしていること/したいこと ……………………………………… 洪　英在　74
望んでいる療養の場所 …………………………………………………… 湯浅美鈴　79
治療・ケア ………………………………………………………………… 津田修治　86
家族評価とライフレビュー ……………………………………………… 松下　明　92

第5章 死の1週間前に起こる症状とその対応 105

痛み ..... 神谷浩平 106

呼吸困難 ..... 石丸直人 117

せん妄 ..... 上村恵一 126

倦怠感　がん関連倦怠感を中心に ..... 松尾直樹 136

鎮静 ..... 今井堅吾 144

急性増悪時の可逆性の見積もり　①感染症 ..... 五十野博基 154

急性増悪時の可逆性の見積もり　②電解質異常 ..... 五十野博基 158

急性増悪時の可逆性の見積もり　③貧血 ..... 五十野博基 165

死前喘鳴 ..... 山本　亮 170

第6章 Last 48 hours 177

これから起こること ..... 茅根義和 178

身体症状のアセスメントとマネジメント ..... 茅根義和 188

今している治療の見直し ..... 茅根義和 197

今しているケアの見直し ..... 平尾牧子 202

家族への説明 ..... 茅根義和 210

第7章 臨終時の対応 221

病院の場合 ..... 矢吹　拓 222

在宅の場合 ..... 清水政克 235

死亡診断の作法 ..... 清水政克 244

第8章 喪失と悲嘆 .... 吉田沙蘭 255

通常の悲嘆 256

複雑性悲嘆の見つけ方と対応 264

第9章 アドバンス・ケア・プランニングと
ベスト・インタレスト論 .... 阿部泰之 273

索引 285

ブックデザイン：菊地昌隆（アジール）

第1章

ケース・ファインディング

どのような患者に
エンドオブライフ・ケアが必要か

> **Case**
>
> **患者** 70代男性.
>
> **現病歴** 10年前に大工の仕事中に息切れを自覚し,拡張型心筋症の診断を受けた.市立病院循環器内科に通院しているが,普段の様子も診てほしいとのことで3年前から診療所外来にも通院するようになった.1年ほど前から,軽労作での呼吸困難が目立つようになり訪問看護を導入.
>
> この半年で2回入院した.入院するたびに「厳しい状況です」と説明を受けるようだが,毎回なんとか回復して退院するので,「ああいうのは,決まり文句なんでしょうねえ.お医者さんは大変ですよね」と言っていた.

エンドオブライフ・ケアの必要性

近年,早期からの緩和ケアの必要性が注目を浴びている.2014年にWHOは,「緩和ケアは基本的な医療ケアのなかに含まれるべきであり,国は診断にかかわらず,すべての患者が必要なときに緩和ケアにアクセスできるよう制度を整えるべきである」と決議した.一方,すべての患者が「専門」緩和ケアにアクセスするのは現実的に不可能であること,ケアの継続性などの観点から,よりよいエンドオブライフ・ケアのためにはプライマリ・ケアと専門緩和ケアの協働が不可欠であると考えられている[1].

すでに多死社会を迎えている日本において,緩和ケア,エンドオブライフ・ケアの重要性はいうまでもない.診療の背景にもよるが,2015年の死亡率から考えても,外来で成人患者100人をみたら,そのうち少なくとも1人は1年以内に亡くなると考えてよいだろう.

地域で活躍する医師,医療従事者の多くは,普段から患者の生活全体を見据えたケアを提供していることが多く,ことさら「緩和ケア」「エンドオブライフ・ケア」という言葉を使わずとも,それに近い内容を実施していることが多い.しかし,各種研究にて,死の直前まで疾患に対する治療が行われていたり,エンドオブライフ・ケアが必要な患者と認識されないま

ま患者が死に至ることも多いとのデータも示されている．エンドオブライフ・ケアの必要性を見極め，終末期への準備も含めた，より包括的な命のサポートを提供できることは，地域で活躍する医療従事者にとって重要な能力である．

地域医療の現場で，いつ命の終わりに向けての準備を始めればいいのか戸惑うことは多い．本章では，命の終わりに近づきつつあり，何らかのサービスの提供やケアの見直しが必要な人を見極めるきっかけになりうること，また，そのきっかけに気づくにはどこに留意すればいいかについて解説する．

なぜ，認識することが重要なのか

疾患の根治が不可能になった時点で緩和ケアに移行した場合，患者および家族は，短期間に複数の悪い知らせと難しい判断に迫られることになることが多く，患者・家族および医療従事者にとってもストレスの大きいものとなる．時間不足が，緩和ケアへ移行する際のストレスとして指摘されており[2]，言い換えれば日常診療の延長で今後の準備をすることでストレスが軽減する可能性があるといえる．また，特に慢性疾患などで，緩徐に，時に年単位で終末期に向かっている場合には，**終末期への移行点をある一点で特定するのは不可能**である．多くの高齢者がそうであるように，少しずつの変化を蓄積していきながら最終的な命の終わりに近づく場合には，準備も少しずつ積み重ねていく必要がある．それは，患者のケアニーズや状態の変化を認識し，評価し，今後の計画を立てる，というシンプルなステップを，細かく繰り返していくことによって実現できると考えられる **図1**．

遠くない将来，命の終わりを迎えることになりそうだが，いつどのように迎えるかよくわからない患者を目の前にしたときに，私たちにできることは，普段からいろいろな可能性について話し合い，彼らの価値観や気がかりを理解し，それに対応できるように準備しておくことである．このような準備によって，不要な入院や本人の意にそぐわない治療を防ぎ，その人にとって本当に必要なケアを提供することができる．また，人間には，自分の生き方を決める権利と能力があり，人生の最後の瞬間までその権利

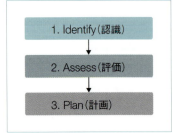

図1 Gold Standards Framework の3プロセスステップ
(The Gold Standards Framework Centre : The GSF Prognostic Indicator Guidance. 2011 より)

は維持される．命の最後まで，その人がその人らしく存在し続けるためにも，事前に話し合っておくことが重要である．

時間軸で，その人の変化をとらえる
病みの軌跡(illness trajectory)を理解する

　身体機能の軌跡のよくあるパターン 図2 を理解しておくことが，慢性疾患患者の変化を時間軸でとらえ死亡リスクを認識することに役立つ．これらのパターンと目の前の患者がたどってきた軌跡を比べることにより，その患者のおかれた状態，死亡や状態悪化のリスクの把握に役立つと考えられる．

がんパターン

　がん疾患に代表されるパターン．身体機能が低下するのは最後の数か月のことが多い．従来の緩和ケアはこのパターンを念頭において発展してきた．

臓器不全パターン

　心不全，慢性呼吸不全，肝不全，腎不全などに代表される，急性増悪を繰り返しながらベースの身体機能も低下していくパターン．病気のはじまりも，状態の悪化もあいまいで，患者は自分の状態の悪化を加齢によるものと区別できないことが多い．長期にわたり慢性期のケアの場と急性期のケアの場を行き来することになるため，患者についての情報が散在してしまうことが多い．

　入院が必要な急性増悪が頻回になってから，1〜2年で死を迎えること

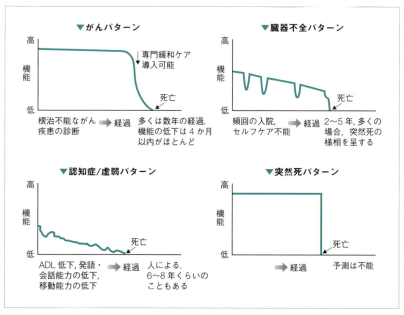

図2 病みの軌跡のパターン
〔Lunney JR, et al：Patterns of functional decline at the end of life. JAMA 289(18)：2387-2392, 2003 より〕

が多いが，多くは突然死の様相を呈する．

認知症/虚弱パターン

　認知症，脳血管後遺症，およびいわゆる"老衰"に代表されるパターン．罹患期間が数年〜10年以上に及ぶこともあり，長期間にわたり要介護状態となるため，介護者の負担も大きい．生活の場がケアの場となるので，地域における介護と医療の連携がより重要となる．
　緩徐に状態が悪化し，最後には誤嚥性肺炎などの感染症を繰り返すようになり，感染症で亡くなることが多い．

突然死パターン

　「終末期」はほとんど存在しないか，存在してもごくわずかな期間となる．看取り期のケアやグリーフケアが重要になる．

エンドオブライフ・ケアを考えるきっかけ

　人は，小さな種々の変化を積み重ねながら命の終わりへ向かっていく．その変化のなかには，病状の変化や療養場所の変化など医療的にわかりやすいものだけではなく，社会的立場の変化，人生の意味の変化なども含まれる．命の終わりにおけるケアニーズの変化は，医療とは一見直接関係のない変化から生じていることもあり，患者の生活，病体験を含め，患者を全人的に理解することが重要になる．

　表1に，エンドオブライフ・ケアを考えるきっかけとなりうる出来事をまとめた[3]．

診断

　神経難病や悪性腫瘍など，それ自体が直接命を脅かす可能性が高い疾患の場合には，診断自体がエンドオブライフ・ケアを考えるきっかけになりうる[3]．同様に，新たに合併症として別の疾患が診断されたときもきっかけになる．一般的に，疾患の診断は，私たちが思う以上に患者にとってストレスとなる．慢性疾患の診断時には説明に時間をかけることによって，今後のことを考える機会とすることもできる．

表1 エンドオブライフ・ケアを考えるきっかけになる出来事

- 疾患や合併症の診断
- 全身状態の変化
  - 頻回の入院
  - 今までの定期的な診療だけでは対応不能
  - ADL 低下，介護依存度の上昇
  - 急性増悪や急性疾患からの回復が困難
  - 疼痛などの症状の治療が困難で今までの生活スタイルを維持できない
  - 経口摂取が困難になった
  - 栄養状態の悪化
  - 新たな治療の追加
- 心理・社会的変化
  - 社会的交流の低下
  - 趣味や外出の頻度が減る
  - 本人の興味・関心の変化

全身状態の変化

全身状態悪化の徴候があった場合には，それを終末期に向けての話し合いのきっかけとすることができる．臨時受診が増える，定期診察の頻度を増やす必要がある，訪問診療を開始する必要がある，入院が頻回になった，急性疾患や急性増悪からの回復が困難になった，などのときには治療方針の見直しや今後に向けての話し合いが必要となり，その際に本人の考えや希望を表出する機会を設けることが大切である．

今までもあった症状が悪化したために，それまでの生活スタイルを維持できなくなることもある．このような状況が患者に与えるインパクトは大きく，ケアの方針や環境の見直しが必要なことが多いが，症状の生活への影響は積極的に尋ねないとわからないことが多い．症状の程度や変化に加えて，それが患者の生活や機能レベルにどのような影響を与えているかを把握するようにする．

また，医療的ニーズだけではなく，ADL が低下し介護依存度が高まってきたとき，家族介護者の負担感が増えたとき，介護および介護以外の理由で多職種の介入が必要になったときは，見直しの機会としたほうがよいだろう．長期にわたり緩徐に状態が悪化している場合は，それぞれの変化が些細にみえるため，意識して変化を観察する必要がある．

心理・社会的変化

今まで楽しんでいた趣味や活動に参加せず引きこもりがちになる，他人との交流が減ってくる，など社会的行動の変化がみられるときもある．抑うつ状態などを除外することは重要であるが，患者の関心が自身の悪化しつつある健康状態に向かっているがゆえにほかのことに関心をもてないこともあり，自身の変化に適応するために必要な反応の場合もある．人が健康状態の悪化を自覚するときには，人生の意義が変化していくことも多く，その際にスピリチュアルペイン（25 ページ参照）が生じていることもある．まずは，本人が自分の健康状態をどのように理解しているのか，それに対してどのように感じているのかを把握するようにするとよい．

疾患別の推奨

　疾患によっては，アドバンス・ケア・プランニングや意思決定，緩和ケア導入のタイミングの指標が提案されているガイドラインなどがある[4~6]．後述するツールでは，疾患ごとの推奨を統合し，使いやすいように簡略化されているが，より疾患の特徴を踏まえたケア計画が必要なときには，疾患ごとの推奨を参考にすることもできる．

ツールについて

　緩和ケアやエンドオブライフ・ケアの必要な人を同定するための方法やツールがいくつか提案されている[7]．これらのツールは，日々の診療のなかで，今後のケアの見直しが必要な患者を把握するため，また，ある集団における緩和ケアニーズの把握のために使用できる可能性がある．

　「**この患者さんが1年以内に亡くなったら驚きますか？**」というサプライズ・クエスチョンが，早期緩和ケアの導入のきっかけとして有用であるとの意見があり，いくつかの研究でその有用性の可能性が示されている．予後予測という観点からはその限界もあることや[8]，単独で使うには不十分であること[9]などに留意する必要があるが，手軽で誰にでも理解でき，使った人の直観を反映するので，経験豊富な多職種の直観を汲みとり，彼らとのディスカッションの助けになる可能性がある．

　もう少し複雑なツールもいくつかあり，多くのツールは疾患にかかわらない健康状態の指標と，疾患ごとの指標を含み，本人や家族の希望に関する指標が含まれるものもある．代表的な3つのツール，GSF-PIG，SPICT[*1]，NECPAL の全身状態の指標の比較を 表2 に示す．

[*1] Supportive & Palliative Care Indicators Tool（SPICT）：SPICT は，健康状態の悪化と死のリスクにあり，緩和ケアニーズの評価およびケアの見直しが必要な人を同定するために，開発された．臨床家にとっての現実的な使いやすさを優先しており，各言語に翻訳されている．現在作成中の日本語版 SPICT（SPICT-JP 表3 ）が，SPICT のホームページ（http://www.spict.org.uk/）に掲載される予定である．

表2 各種ツールの比較

	GSF-PIG	SPICT	NECPAL
全身状態の指標	活動性の低下（バーセル指数：BI など） 全身状態の悪化 セルフケアの低下，日常生活における依存度が上昇	Performance Status (PS)の低下	機能の低下（Karnofsky Performance Status またはバーセル指数）
治療への反応性の低下	言及あり	言及あり	言及なし
栄養状態の低下	過去6か月の進行性の体重減少 血清アルブミン低値	過去3〜6か月間の顕著な体重減少，または，低体重状態の持続	体重，アルブミン値
合併症	合併症の存在は死亡リスクの大きな指標とされている	言及なし	2つ以上の慢性疾患
症状	進行性疾患＝不安定，悪化する複雑な症状による負担	原疾患の適切な治療にもかかわらず，苦痛となる症状が持続	
リソースの利用	繰り返す予定外の入院 サポートの必要性の増加	1回以上の予定外入院	過去12か月間の2回以上の緊急入院，またはケアニーズの増加
有害イベントの存在	きっかけとなるイベント（重症の転倒，死別，施設への入所）	言及なし	老年症候群：Geriatric syndrome（褥瘡，感染症，嚥下障害，せん妄，転倒） 重症の心理的適応障害（VAS または HADS）
社会保障	言及あり	言及なし	言及なし
根治治療	積極的治療が存在しない	患者（または家族）が，支持・緩和ケアを求めている，または原疾患の治療中止や治療の一部中止を求めている．QOL が優先されている	言及なし

GSF-PIG：Gold Standards Framework Prognostic Indicator Guidance
SPICT：Supportive and Palliative Care Indicators Tool
NECPAL：Necesidades Paliativas CCOMS-ICO©
VAS：Visual Analogue Scale
HADS：Hospital Anxiety and Depression Scale
〔Walsh RI, et al：What diagnostic tools exist for the early identification of palliative care patients in general practice? A systematic review. J Palliat Care 31（2）：118-123, 2015 より一部改変〕

表3 SPICT 日本語版（SPICT-JP）

Supportive and Palliative Care Indicator Tool（SPICT-JP）

SPICT は，健康状態が悪化している方を同定するものです．同定された方々の支持療法・緩和ケアにおける満たされていないニーズを評価し，ケア計画を立ててください．

健康状態の悪化を示す全般的な指標を確認する

1 回以上の予定外入院があった	
パフォーマンス・ステータス（PS）が低いか低下しつつあり，改善の見込みが限られている．日中の半分以上の時間を臥位または座位で過ごしている	
身体的・精神的問題が悪化しているために，日常生活動作のほとんどを他人のケアに頼っている．介護者のサポートを強化する必要がある	
過去 3～6 か月間に顕著な体重減少がある，または，低体重状態が持続している	
原疾患の適切な治療にもかかわらず，苦痛となる症状が続いている	
患者（または家族）が，支持・緩和ケアを求めている，または原疾患の治療中止や治療の一部中止を求めている．QOL が優先されている	

健康状態の悪化を示す臨床指標が 1 つ以上あるか確認する

がん疾患

進行性がんによる生活・身体機能の低下がある	
体力低下のため抗がん治療（化学療法および放射線治療）ができない，または症状緩和のための抗がん治療を受けている	

認知症 / フレイル（虚弱）

介助なしには着替え，歩行や食事ができない	
経口摂取量の低下，嚥下困難がある	
尿失禁や便失禁がある	
発語によるコミュニケーションができない，社会的交流がほとんどない	
大腿骨骨折や複数回の転倒を経験している	
反復する発熱のエピソードや感染症（誤嚥性肺炎など）がある	

神経疾患

適切な治療にもかかわらず進行する身体機能や認知機能の悪化がある	
発語の問題に伴いコミュニケーションが困難になってきている，あるいは，進行性の嚥下困難がある	
反復する誤嚥性肺炎，息切れ，呼吸困難感または呼吸不全がある	
脳卒中後の麻痺が持続し，生活・身体機能が大きく低下し，継続してケアが必要である	

その他

不可逆な疾患や合併症があり，全身状態が悪化し，死のリスクがあり，どんな治療もよい結果をもたらさないことが予想される	

呼吸器疾患

重症慢性肺疾患があり，かつ急性増悪でないときにも安静時またはわずかな労作で呼吸困難感を生じる	
持続する低酸素血症があり，在宅酸素療法を含む長期の酸素療法を必要とする	
呼吸不全のために人工呼吸器管理が必要だったことがある，または，人工呼吸器管理が予後および QOL を改善しないため適応にならない	

腎疾患

慢性腎臓病（CKD）の Stage 4 または 5〔推算糸球体濾過量（eGFR）＜30 mL/分〕で健康状態の悪化を伴う	
腎不全によって，他の予後規定疾患や治療が複雑になっている	
透析を中止したか中止が検討されている，または透析の適応基準を満たすが開始していない	

肝疾患

進行性肝硬変があり，以下の 1 つ以上を 1 年以内に併発している ・利尿薬に反応しない腹水 ・肝性脳症 ・肝腎症候群 ・細菌性腹膜炎 ・反復する静脈瘤出血	
肝移植が不可能である	

心疾患・血管疾患

心不全，または広範囲にわたる治療不可能の冠動脈疾患があり，安静時もしくは軽度の労作で呼吸困難や胸痛が生じる	
重症で手術不能な末梢血管疾患がある	

現在のケアとケア計画を見直す

患者が適切な治療を受けられるように現在の治療と投薬内容を見直し，ポリファーマシーを防ぐ
症状またはニーズが複雑でマネジメントが困難な場合には専門家への紹介を検討する
現在および将来のケアのゴールやケアの計画について，患者や家族と合意する．家族介護者をサポートする
患者が意思決定能力を喪失するリスクがある場合には，前もって計画するようにする
プランを記録し，共有し，ケアをコーディネートする

SPICT 日本語訳 based on SPICT™，Mar 2017

〔The University of Edinburgh：Supportive & Palliative Care Indicators Tool（SPICT™）より〕

実際にどうするか

ツールを使ってみる

　緩和ケアが必要な患者の同定に影響する因子は多岐にわたり，一臨床家の努力だけではなく，組織的な取り組みも必要であると考えられている．ツールを使うことの利点は，客観的な指標を用いて患者の状態を評価することで，その過程や結果を多職種と共有でき，結果として組織的な取り組みにつながる可能性があること，およびツールの存在がケア従事者の意識を高めることである．

　自分が担当している患者のうち気になる人に個別に使ってみる，患者リストがあれば全員に対して使ってみる，カンファレンスで使ってみる，などの使い方が考えられる．ツールの運用が難しい場合でも，一度ツールの項目をいくつかみておくだけでも診療の役に立つ可能性がある．

　ツールを使うときの注意点としては，そのツールが自分たちの文脈に合っているかどうかを確認してから使うことと，当たり前だが，ツールが臨床家の判断にとってかわることがあってはならないということである．ツールの結果を踏まえ，総合的に判断する必要がある．

チェックポイントをつくる

　エンドオブライフ・ケアを考えるきっかけとなりうること1つひとつは些細なものであり，忙しい日常診療のなかで気づくのが難しいことも多い．人為的にチェックポイントをつくり，**ケアの見直しの必要性について，定期的に（年に1回程度）レビューする機会を設けるとよい**．患者の誕生日，年末年始，年度末，地域のお祭り前など，こじつけでもなんでもよい．そのほか，患者の家族に，進学，卒業，転居，結婚，出産，法事などのイベントがあったときに，人生の節目と関連づけて今後のことについて話をもちかけてみるのもよい．

情報をどのように得るか

　日々の診療で得られる医療情報が患者の病状把握に重要であることはいうまでもないが，特に心理・社会的側面についての情報は，医療情報と同じ

方法では集められないことも多く，**多職種からの情報も重要になる**．介護依存度の上昇など ADL に関する情報や，本人の普段の言動，もともとの性格を踏まえての最近の変化は家族介護者から得られることも多い[10]．家族介護者自身にケアニーズが生じていることもありうるため，介護者の様子にも配慮する必要がある．

また，本人の発言内容や，言動の変化にエンドオブライフ・ケアの必要性が示唆されることもある．特に，今までの**身近な人の病体験がその人の死生観を形作る**ことが多いため，誰かが亡くなった，具合が悪くなったという話が出たときには，そこから発展させて本人がどう思うか尋ねてみると，新たな情報が得られることがある．

普段から包括的ケアを実践する

患者・家族・地域・社会に医師の役割がどのように認識されているかによって，ケアニーズの表明の仕方はかわりうる[11]．「医師は急性期のその場の対応しかしない」と認識されれば，本当に重要な情報を得ることは難しい．得られる情報の質を高めるためには，**普段から患者の生活を支える包括的なケアを実践し，その価値観を周囲と共有する**ことが重要である．

不確実性を味方につける

予後予測の難しさがエンドオブライフ・ケアの困難としてよく指摘される．確かに，不確実な状況で，命の終わりに向けての準備が必要な人を同定するのは難しい．しかし，医療における不確実性を完全に排除することはそもそも不可能であり，そこに不確実性が内在するものと認識し，誰にとっても困難な状況であると自覚することが大切である．

そのうえで不確実な状況を味方につけることもできる．もともと，プライマリ・ケアの現場は，不確実性に満ちている．一点ですべてを認識して答えを出すというより，**不確実な状況から生じる揺らぎを受け止め，患者・家族の思いと医学的な事実をすり合わせながら，現在および未来のよりよいケアを考え続ける**ことで，命の終わりに向けて準備が必要な患者を認識することができるだろう．不確実な状況は，むしろそれを可能にするものと考えることもできる．

本症例にどう対応したか

　診療所主治医は，患者にサプライズ・クエスチョンを使ってみた．改めて，いつ亡くなってもおかしくないと思ったため，SPICT-JP を当てはめてみた．SPICT-JP の基準としては微妙なところだったので，患者を担当しているベテラン訪問看護師に，サプライズ・クエスチョンのことと患者の様子が気になっていることを話した．訪問看護師からは，「財産の整理はしているらしいが，医療やケアについては考えが及んでいないようだ」との情報があった．この情報を踏まえて，次回の外来で少し時間をとって患者と話してみることにした．

Clinical Pearls

- 患者の状態を，点ではなく時間軸で考える．
- 患者の状況を，多方面から把握する．
- ツールはツールとして使用すべし．
- 予後が不確実でもできることはたくさんある．

文献

1) Luckett T, et al：Elements of effective palliative care models：a rapid review. BMC Health Serv Res 14：136, 2014.〈オーストラリアの研究者による緩和ケア供給モデルについての rapid review．専門的ケアと地域におけるケアの統合が重要であることを指摘〉

2) Marsella A：Exploring the literature surrounding the transition into palliative care：a scoping review. Int J Palliat Nurs 15(4)：186-189, 2009.〈緩和ケアへの「移行」についての scoping review．現在の日本の現状にも合致した指摘がいくつかあり参考になる〉

3) Marie Curie：Triggers for palliative care：Improving access to care for people with diseases other than cancer. 2015.〈緩和ケアのトリガーについてのレポート．細かい引用が不十分なところもあるが，この領域の概要を把握するのに役に立つ〉

4) Patel K, et al：Advance care planning in COPD. Respirology 17(1)：72-78, 2012.〈COPD のアドバンス・ケア・プランニングについて解説したレビュー．著者は同テーマについてほかにも著作あり〉

5) Mitsumoto H, et al：Promoting excellence in end-of-life care in ALS. Amyotroph Lateral Scler Other Motor Neuron Disord 6(3)：145-154, 2005.〈エンドオブライフ・ケア・ディスカッションの目安となる出来事が記載され，よく引用される．同

著者による 2009 年 JAMA の Palliative Care for Patients With Amyotrophic Lateral Sclerosis も具体的な発言例がついており参考になる〉

6) Allen LA, et al：Decision making in advanced heart failure；a scientific statement from the American Heart Association. Circulation 125(15)：1928-1952, 2012.〈American Heart Association による重症心不全における意思決定支援についての声明．話し合いを始めるタイミングについて言及がある〉

7) Walsh RI, et al：What diagnostic tools exist for the early identification of palliative care patients in general practice? A systematic review. J Palliat Care 31(2)：118-123, 2015.〈プライマリ・ケアの現場で使えるツールのシステマティックレビュー．あわせて 2013 年の Maas らによるものも参考にされたい〉

8) Da Silva Gane M, et al：How robust is the 'surprise question' in predicting short-term mortality risk in haemodialysis patients? Nephron Clin Pract 123(3-4)：185-193, 2013.〈透析患者を対象に，サプライズ・クエスチョンの結果が，答える職種（腎臓内科医・看護師）や経験度によってどのように違うのかを検討した論文．複数の意見を統合したほうがより陽性的中率が上がること，単独であれば腎臓内科医の結果のほうがより信頼度が高いことを示した〉

9) Murray S, et al：Using the 'surprise question' can identify people with advanced heart failure and COPD who would benefit from a palliative care approach. Palliat Med 25(4)：382, 2011.〈前年の Small らによるサプライズ・クエスチョンの有用性に疑問を呈したレターに対しての反論．あわせて読むと理解が進む〉

10) Claessen SJJ, et al：How do GPs identify a need for palliative care in their patients? An interview study. BMC Fam Pract 14：42, 2013.〈オランダの家庭医を対象にした，家庭医がどのように緩和ケアの必要な患者を同定しているかの質的研究〉

11) Beernaert K, et al：Early identification of palliative care needs by family physicians：A qualitative study of barriers and facilitators from the perspective of family physicians, community nurses, and patients. Palliat Med 28(6)：480-490, 2014.〈ベルギーの家庭医を対象にした，文献 10 と類似の研究．家庭医が急性期の対応しかしないと認識されている場合にはケアニーズは表出されにくいことを指摘している〉

(大石　愛)

第2章

評価で
気をつけること

評価で気をつけること

終末期の身体診察

Case

患者　86歳女性．

現病歴　結腸癌．X年2月に便秘で発症．近医内科を受診し，がん診療連携拠点病院の外科を紹介受診，結腸癌stage IV（肝転移，肺転移，腹膜播種）および腫瘍に伴う閉塞性腸炎の診断となった．主治医，本人および家族との面談により，姑息的手術のみ行い，化学療法は行わず，外来にて緩和医療を行っていく方針となった．X年3月に入院し人工肛門造設術施行，特に合併症なく同月退院した．予後は月の単位と説明した．

　X年5月より腹部全体の痛みが間欠的に出現，主治医は腹膜播種によるがん性疼痛と判断し，オピオイドを開始した．疼痛コントロール良好であり，外来にてオピオイド量調整の方針となった．PSは1であり（69ページ脚注参照），自身で公共交通機関を利用し外来通院をしていた．

　X年6月，いつもより痛みが強いため予約外で受診．来院時バイタルサインは血圧105/60 mmHg，脈拍110/分，体温36.5℃，呼吸数26/分であった．原疾患の進行を示唆する所見と考え，腹部診察は行わずオピオイドを増量し帰宅とした．

　同日夜，自宅で心肺停止状態となっているところを家族が発見し救急要請，病院搬送された．元々急変時DNAR[*1]の方針であったが，

＊1 Do Not Attempt Resuscitation：心肺蘇生を行わないこと．

家族は動揺し救急医の「蘇生処置をどこまで行うか」という質問に答えられなかった．来院後蘇生処置するも反応なく，救急外来で施行された腹部CTの検査にて，転移性肝腫瘍破裂，出血性ショックの診断となり，死亡確認となった．

　後日家族から「末期がんなのは知っていたが，こんなに早く急変するとは聞いていなかった．診察でもっと早く病気の変化がわかっていたら，もう少し長く生きられたのではないか，誤診したのではないか」とクレームがあった．

身体診察

　本項では，余命1〜2か月以内の患者の身体診察について記載している．死亡直前の身体の変化については別項を参照されたい（178ページ）．

　エンドオブライフ・ケアを要する患者に対する身体診察の意義としては 表1 のようなものが挙げられる．

予測される病状の変化から絞り込んだ診察を行い，急な変化を早期に発見する

■ 末期がん患者

　末期がんを告知されている患者の多くは，自分の死について，病状の進行とともに徐々に衰弱していき，最終的に死亡することをイメージしている．また，医師も予後予測をする際に，現状のまま急な変化がないことを前提に予測している場合が多い．

　しかし，本症例のように全く予期しなかった新たな病状の変化が出現した

表1 エンドオブライフ・ケアを要する患者に対する身体診察で達成されるべきこと

①予測される病状の変化から絞り込んだ診察を行い，急な変化を早期に発見する
②新たな症状の出現に対し，原因を同定し最適な症状緩和を行う
③丁寧に身体診察を行うことを通じて患者とラポールを形成する

終末期の身体診察　17

場合，患者・家族ともに強い不安を感じやすい．また，医師側も，新たに起こりうる症状について予測していない場合，時間のない外来などではつい軽症バイアス（病状を軽く見積もりがちになるバイアス）がかかりやすく，そのため，身体診察が雑となり，結果的に重大な病状の変化を見逃してしまうことがある．本邦では，ホスピス入院中の患者のうち23〜42%が「全身衰弱による穏やかな悪化ではなく，急激な変化で」死亡したとの報告があり[1]，末期がん患者ではいつでも急な変化が起こりうるという認識が医療者には必要である．「Hope for the best, prepare for the worst（最善を期待し最悪に備える）」という態度が末期がん患者診療において医師には求められる．

さて，一般に身体診察を行ううえで最も重要な点は，何を疑って診察をしているか，診察前に鑑別診断を挙げられているかである．仮説のない，雑な身体診察では疾患を見落とすことが多く，焦点を絞った身体診察が望ましい．

がん患者と，非がん患者の終末期における診療の最も大きな差は，前者の場合，今後起きうる症状や病状の変化が比較的予測しやすい点である．

本症例の場合，肝転移，腹膜播種は以前から指摘されており，病状の進行とともに腹部症状として以下のような事態に至ることが可能性として挙げられる．

①腹膜播種による麻痺性イレウス，②肝転移腫瘍の破裂，③がん性腹膜炎による疼痛，④結腸癌の穿孔，腹膜炎

すべての急な病状の変化を予測することはもちろん困難であるが，一人ひとりの患者の今までの病状，検査結果を総合して予測しうる代表的な変化を把握したうえで身体診察に臨むことが重要である 図1．

■ 非がん患者

非がん患者の身体診察も，基本的にはがん患者と同様である．ただし，非がん患者のほうががん患者に比べ，起きうる症状や病状の変化の予測が難しい面がある．

肝硬変に伴う肝性脳症や，誤嚥性肺炎を繰り返す嚥下障害患者のように，同じ症状を繰り返していくうちに衰弱し最終的に死に至るケースが多いことが非がん患者の特徴である．繰り返しているからこそ，つい診察が

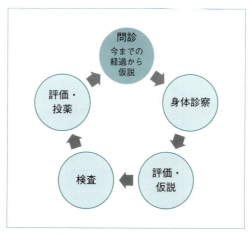

図1 終末期患者の身体症状に対する診療の流れ

おざなりになり，以前より重症化している徴候を見逃しやすいことがある．また，そのような態度は患者・家族の不安や不満につながることがあり，注意を要する．

新たな症状の出現に対し，原因を同定し最適な症状緩和を行う

　末期がん患者が身体症状を訴えて受診するとき，また，それまでの経過や検査結果から推定しえない症状が新規に出現している場合，①未指摘の新規病変，②直接がんと関連はないが，間接的に関連する疾患や病態を考える必要がある．

　①未指摘の新規病変とは，それまで指摘のなかった部位に転移性病変として出現している場合などである．腰椎転移や脳転移などは，患者のQOLを著しく低下させるため，なるべく早期発見することが望ましい．

　②は，易感染性，凝固異常からくる疾患が代表的なものとして挙げられる．特にがん性リンパ管症や全身倦怠感などに対して長期間ステロイド内服している患者においては感染症のリスクが高まる．固形癌においては，胆管閉塞や尿管閉塞に伴って重症感染症を起こすことがあるため注意が必要である．

　非がん患者と同様，末期がん患者であっても身体所見においてまず確認

表2 末期がん患者で注意すべき代表的な身体所見

部位	身体所見	考えるべき疾患・病態	頻度の高いがん
頭頸部	顔面浮腫・紅潮	上大静脈(SVC)症候群	肺癌
	項部硬直	がん性髄膜炎	肺癌・乳癌
	頸静脈怒張	がん性心膜炎・心タンポナーデ	すべて
胸部	吸気時痛・胸部打診での疼痛	がん性胸膜炎・肋骨転移	肺癌
	肋骨圧痛	肋骨転移	肺癌
	呼吸困難	肺塞栓・がん性リンパ管症・肺転移増大・腸閉塞・腹水による麻痺性イレウス	すべて
	突然の胸部痛	肺塞栓・心筋梗塞	すべて
腹部	腹痛全般	がん性腹膜炎・腹膜播種・腸管虚血	消化器系・婦人科系
	右側腹部痛	肝転移による疼痛・肝細胞癌破裂・転移性肝腫瘍の破裂	肝細胞癌
	左側腹部痛	脾腫・脾破裂	悪性リンパ腫
	鼓音	麻痺性イレウス・腸閉塞	消化器系・婦人科系
	腹部膨隆	がん性腹膜炎・腸閉塞・麻痺性イレウス	消化器系・婦人科系
四肢	四肢の圧痛	骨転移	すべて
背部	腰痛	腰椎転移・仙骨転移	すべて
神経	下肢麻痺	腰椎転移	すべて
	上下肢麻痺	頸椎転移	すべて
	意識障害	高カルシウム血症・脳転移・がん性髄膜炎	すべて
皮膚	皮膚の潰瘍・腫瘤	皮膚転移・悪性腫瘍の直接浸潤	悪性黒色腫・乳癌
リンパ節	リンパ節腫大	リンパ節転移・悪性リンパ腫	すべて

するべきはバイタルサインである. 呼吸数増加, 頻脈, 血圧低下などは急変を示唆する所見であり, 注意を要する. 末期がん患者で注意すべき代表的な身体所見を **表2** に提示する.

丁寧に身体診察を行うことを通じて患者とラポールを形成する

エンドオブライフ・ケアを要する患者は,「もう治療はできない, できることがない」という考えから, 医療者に対して「見捨てられ感」を抱えて

いることがある．特に，それまで専門医で診療を受けていた患者が，治療適応がなくなり他院へ紹介となった場合には，つらい気持ちを抱えたまま受診することが多い．

丁寧な身体診察を行うことは，根治治療はできなくとも，終末期の患者に一人の人間としてしっかりと向き合うというNon-Verbal（非言語的）なメッセージとなる．本邦において，化学療法を行う専門外来は大変混雑しており，十分な身体診察や傾聴の時間がとられていないケースは少なくない．エンドオブライフ・ケアにおいては，診察のたびに毎回十分な時間を身体診察に当てることが必要である．特に，患者とはじめて会うとき，感情，身体症状の変化があるとき，不安感を抱えているときなどに身体診察を行うことは重要であり，患者とのラポール形成につながる．

本症例にどう対応すればよかったか？

（予約外受診時より）バイタルサインにおいて呼吸数の増加，頻脈と収縮期血圧の低下から，急変が起こっていることを想定した．今までにない強い腹痛を訴えていることより，主治医は以下のように腹痛の原因について鑑別を挙げた．

①腹膜播種による麻痺性イレウス，②肝転移腫瘍の破裂，③がん性腹膜炎による疼痛，④結腸癌の穿孔，腹膜炎，⑤従来の腹痛の増悪

身体診察では，視診では明らかな異常を認めず，聴診では腸蠕動音の減弱を認めた．腹部触診では右季肋部を最強とする圧痛および筋性防御を認めた．腹部超音波検査にて肝周囲に液体貯留を認め，肝転移の破裂と診断した．

本人・家族に以上の所見を伝え，致死的な経過もありうること，侵襲的な治療の適応もあるが，それで救命できるかどうかはわからない状況にあることを話した．本人より「以前から急に病状が変化することもあると聞いていたし，症状をしっかりやわらげてくれたらそれでよいです」と回答があり，症状緩和目的に入院した．入院後急に血圧低下を認め，家族に見守られながら死亡した．後日家族は「急なことで驚いたが，しっかり最期まで対応してくれたのでよかった」と思いを話された．

終末期の身体診察　**21**

> ## Clinical Pearls
>
> - 末期がん患者の身体診察においては，原疾患から予測される病状の変化を早期にとらえることが重要である．
> - 新たな症状が出現した際には，身体診察により原因の同定を行う．
> - 末期がん患者において身体診察それ自体が患者との重要な対話となる．

文献

引用文献

1) 森田達也, 他：死亡直前と看取りのエビデンス．医学書院, 2015.〈死亡直前の患者の変化について Evidence Based に述べられた素晴らしい 1 冊．文中に参考文献 1, 2 の引用がある〉

参考文献

1) 恒藤　暁, 他：末期がん患者の現状に関する研究．ターミナルケア 6(6)：482–490, 1996.

2) 森田達也, 他：終末期癌患者における経験に基づいた予後予測の信頼性．癌と化学療法 26(1)：131–136, 1999.

3) 長谷川久巳：がん終末期の急変では何を考え, どう向き合うか．週刊医学界新聞, 第 3097 号 2014 年 10 月 20 日.〈末期がん患者の急変をめぐり, 家族と医療者の認識のギャップについて問題提起した記事〉

4) McCurdy MT, et al：Oncologic emergencies. Crit Care Med 40(7)：2212–2222, 2012.〈代表的な Oncologic Emergency についての Review．急性期医療の目線ではあるが, 急変にかかわる知識は緩和ケア医も必須〉

（岡村知直）

評価で気をつけること

包括的アセスメント

Case

患者 90 歳女性.

現病歴 膵体部癌. 独居. 5 年前の大腿骨頸部骨折手術以降は杖歩行である. ほかに特記すべき既往はない. 要支援 2 でヘルパーを週 1 回利用している. 認知機能は良好. 夫は 20 年前に肺癌で死去し, 遠方に息子が一人いる.

2 か月前より上腹部の鈍痛を認め, 1 か月前に近医を受診. 超音波検査にて膵腫瘍が疑われ, がん診療連携拠点病院外科を紹介された. 精査の結果, 臨床病期 stage IVa の膵体部癌と診断された. 2 週間前の外来で, 積極的加療の適応はなく予後は 3 か月程度と告げられ, 緩和ケアを勧められた. しかし, 同日より食思不振・不眠・悪心が持続し, 上腹部痛も増強した.

診察では, 心窩部付近に圧痛を認めるが腹膜刺激徴候はなく, 腸蠕動音は正常である. 神経学的所見に特記事項はない. 血液検査では, 肝機能・腎機能・電解質・血算などに特記所見はない. 腹部 X 線撮影では腸管の通過障害を示唆する所見はなく, 超音波検査では既知の膵腫瘍を認めるが, 胆道の閉塞を示唆する所見はなかった.

傾聴すると, 死への恐怖とともに, 先が短く生きる意味が感じられない, という訴えがあった. 意欲が湧かず, 食事をする気が起きない. しかし, 自宅には夫の仏壇があり, 症状がよくなるなら夫と過ごした自宅に帰りたい, という思いがある.

食事がとれておらず入院となったが, この状況で今後の加療のため

にどのような評価をしたらよいだろうか？

全人的苦痛（total pain）

　シシリー・ソンダースは，苦しみのとらえ方として「全人的苦痛」という概念を提唱した．苦痛は身体的苦痛・精神的苦痛・社会的苦痛・スピリチュアルペインの4つに大きく整理することができ，互いに影響し合うことで全人的苦痛を形成する 図1．がん患者の苦痛を評価する場合，この4つの軸で苦痛をとらえるとその全体像がみえやすくなる．

　それぞれの苦痛の評価や苦痛への介入には，看護師・薬剤師・栄養士・臨床心理士・ソーシャルワーカーなど，多職種との連携が望ましい．

身体的苦痛

　がん患者には多くの身体症状が出現する．それぞれの原因を評価して対処することが重要である．まず，現病歴・症状の性状・既往歴・薬剤歴などから情報を得る．これらから症状の原因や今後の加療においての注意点を探る（腹部手術歴があり痛みはがん性疼痛でなく癒着性イレウスに起因するものではないか，糖尿病や消化管潰瘍の既往がありステロイド使用に注意が必要，など）．そして，身体所見・検査所見・画像所見からより詳しく原因を探っていく．ただし，身体的苦痛が強く評価が難しい場合や，

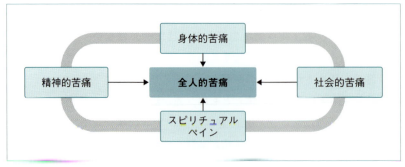

図1 全人的苦痛
4つの苦痛が影響し合いながら全人的苦痛を形成する．

終末期の倦怠感・呼吸困難などに対しては，評価前に苦痛の緩和を優先させる場合もある．また，原因の評価とともに，予後の予測が必要である．Palliative Prognostic Score〔PaP スコア（月単位，44 ページ表 1 参照）〕や Palliative Prognostic Index〔PPI（週単位，46 ページ表 3 参照）〕が有用で，予後に応じて治療法の決定や今後の目標設定を行う．

精神的苦痛

　精神症状においてもまずは原因の評価が必要である．電解質や甲状腺ホルモン異常，高アンモニア血症などで精神症状が生じる．ステロイドによる抑うつ，オピオイドによるせん妄，制吐薬に伴うアカシジアなど，薬剤歴も見逃せない．また，精神症状が身体化し身体的苦痛となりうるが，安易に「気持ちからきている」と片づけず，まず身体症状のしっかりとした評価を優先させる．身体疾患や薬剤性のものを否定したうえで，適応障害・うつ病・せん妄などの精神疾患を鑑別し，臨床心理士などの介入・薬物療法・専門医へのコンサルテーションなどを検討していく．薬物療法においては，抗うつ薬は効果の発現までに期間を要するため，予後が週単位の患者には効果を期待しづらい．身体的苦痛同様，予後に合わせたマネジメントが必要である．

社会的苦痛

　経済力の低下・自宅での生活のしづらさ・介護者の負担などが社会的苦痛である．これまでの経過で多くの医師がかかわっている症例であっても，社会的苦痛へのケアが不足しているケースを多く経験する．がんへの積極的治療が，経済的負担・通院負担・家族関係のこじれなどの社会的苦痛を生んでしまうことも多い．

スピリチュアルペイン

　人生の無価値・希望のなさ・罪悪感など，自己の存在と意味の消滅により生じる苦痛である．スピリチュアルケアの考え方として広く支持されている，村田久行氏による村田理論では「時間性」「関係性」「自律性」の 3 本柱で人間の存在は支えられ，いずれかの柱が失われると苦悩が生じる，と

包括的アセスメント　**25**

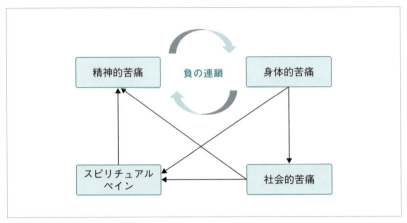

図2 実臨床で陥りやすい全人的苦痛の構図

される.
　①時間性の喪失:「先がないのに生きる意味があるのか」「努力してきた今までの人生は何だったのか」
　②関係性の喪失:「どうせ一人で死ぬのだ」「誰もわかってくれない」
　③自律性の喪失:「迷惑をかけるばかりで,生きる価値がない」「何の役にも立たない」
　失われた柱の修復やほかの柱の強化で,人間の存在の安定性を再構築することがスピリチュアルペインに対するケアの目標である.

　以上の4つの苦痛が影響し合うが,しばしば図2のような構図となり,身体的苦痛・精神的苦痛が増幅し合う「負の連鎖」が形成される.この2つの苦痛(特に身体的苦痛)は,ほか2つと比し介入効果がすぐに現れやすいため,まず優先的に介入するとうまくいくケースが多い.苦痛の軽減により医療者への信頼感が生まれると,患者がスピリチュアルペインを打ち明けやすくなったり,信頼感そのものがスピリチュアルペインの軽減につながりうる.

表1 本症例における苦痛の整理

全人的苦痛	苦痛の整理	今後のプラン
身体的苦痛	・癌の増大に伴うがん性疼痛 ・食思不振, 悪心	・鎮痛薬の投与 ・精神的苦痛へのアプローチ
精神的苦痛	・適応障害またはうつ病	・臨床心理士などの介入 ・抗うつ薬の投与を検討
社会的苦痛	・要支援2 ・帰宅の希望があるが独居	・介護認定を見直し, 介護サービスを強化 ・退院後の在宅医療の導入 ・家族との調整
スピリチュアルペイン	・時間性の喪失	・傾聴, 共感 ・家族や医療者との関係性強化

苦痛の整理

　患者が抱える苦痛を, 4つの軸をもとに整理することが大切である. それぞれの苦痛に対して評価を行った後, プランを立てる. 表1のように整理する習慣をつけると, 混乱を生じにくく, また評価の漏れも少なくなる. そのうえで, 苦痛の強さ・介入のしやすさ・改善に要する時間などから重みづけを行うとよい.

本症例にどう対応したか

　本症例では 表1 のように整理した.

- 身体的苦痛:上腹部痛はがん性疼痛と推測される. 鎮痛薬で対応する. 食思不振・悪心に関しては, 癌の増大以外に身体疾患を疑う所見は乏しく, また告知後の急な症状であるため, 精神症状の身体化を疑う. 食思不振に対するステロイドは精神症状を増悪させる可能性があるため初期での導入は見送り, 精神的苦痛へのアプローチによる症状緩和を期待する.

- 精神的苦痛:症状の身体化が疑われ, 一過性の抑うつ気分ではなく, 適応障害やうつ病を疑う. 臨床心理士などの介入とともに抗うつ薬の投与を検討する.

包括的アセスメント 27

- 社会的苦痛：症状緩和後は帰宅の希望がある．予後の面から帰宅は可能と考えられるが，現在の自宅環境は整備を要する．ソーシャルワーカーと連携し，介護・医療面でのサポート強化が必須である．
- スピリチュアルペイン：「先が短く生きる意味が感じられない」という訴えから，少なくとも時間性の喪失に伴うスピリチュアルペインが存在していると考え，関係性の強化で補う．遠方の家族への介入とともに，患者の苦痛に対して傾聴・共感することで，「わかってくれている」という思いをもってもらうことが医療者との関係性の第一歩となる．

※緩和ケアには患者のみならず家族のケアも含まれ，家族に対するアセスメントも必要である．大変重要な点ではあるが，本項では省略している．他項や他書を参照されたい．

Clinical Pearls

- 苦痛は身体的苦痛・精神的苦痛・社会的苦痛・スピリチュアルペインに大別でき，それぞれが影響し合うことで全人的苦痛を形成する．
- 苦痛の評価・苦痛への介入には多職種の連携が必須である．
- それぞれの苦痛を評価後，表の形で整理するとよい．

文献

参考文献

1) 日本緩和医療学会：専門家をめざす人のための緩和医療学．南江堂，2014．〈緩和医療専門医取得においての教科書〉
2) 小川朝生：緩和ケアチームだからできる治療抵抗性疼痛の治療 トータルペインの視点に基づく治療抵抗性疼痛へのアプローチ―医師の立場より．がん患者と対症療法 26(1)：39-43, 2015．〈特に疼痛・うつ病に対して，多職種チームでのアプローチの重要性を述べている〉
3) 村田久行：終末期がん患者のスピリチュアルペインとそのケア．日本ペインクリニック学会誌 18(1)：1-8, 2011．〈スピリチュアルケアに関する村田理論〉

(山口健也)

評価で気をつけること

コーピング

Case

患者 42歳女性.

現病歴 生来健康であった. 夫と大学2年生の長男, 高校3年生の長女との四人暮らし. ヘルパーの仕事を行っていた.

X年7月に便秘と渋り腹, 倦怠感があり近医消化器内科を受診した. 同院で大腸内視鏡検査と腹部超音波検査を施行し, S状結腸癌, 多発肝転移を疑われ, がん診療連携拠点病院外科受診後, 化学療法を開始した. X+1年6月, 卵巣転移あり, 翌7月S状結腸切除＋両側付属器切除術を施行し, 化学療法を継続していた. 右上腹部痛に対し緩和ケアチームが介入し, オピオイド導入開始とした. 外来で薬剤調整を行っていたが, 疼痛増悪があったため, 疼痛管理目的にX+2年8月に入院した.

入院後, 本人との面談では, 「化学療法による副作用は体力的にも耐えられない. がんを治す治療ではないので, やらなくていい. これまで自分から治療をやめると言う勇気がなかった. 痛みがよくなれば, ある程度まで家で過ごしたい. キッチンに立って子どもの好きなご飯をつくりたい」という気持ちを確認した. オピオイド投与量を調整し〔Base：オキシコドン（オキシコンチン®）10 mg/日→30 mg/日＋ロキソプロフェン（ロキソニン®）60 mg 3錠 分3＋プレガバリン（リリカ®）25 mg 2カプセル 分2, レスキュー薬：オキシコドン（オキノーム®）5 mg/回〕, 同時に在宅医療の準備を開始した. 入院3日目までに疼痛軽減でき, 本人の早期退院希望もあり, 入院5日目に

自宅退院を予定した．しかし，4日目より右上腹部〜心窩部痛の増悪あり，同時に背部痛もみられはじめた．血液検査や画像評価では虚血性病変や穿孔病変などの致死的な疾患は除外された．疼痛管理を継続するために，オピオイドスイッチを行い，最終的に，モルヒネ持続注射4mg/時（96mg/日），レスキュー薬：モルヒネ1時間量とした．その日以降，本人の思いは「家で過ごしたい」から「病院にいたほうが安心だ」に変わった．痛みはないが，そろそろ痛みはじめるはずだ，という本人の思いのもと頻回にPCA（患者自己管理鎮痛法）を使用するようになった（1日15〜20回）．本人は，「急に，またあのときのような痛みが出現するかもしれない，それが怖い．だから痛くなる前にモルヒネを使う」ということであった．

さて，この患者におけるストレスに対するコーピングをどうアセスメントすればよいだろうか．また，医師はどのように患者と関係性を築けばいいのだろうか？

ストレスコーピング理論とは何か？

Lazarusは心理的ストレスを，「ある個人の資源に負担をかけたり，あるいはそれを超えたり，そして個人の心身の健康を脅かすものとして評価された，人間と環境とのある特定な関係」と定義した[1]．LazarusとFolkmanはコーピングを，「負荷をもたらす，もしくは個人のあらゆる資源を超えたものとして評定された特定の外的，内的な要求に対応するためになされる，絶えず変動する認知的，行動的な努力」と定義した[2]．つまり，コーピングとはストレスフルな問題や状況により生じる苦痛や苦悩を，和らげたり解決しようと考え行動したりすることである．

代表的なストレスコーピングの理論モデルは，LazarusとFolkmanが提唱した情動焦点型コーピング（emotion-focused coping）と問題焦点型コーピング（problem-focused coping）の2つである[2]．前者は，ストレスフルな状況から目をそらせたり主観的な意味付けを変えたりして，見方を変え

表1 コーピングスタイル

情動焦点型	
カタルシス	誰かに話を聞いてもらう
肯定的解釈	悪い面だけでなくよい面をみつける
気晴らし	運動や趣味などで気分転換や気晴らしをする
回避的思考	不安や心配事を意識しないようにする
問題焦点型	
情報収集	理性的に考え情報を集めようとする
計画立案	原因分析し，どのようにすべきか考える
責任転嫁	自分のせいではないと考える
諦め・放棄	自分にはどうしようもないと考え諦める

〔神村栄一，他：対処方略三次元モデルの検討と新しい尺度(TAC-24)の作成．教育相談研究 33：41-47, 1995 を参考に作成〕

て情動的苦痛を軽減させ，気持ちのバランスを維持するための対処法である．それに対し後者は，ストレスフルな状態や環境の問題点に直接働きかけるための対処法である．コーピングスタイルのタイプについて**表1**に記載する[3]．

　最もシンプルな分類に積極的コーピング(active coping：闘争心，否認，認知的評価，気晴らしなど)と消極的コーピング(passive coping：禁欲的受容，無力感・絶望，運命的コーピング，回避など)がある．

なぜコーピングスタイルを知る必要があるのか？

　コーピングスタイルは，その人の過去の危険体験やそれに対する対処経験から培われるため，人によってさまざまである．がん患者のコーピングスタイルを考えることは，緩和ケア領域において患者の心身の健康を維持し，さらに QOL の向上やケアの目標である患者自身の死の受容を考えるうえで大変重要である．また，例えば，病初期には，自分の心のバランスを保つために，否認や回避というコーピングスタイルを使っていたとしても，病状の進行とともに症状がより大きく自覚されるようになると，否認や回避だけではやり過ごせなくなり，病気と向き合う姿勢が徐々にみられるなど，病状の進行によってもコーピングスタイルは変わる．このようにコーピング

コーピング　**31**

スタイルの変化や解釈は患者の心理背景を理解するために必要である.

患者–医療者間のコミュニケーション

　がん医療における患者–医療者間のコミュニケーションは，患者がストレスの高い状況のなかで，医療者から伝達される情報が生命にかかわる内容を含んでいることにより，さらにストレスが付加される場面も多くあり，医療者にとって難しいコミュニケーションの1つである．患者診療のなかで行われるライフレビューを通じ，がん患者のコーピングスタイルの変化や変化した背景を把握することが，患者ケアの一助になるだろう.

　本症例の場合，診療のなかで患者から「自分から治療をやめると言う勇気がなかった」という言葉があった．「つらい思いをされながら治療を受けるというのも大変ですよね．それでも続けてこられたのはどういう思いがあったからでしょうか？」と尋ねた．患者は「強い母でいたい．病気に毅然と立ち向かい，弱っている姿はみせたくない．病気が進行し，徐々に治療できない身体になっているという事実を考えないようにしていました．きつくてほとんど動けないのに頑張って料理したり，掃除したり，花の手入れをしたり．今は，『抗がん剤を使って体力を落としてできることができなくなることよりも，痛みを和らげてできることをいっぱいしませんか？』という医師の言葉に救われ，最後に母親として子どもたちにできることをしてあげたいという気持ちでいっぱいです」と話した.

　患者がとっているコーピングスタイルの背景にある思いを確認することで，患者が何をしたかったのか，何を苦しいと思っていたのか，今，何をしたいのか，など，さまざまな心理面の把握につながる.

本症例にどう対応したか

　本症例では，前述の通り，化学療法中断まで，本人の「強い母親でありたい」という思いから，できるだけ病気の進行や治療効果が乏しくなっている現状を思い浮かべないようにするために，身体を動かそうとするなどの「否認」という状態にあった．その後，疼痛が増強して入院すると，徐々

に心境は変わり，「キッチンに立って子どもの好きなご飯をつくりたい」という情動に主眼をおき「肯定的解釈」に変化した．自宅に戻りたいという気持ちには何かしら患者の希望があり，必ず「家に帰ってどのようなことをしたいですか？」「自宅でどのようなことができたらいいなと思いますか？」などと患者の考えや感じていることを言語化し，共有するように心がけた．同時に「家に帰る」という患者との共通の目標に向かって，ともに歩んでいること，サポートし続けていることを医師から患者へ伝えるようにすることで，関係性の補強を行った．

　本症例の場合，自宅に帰る準備中に疼痛増悪があり，疼痛という疾患の一症状へ目を向け，疼痛が起きる前にモルヒネ投与を行うという「計画立案」に再度変化した．この時期より日々状態悪化がみられ，限られた時間で，夫に母親として行ってきた仕事を可能な限り伝え，これまで隠してきた病状について息子・娘に伝えた．最期は緩和ケア病棟で家族とともに過ごされた．

Clinical Pearls

- 病状の悪化や症状の出現・増悪は，患者のコーピングスタイルの変化につながることがある．病状の変化も患者の心理背景の理解には必要である．
- コーピングスタイルは，気持ちの整理に焦点をおく情動焦点型と，問題そのものを解決しようとする問題焦点型に分類される．
- コーピングスタイルを理解することは，患者とのコミュニケーションの一助になる．

文献

1) Lazarus RS：Psychological stress and the coping process. McGraw-Hill, 1966. 〈あいまいに用いられていたストレスという概念を定義付けた 1 文献〉
2) Lazarus RS, et al：Stress, appraisal and coping. Springer, 1984. 〈代表的なストレスコーピング理論モデルを提示した 1 文献〉
3) 神村栄一，他：対処方略三次元モデルの検討と新しい尺度（TAC-24）の作成．教育相談研究 33：41-47, 1995. 〈提唱されたさまざまなコーピングスタイルを新たに構築し提唱した 1 文献〉

（橋本法修）

コーピング

評価で気をつけること

予期悲嘆

Case

患者　70代男性.

現病歴　慢性閉塞性肺疾患の既往があり，呼吸器内科に通院していた．経過中に腹水の貯留が新たに指摘され，精査の結果，進行胃癌と診断された．すでに腹膜播種をきたしており，手術による生命予後改善は困難であることが説明された．化学療法についても検討されたが，予見される効果は乏しいことから，本人および家族ともに症状緩和を中心とした対処を選択した．その後，食欲低下および倦怠感の増強といった身体症状が強まり，緩和ケア病棟に入院となった．

入院の当日に患者本人より，「自分のことよりも，妹のことのほうが心配」という発言があり，妹への思いを別室で看護師が伺う機会をもった．妹は結婚して息子が一人いるが，離婚をしてその後は実家に戻り患者とともに暮らすようになったという．

妹にも話を伺うと，息子にとって，患者は父親のような存在であることを話してくれた．また，現在，息子は結婚し，患者と妹の二人で生活していること，妹自身も大腸癌となり，腰痛を抱えながらも患者と一緒に闘病生活を送っていることも明らかになった．このようにこれまでの経緯を伺うなかで，患者から自身の葬儀のことを決めておきたいと話されたとき，「どうしてそんなことを言うのか？　諦めて欲しくないという気持ちがこみあげ，非常につらかった」と涙ながらに話してくれた．

> このように予期悲嘆が想定される状況のなかで，医療スタッフはどのようにケアを提供すべきであろうか？

悲嘆について

　生命にかかわる疾患による問題に直面した，患者とその家族の苦痛を和らげることの重要性が，緩和ケアの定義として提唱されている．患者が終末期を迎える過程や死別に直面すると，多くの家族が「悲嘆(grief)」を経験することが報告されている[1]．「悲嘆」は，「喪失に対するさまざまな心理的・身体的症状を含む，情動的(感情的)反応」とされる．悲嘆に関するさまざまな研究が存在するが，人によって悲嘆のあらわれ方は異なる．また，その個人がおかれた文化や人間関係，社会生活上の状況によっても異なるため，個別性に目を向けたケアを提供する必要がある．

予期悲嘆(anticipatory grief)とは？

　患者の死が近いことが予期されるとき，実際の死別を経験する以前から家族が悲嘆を感じるとする「予期悲嘆」という概念がある．この予期悲嘆という概念についてはじめて言及したのは Lindemann であるとされ，その後 Aldrich が死別後の悲嘆と区別して記述したとされる[1]．
　予期悲嘆では，以下の5点が特徴である．
　　①患者と家族の両方によって通常経験される
　　②死によって必ず終わる
　　③時間が経つにつれ増大する
　　④否認される傾向がある
　　⑤希望を含む
　予期悲嘆に対するよくある誤解として，「死別後の悲嘆」との関係が挙げられる．それは，悲嘆には消費されるべき絶対量があって，予期悲嘆として死別前に悲嘆を経験していれば，死別後の悲嘆が軽減されるというものである．この誤解により，死別前にしっかりと悲嘆を経験させるべきである

予期悲嘆　**35**

といったケアが提供される場面もみられるが，Lindemann は死の予期が必ずしも死別後の悲嘆の軽減につながるとはいえないと述べている[1]．

予期悲嘆への対処

気付くことが大切

　患者の死別過程に直面した家族が，心理的ストレスを抱えるのは想像に難くない．特に心理的ストレスに脆弱であると報告されているのは，若年者や幼少期の子どもをもつ親，独身者(支援するパートナーがいない)，社会的孤立者である．しかしながら，その悲嘆のあらわれ方は個人差が大きい．抑うつ気分といった心理・精神症状をきたすこともあれば，頭痛などの身体症状や，号泣することや社会的接触を回避するといった行動面の症状のこともある．そのため，予期悲嘆への対処の重要な点は，その存在に気付くことである．

多職種で対応する

　予期悲嘆に気付いたら，できるだけ多職種で対処することが望ましい．予期悲嘆の背景には患者の病状だけでなく，それまで患者と家族のなかで培われてきた歴史や心理・社会的背景が存在する．それらの情報を関係スタッフで持ち寄り，多職種での支援チームを構成することが，後のグリーフケアにつながる．さらに，特定の支援者にケアの負担が集中することを防ぐという観点からも，多職種でケアを提供することは重要である．臨床心理士などといった専門性の高いスタッフと相談できることは，直接ケアを提供するスタッフの安心感にもつながり，加えて複雑化した問題に早く気付くことにも役立つ．

複雑性悲嘆のリスク評価

　死別者の 10～15％ が複雑性悲嘆に陥るといわれている[2]．通常の悲嘆よりも長期間持続する悲嘆反応や，つらく激しい悲嘆反応が持続し，日常生活に支障をきたすようになった場合，複雑性悲嘆を疑う必要がある．複雑性悲嘆は希死念慮や自殺企図の増大，生活機能(仕事・社会・家族との

36　第2章　評価で気をつけること

表1 複雑性悲嘆のパターン

- ・悲嘆の慢性化
- ・身体愁訴が長く続く
- ・フラッシュバックの体験
- ・怒り・攻撃による社会的不適応
- ・悲嘆の遅延

(京都グリーフケア協会：グリーフケアガイドブック．p19，京都
グリーフケア協会，2014より)

表2 悲嘆反応を複雑にする要因

- ・社会資源を活用しない
- ・家族や支援者がいない
- ・感情表出ができない
- ・自己の身体的衰弱や病気を抱えている
- ・経済的問題を抱えている
- ・遺体の損傷が大きい
- ・賠償問題や裁判
- ・死亡の原因，突然の死

(京都グリーフケア協会：グリーフケアガイドブック．p20，京都
グリーフケア協会，2014より)

かかわり)の低下，アルコール摂取などの非健康行動の増加などの原因となるとされる．複雑性悲嘆の一般的な5つのパターンを **表1** に示す[3]．複雑性悲嘆が疑われる遺族に対しては，時には精神科など専門医の治療が必要となる．

　悲嘆反応が複雑化する要因は，さまざまな研究で報告されており，**表2** に要因を示した[3]．

　予期悲嘆が生じた遺族をケアする段階で，複雑性悲嘆への移行を正確に予測することは困難である．しかしながら，どのような要因が悲嘆を複雑化させるかを把握し評価することで，事前に支援体制を構築するといった取り組みが可能となる．冒頭のケースでは，家族である妹自身の健康問題があることや，ほかに援助者がいないといった点において，複雑性悲嘆への移行に注意を要する状況であったと考える．

予期悲嘆

予期悲嘆のケアから，グリーフケアにつなげる

　大切な人の死に直面した家族も，いずれはその死別の経験をもとに自分の人生を歩んでいく．その歩みは死別の過程で経験したさまざまな悲しみや苦悩とともにあり，故人がいなくなった新たな世界を再構築していく必要がある．この一連の取り組みはグリーフワークと呼ばれ，正常にグリーフワークを進めるための支援は「グリーフケア」と呼ばれている．グリーフケアを提供する支援者は，必ずしも医療者に限らず，家族や友人，死別の過程でかかわった人も含まれる．

　予期悲嘆をきたした家族へのケアの基本となるものは，一般的な家族ケアと同様である．

■家族のつらい気持ちを傾聴し，苦悩を吐き出す機会をもつ

　多くの家族が患者の前では自身のつらい気持ちを話すことができないため，医療者がその思いを傾聴する機会をもつ．その際，感情を表出できる場を提供することも重要である．

■家族として，患者を支えてきたことを労う言葉がけをする

　家族への労いの言葉がけは，遺族の自責の念を和らげる効果ももつ．

　例)「これまで，患者さんのことを支えてこられたのですね」など

■今後の治療や病状の変化に関する適切な情報を共有し，不安を和らげる

　多くの家族が臨死期にある患者の先行きに不安を感じているため，今後の見通しや治療の内容に関して適切に共有することが重要である．

　家族が予期悲嘆を感じているときから，患者の死別もともに過ごした医療者は，その後も継続性をもってかかわることで，よきグリーフケアの支援者となることが可能である．継続性をもってかかわる支援者であるからこそ，遺族が故人の死を受け入れ，喪失に伴う役割の変化や人間関係の再構築を経て適応できるよう，支援に取り組むことができる．

本症例にどう対応したか

　患者は徐々に病状が不安定となり，終末期せん妄が出現した．妹は患者の病状が進行していることは理解しており，以前，親族が亡くなったときよりも穏やかに過ごせていると感じているようだった．妹は夜間も病室に付き添いたいと考えていたが，自身の体調が思わしくなくできないことを悔やんでいた．医療スタッフは臨床心理士などを含めた多職種チームで，カンファレンスを行った．死別後の複雑性悲嘆のリスクを評価し，臨床心理士による心理面談を提案した．複数のスタッフで傾聴を繰り返すなかで，患者の病状が徐々に悪化する様子をみて，家で声を出して泣いたことも話してくれた．看取りの当日は，妹は患者の手を握りながら，看護師に「悔いはないです」と話した．看護師に患者の若い頃の写真を見せながら，思い出話もされていた．患者は，妹と看護師が見守るなかで呼吸停止し，妹は取り乱すことなく「やっと楽になれたね」と声かけをしていた．

　死別後2か月程経過した頃，病棟スタッフより妹に対して遺族ケアの一環として手紙が作成された．時候の挨拶にはじまり，闘病する患者に献身的にケアをしていた妹の姿が思い出されるという内容を，担当していた看護師が書いたものであった．その後，妹より「死別後はつらい気持ちになることもあったが，手紙によって兄とともに過ごした時間を思い出すことができました．近いうちに挨拶に伺います」という返事が病棟に届いた．

最後に

　本項では著者の経験をもとに，架空の症例での予期悲嘆への対処を紹介した．医師をはじめ現在の医学教育では，死別や悲嘆に対する系統的な教育は十分とはいえず，実際の対処を困難にしている要因となっている[4]．しかしながら，命の終わりに向き合う医療スタッフにとって，悲嘆状態にある家族への支援は必ず直面する事柄であり，本項が少しでも参考になれば幸いである．

Clinical Pearls

- 悲嘆への対応を学ぶ機会は少なく，終末期医療を支える医療者にとって課題となっている．
- 予期悲嘆に気付くことがケアのきっかけとなる．
- 複雑性悲嘆のリスク評価を行う．
- 多職種で継続性をもってかかわることが，遺族のケアにつながる．

文献

1) 坂口幸弘：悲嘆学入門　死別の悲しみを学ぶ．昭和堂，2010．〈悲嘆に対する理解が深まる．ケアの実情や課題について広く扱っている〉

2) Prigerson HG, et al：Traumatic grief as a distinct disorder：A rationale, consensus criteria, and a preliminary empirical test. Stroebe MS, et al（ed）：Handbook of bereavement research：Consequences, coping, and care. pp588–613, American Psychological Association, 2001．〈死別の悲嘆について幅広く取り扱った文献〉

3) 京都グリーフケア協会：グリーフケアガイドブック．京都グリーフケア協会，2014．〈グリーフケアの実践について，平易な言葉で説明されている．がん終末期だけでなく，小児や在宅ケアに関しても扱っている．ホームページ（https://www.kyoto-griefcare.or.jp/application_b/mail_edit.php）から購入可能〉

4) 坂口幸弘：わが国のホスピス・緩和ケア病棟における遺族ケアサービスの実施状況と今後の課題—2002 年調査と 2012 年調査の比較．Palliative Care Research 11 (2)：137-145, 2016．〈日本の緩和ケア施設の遺族ケアについて，調査した論文〉

（柏木秀行）

第3章

予後を予測する

Case①

がん（膵頭部癌）

患者　60代男性.

現病歴　膵頭部癌十二指腸浸潤，多発肝転移. 十二指腸腫瘍浸潤部の通過障害に対して胃空腸吻合術，胆嚢空腸吻合術施行. 食物残渣接触に伴う十二指腸潰瘍出血，下血を繰り返したため，長期にわたる絶食を要した. 低残渣食で出血はコントロールされたため，退院となったが，退院3日後に再度下血があり，強い倦怠感を主訴に来院. Hb 3.9 g/dL と著明な貧血をきたしており再入院. 輸血で対処し，再度小康状態となったが，非常に速い進行の経過をたどっており，臨床的予後は2か月程度と判断された. 本人，家族へは前回入院時に病状説明が行われ，今回，再度予後について説明し，家族を含め話し合った後に，以前から楽しみにしていた食事に対しての思いを大事にし，下血が出現しない範囲で食事制限を解除し，疼痛，倦怠感に対してはオピオイド，ステロイド内服下に近医で引き続き加療を受けることとなり退院となった. 同退院の2か月後自宅にて永眠された. 最期を迎える数日前まで家人や友人と外食し，お別れ会も友人と楽しんだ様子であった.

Case②

非がん（慢性心不全）

患者　80代男性.

現病歴　15年前，慢性心不全急性増悪で3年間に7回の入院歴のある非虚血性心筋症. 通常治療は適切に行われてきているが，左室収縮率（LVEF）は経年的に低下し，20%まで低下していた.

　塩分摂取過多，過活動，感染症などの明らかな増悪因子はなく，徐々に安静時呼吸困難が増悪してきたため，当院受診. 慢性心不全急性増悪の診断で入院. 強心薬の持続静注，利尿薬の追加などを行い，2か月後に退院可能な状態となったが，心不全による入院を繰り返しており，正確な予後推定は困難であるが，予後は数か月である可能性が考えられた. 本人，家族へ説明し，最期を迎える場所，最期を迎え

るまでの過ごし方について思いを聴取し，可能な限り自宅で長く過ごすことができるように訪問看護，訪問リハビリテーションを調整し，居宅環境も調整し，在宅医と併診の体制を整え退院となった．

　退院2か月後，安静時呼吸困難が出現し，在宅スタッフと相談のうえ，当院に来院．心不全増悪の診断で再入院となった．強心薬の持続静注を開始したが，緩徐に病状は増悪し，入院1か月後，呼吸困難に対して塩酸モルヒネの持続静注開始．強い焦燥（いてもたってもいられないとの訴え）に対して本人，家族の希望によりミダゾラムによる鎮静を開始．鎮静開始前に植込み型除細動器(ICD)のショック作動は中止とした．その後，深い持続的鎮静へ移行し，4日後永眠された．

予後を予測することの必要性

　疾病を抱えてどのように生きていくか，最期を見据えて準備するために，がん，非がんを問わず，予後を予測することは重要であり，これまでに多くの報告がある．本章では，がんの予後予測スコアとして，Palliative Prognostic Score (PaP score)[1]，Palliative Prognostic Index (PPI)[2]を，非がんのなかでも罹患者数の多い，慢性心不全の予後スコアとして，Seattle Heart Failure Score[3]，ADHERE[4]について取り上げる．

診療・ケアに与える影響

　当然のことではあるが，臨床経過のすべてを予測することは不可能であり，100％正確な予後予測指標は存在せず，前述のPaP score，PPIの精度は70％程度であるといわれている．

　目の前の患者に予後予測指標を用い，推定予後を伝えることは，あくまで，その期間を提示することにより，残された時間を有意義に過ごしてもらうための手段，方法論であることに注意する必要がある．数値を用いて患者，家族に説明を行うことは，経過を図や字によって示すよりも具体的であるため，意思決定支援を進めていくにあたり非常に有用であると思われる．

表1 Palliative Prognostic Score（PaP score）の計算式

臨床的な予後の予測	1〜2週	8.5	食思不振	あり	1.5
	3〜4週	6.0		なし	0
	5〜6週	4.5	呼吸困難	あり	1.0
	7〜10週	2.5		なし	0
	11〜12週	2.0	白血球数（/μL）	>11,000	1.5
	>12週	0		8,501〜11,000	0.5
Karnofsky Performance Status（表2参照）	10〜20	2.5		≦8,500	0
	≧30	0	リンパ球（%）	0〜11.9	2.5
				12〜19.9	1.0
				≧20	0

得点	30日生存確率	生存期間の95%信頼区間
0〜5.5点	>70%	67〜87日
5.6〜11点	30〜70%	28〜39日
11.1〜17.5点	<30%	11〜18日

〔Maltoni M, et al：Successful validation of the palliative prognostic score in terminally ill cancer patients. J Pain Symptom Manage 17（4）：240-247, 1999 より〕

一方で，時に心理的に侵襲的であるため，疾患の受け入れの程度や，可能であれば聞きたい内容を確認したうえで，伝えることが望ましい．

　多くの医療者が臨床的に考える余命は，実際の予後よりも長い傾向にあることが知られており，予後予測指標を用いることは，医療者が具体的な最期を見据えた過ごし方に関する対話を開始する契機となる．

予後・予測ツールの活用法

　具体的に症例ごとに予後・予測ツールを用い，その活用法について考えていく．

ケース①がん（膵頭部癌）

　通過障害に対しての姑息的手術を行った後，再入院時の予後予測は PaP score **表1** [1]で計算すると，臨床的な予後予測からは2か月程度と予測（2.5

表2 Karnofsky Performance Status

普通の生活・労働が可能. 特に介護する必要はない		100
		90
		80
労働はできないが,家庭での療養が可能. 日常生活の大部分で症状に応じて介助が必要		70
		60
		50
自分自身の世話ができず,入院治療が必要. 疾患がすみやかに進行している	動けず,適切な医療・介護が必要	40
	全く動けず,入院が必要	30
	入院が必要で重症. 精力的な治療が必要	20
	危篤状態	10

〔Maltoni M, et al：Clinical prediction of survival is more accurate than the Karnofsky performance status in estimating life span of terminally ill cancer patients. Eur J Cancer 30A(6)：764-766, 1994 より〕

点),Karnofsky Performance Status **表2** は貧血の進行が落ち着いている状態では,家庭での療養が可能な状態にあり,50程度であるため,PaP score 上は0点,食思不振,呼吸困難はなく,白血球数は8,200/μL といずれも0点,リンパ球数は15%と1.0点であり,計3.5点であった. その結果,30日生存率は70%以上(生存期間の95%信頼区間は67〜87日)と考えられた.

PPI **表3**[2] では,本症例においては再入院時にはほとんど座位で過ごしており,Palliative Performance Scale **表4** は50であり2.5点,経口摂取量は中程度減少しており1点,浮腫,安静時呼吸困難,せん妄はいずれも認めず0点で,計3.5点であった. 合計点数は6点以下であり,3週間以内の死亡率が高いとは言い難い状況であると考えられた.

ケース①においては,臨床的予後予測(clinical prediction of survival：CPS),PaP score,PPI から[*1],大出血をきたすことなく推移すれば,退院後自宅で過ごすことのできる期間が週単位ではなく,月単位である可能性

---

*1 PaP score は主治医の臨床経験に基づく生命予後予測(CPS)が非常に大きな要素となっており,医師以外の医療者が用いる場合で CPS が評価しにくい場合,血液検査の結果が手に入らない環境においては PPI が有用であると考えられるが,3週間以上の中長期予後が推定される場合の使用には限界がある.

表3 Palliative Prognostic Index（PPI）の計算式

Palliative Performance Scale （表4参照）	10～20	4
	30～50	2.5
	≧60	0
経口摂取量	著明に減少（数口以下）	2.5
	中程度減少（減少しているが数口よりは多い）	1
	正常（消化管閉塞のため高カロリー輸液を施行している場合は0点）	0
浮腫	あり	1
	なし	0
安静時呼吸困難	あり	3.5
	なし	0
せん妄	あり（原因が薬物単独で，臓器障害を伴わないものは含めない）	4
	なし	0

合計得点が6より大きい場合，患者が**3週間以内に死亡する確率**は感度80%，特異度85%，陽性反応適中度71%，陰性反応適中度90%．

〔Morita T, et al：The Palliative Prognostic Index：a scoring system for survival prediction of terminally ill cancer patients. Support Care Cancer 7(3)：128-133, 1999 より〕

が考えられたため，身体症状への苦痛緩和を開始し，環境調整の後，退院可能となった．

予後予測を行い，医療者，患者，家族で共有することで，患者が望む最期を，望む人と，望む場所で過ごすことができたものと考えられた．

ケース②非がん（慢性心不全）

非がん患者も多くの苦痛を抱えながらいのちの終わりを迎えるが，本邦においては非がん患者への緩和ケアの提供は不十分である．その原因の1つは，病みの軌跡が異なることであり，心不全や呼吸不全の場合には増悪，寛解を繰り返しながら進行する経過をたどり **図1**[5]，どこからが終末期であるかの判断が困難であるためといわれている．

以下，慢性心不全の症例を通して，非がん患者の緩和ケアについて考える機会としたい．

慢性心不全は，増悪，寛解を繰り返しながら進行する経過をたどり，正確な予後予測は困難であるといわれてきた．

46 第3章 予後を予測する

表4 Palliative Performance Scale

	起居	活動と症状	ADL	経口摂取	意識レベル
100	100%起居している	正常の活動が可能. 症状なし	自立	正常	清明
90		正常の活動が可能. いくらかの症状がある			
80		いくらかの症状はあるが, 努力すれば正常の活動が可能			
70	ほとんど起居している	何らかの症状があり通常の仕事や業務が困難		正常 or 減少	
60		明らかな症状があり趣味や家事を行うことが困難	ときに介助		清明 or 混乱
50	ほとんど座位か横たわっている	著明な症状があり, どんな仕事もすることが困難	しばしば介助		
40	ほとんど臥床		ほとんど介助		清明 or 混乱 or 傾眠
30	常に臥床		全介助	減少	
20				数口以下	
10				マウスケアのみ	傾眠 or 昏睡

〔Anderson F, et al：Palliative performance scale(PPS)：a new tool. J Palliat Care 12(1)：5–11, 1996 より〕

　予後推定の不正確さを改善するために, シアトル心不全スコア(Seattle Heart Failure Score) 図2 [3,6], ADHERE 表5 [4]などの大規模研究から予後予測指標について多く報告され, 妥当性の評価も行われてきた.

　シアトル心不全スコアは 図2 のように年齢, NYHA 心機能分類, 薬剤, 生化学指標, 植込み型デバイスの有無などを指定された項目に入力することで, 1年, 2年, 5年生存率と平均余命が算出される. 介入による予後指標の改善も算出可能であり, ケース②においては, 図3 のように1年, 2年, 5年予後はそれぞれ45%, 20%, 1%であり, 平均余命は1.3年と算出された.

　ADHERE は簡便性に優れており, 尿素窒素(BUN, 43 mg/dL をカットオフ), 血清クレアチニン値(sCr, 2.75 mg/dL をカットオフ), 収縮期血圧(sBP, 115 mmHg をカットオフ)の3項目から予後推定するものである.

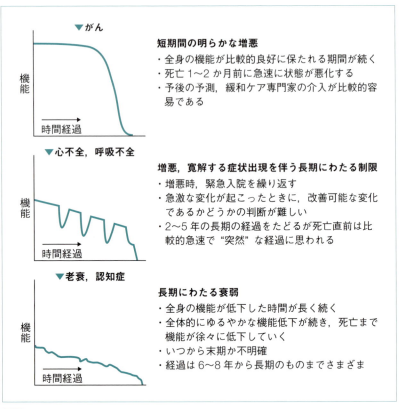

図1 進行性の慢性疾患の経過
〔Murray SA, et al：Illness trajectories and palliative care. BMJ 330(7498)：1007-1011, 2005 より一部改変〕

ケース②での前回入院時の予後予測としては，BUN 22 mg/dL と 43 mg/dL 未満であり，sBP は 86 mmHg と 115 mmHg 以下であったため，入院中死亡率は 5.5％前後と算出された．

ADHERE からは同入院中の死亡率は高くはないものの，シアトル心不全スコアからは年単位の予後は厳しいことが推測されたため，正確な予後推定は困難であることも含めて退院前に説明した．最期を過ごす場所，受けることを希望する医療，ケアについての希望を聴取したところ，可能な限り自宅で過ごし，対応困難であれば病院に入院したいと望まれたため，在宅医と併診の体制を整え退院となった．

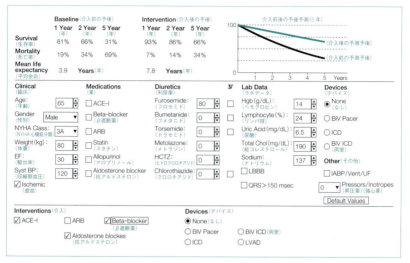

図2 シアトル心不全スコア(Seattle Heart Failure Score)
項目の中段にある項目を入力することで,介入前の予後予測が可能であり,下段の介入の項目を入力すると,さらに介入後の予後予測も可能となる.
ACE-I:アンジオテンシン変換酵素阻害薬(angiotensin converting enzyme inhibitor)
ARB:アンジオテンシンⅡ受容体拮抗薬(angiotensinⅡ receptor blocker)
LBBB:左脚ブロック(left bundle branch block)
IABP:大動脈内バルーンパンピング(intra-aortic balloon pumping)
LVAD:左心補助装置(left ventricular assist device)
〔Levy WC, et al:The Seattle Heart Failure Model:prediction of survival in heart failure. Circulation 113(11):1424-1433, 2006. シアトル心不全モデル. http://depts.washington.edu/shfm/index.php より一部改変〕

　心不全のみならず,非がん患者の予後予測はがんと比して困難な場合も多いが,尺度などを用いて予後予測を行い,ある程度の誤差があることも含めて説明することで,最期を過ごす場所の確認,代理意思決定者の選定,その後の急性増悪時の対応(入院加療を希望するか,希望するのであれば入院先の希望,侵襲的治療の是非についての希望確認)などのアドバンス・ケア・プランニング(ACP)を開始することは十分に可能である.

がん・非がんの予後予測の相違点

　すでに,予後予測ツールの活用法のなかで述べてきたように,100%正確

表5 ADHEREからの予後予測式

BUN値	収縮期血圧	血清Cr値	入院中死亡 抽出群	入院中死亡 確認群（妥当性評価群）
BUN<43 mg/dL	収縮期血圧≧115 mmHg		2.14%	2.31%
BUN<43 mg/dL	収縮期血圧<115 mmHg		5.49%	5.67%
BUN≧43 mg/dL	収縮期血圧≧115 mmHg		6.41%	5.63%
BUN≧43 mg/dL	収縮期血圧<115 mmHg	血清Cr<2.75 mg/dL	12.42%	13.23%
BUN≧43 mg/dL	収縮期血圧<115 mmHg	血清Cr≧2.75 mg/dL	21.94%	19.76%

〔ADHERE Scientific Advisory Committee, Study Group, and Investigators：Risk stratification for in-hospital mortality in acutely decompensated heart failure：classification and regression tree analysis. JAMA 293(5)：572-580, 2005 より一部改変〕

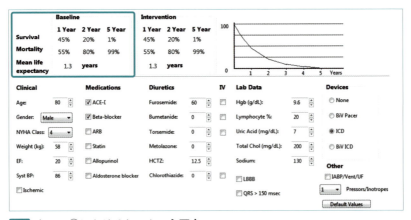

図3 ケース②におけるシアトル心不全スコア
各項目を入力すると，左上に生存率，死亡率，平均余命が算出される．
本症例では，1年，2年，5年予後はそれぞれ45％，20％，1％であり，平均余命は1.3年と算出された．

な予後予測ツールは存在しない．しかし，医師の行う臨床的予後予測はがん，非がんを問わず，実際の予後よりも長期を見込んでいる傾向があるとの報告は多く，確立された予後予測ツールの使用は，説明を開始し，最期の過ごし方を具体的に考える契機となるものである．

今回，非がん疾患のなかで心不全に関して紹介したが，実際には非がん

でも **図1** のように，心不全・呼吸不全と認知症の病みの軌跡は異なり，その経過，不確実性についてもともに説明しておく必要がある．

　がん・非がんにかかわらず，予後予測は ACP 開始の契機として重要であることに変わりはないが，その際に病みの軌跡を含めて説明することを忘れてはならない．

Clinical Pearls

- いのちの終わりの過ごし方を最後の数週間で考えることは非常に困難を極めるため，予後予測ツールを説明に利用し，早めに ACP を開始することは，がん・非がんを問わず，あらゆる慢性の進行性疾患に有用である．
- 予後予測ツールに確実なものはないが，推定予後と疾患別の病みの軌跡をあわせて説明することで，病勢とともに揺れる意思決定を支えることが可能となる．

文献

1) Maltoni M, et al：Successful validation of the palliative prognostic score in terminally ill cancer patients. J Pain Symptom Manage 17(4)：240-247, 1999.〈がん末期患者の妥当性が評価されている予後予測スコアについての報告．PaP score が予後予測スコアとして提言されている．PaP score は高い精度が報告されているが，臨床的予後予測が計 17.5 点中 8.5 点を占める．臨床的予後予測は主観的要素を含み，医師の主観的評価がない場合に算出できない〉

2) Morita T, et al：The Palliative Prognostic Index：a scoring system for survival prediction of terminally ill cancer patients. Support Care Cancer 7(3)：128-133, 1999.〈がん末期患者の妥当性が評価されている予後予測スコアについての報告．PPI が予後予測スコア(Index)として提言されている．PPI は主観的要素が少ないが，せん妄の評価が計 15 点中 4 点を占めることが特徴的である．せん妄，とくに低活動型せん妄は見逃されやすいため，正確な評価には高い評価能力を要する〉

3) Levy WC, et al：The Seattle Heart Failure Model：prediction of survival in heart failure. Circulation 113(11)：1424-1433, 2006.〈心不全患者の予後予測ツールとして提唱された計算ツールである．複数の関連項目を入力することで介入前・後の 1 年，2 年，5 年後生存率(死亡率)，平均余命を算出することができる〉

4) ADHERE Scientific Advisory Committee, Study Group, and Investigators：Risk stratification for in-hospital mortality in acutely decompensated heart failure：classification and regression tree analysis. JAMA 293(5)：572-580, 2005.〈BUN(尿素窒素)，sCr(血清クレアチニン値)，sBP(収縮期血圧)の 3 項目から心不全患者の予後を推定する簡便な予後予測ツールである．入院中死亡率はある程度推定できる

が，月，年単位での予後説明に用いるのには適さない〉

5）Murray SA, et al：Illness trajectories and palliative care. BMJ 330(7498)：1007-
1011, 2005.〈慢性疾患の経過についての概念図を示している．図示することは患
者・家族との病状共有に非常に有用である〉

6）シアトル心不全モデル．http://depts.washington.edu/shfm/index.php(2017 年 8 月
2 日現在)〈心不全患者の予後予測ツールとして提唱された計算ツールである．複
数の関連項目を入力することで介入前・後の 1 年，2 年，5 年後生存率(死亡率)，
平均余命を算出することができる〉

(大石醒悟)

第4章

治療とケアの
ゴールを話し合う

治療とケアのゴールを話し合う

病状認識を確かめる

Case

患者 70歳代後半の男性.

現病歴 妻，息子夫婦の四人暮らし．自営でものづくりの会社を創業し，自ら設計を手がけており，その会社は息子が継ぐ方針になっていた．X年3月，胃部不快感の精査で悪性リンパ腫と診断された．化学療法を1コース施行され，効果がある程度認められた．外来化学療法を継続する予定であったが治療を拒否し，通院が途絶えた．

X+6年3月，食欲不振で外来受診し，後腹膜に巨大な腫瘤を認め，悪性リンパ腫の再発と診断された．入院で化学療法を1コース施行され腫瘤は著明に縮小したために，外来化学療法継続が予定されたが，再び治療を拒否し，通院が途絶えた．X+6年7月，黄疸，腹部膨満感で外来受診し，悪性リンパ腫の腫瘤による圧迫での閉塞性黄疸と診断され，PTCDチューブが挿入され，化学療法が施行された．また，食事摂取不良であり，中心静脈栄養が開始された．化学療法1コース終了後も食事摂取不良が続いていたが，本人が頑なに「死んでもよいから家に帰りたい」という話をしはじめ，夜間，中心静脈ルート，PTCDチューブを自己抜去した．周囲の説得も効果なく，自宅での看取りになる可能性を本人も了承のうえで退院となった．

退院後，当院へ訪問診療依頼があった．自宅看取りを視野に入れながら訪問診療，訪問看護にて症状緩和を行う方針となった．また，本人，家族の希望もあり食事，水分摂取量に応じた少量の点滴は行う方針となった．

54 第4章 治療とケアのゴールを話し合う

自宅療養開始後も食事摂取不良が続き，麻薬性鎮痛薬の必要量も増えた．しかし，訪問のたびに，本人より「元気になるために点滴をしてください．仕事のアイデアがいろいろと思いついて忙しくなります」「ベッドの上で製図ができるように，息子にベッドまわりを整備してもらいました」「新しい仕事の契約が1つまとまりそうです」という趣旨の発言が相次いだ．家族より「本当に本人は病状をわかっているのでしょうか…」と訪問時に相談されることが続いた．

　病状を認識しているとは思えない言動が続いたために，病状認識を確認する必要がありそうだが，どのようにすればよいだろうか…？

病状認識が疑わしいとき，どのように確認をするのがよいか[1]

　患者が自身の病状についてどの程度理解しているのかを知ることは，終末期を有意義に過ごすうえで重要なことである．病状の理解とは，専門用語の説明ができることや，自らの疾患の基本的な病態を説明できることが必要十分条件ではない．自らの疾患の予後に関してどれほど理解しているかを把握することが重要であり，どの程度深刻に考えているか，自らの将来にどれほど影響をもっていると認識しているかを知ることが重要である．

　それを知るためには具体的には下記のような表現の質問を投げかけ，そこから得られるさまざまな情報を整理するとよい．

- 「これまでのご自身の病気をどのようなものであると思っていましたか？」
- 「この病気，これらの症状についてとても心配していましたか？」
- 「前の医師は，病気について何と言っていましたか？」
- 「この病気は深刻なものかもしれないと考えていましたか？」
- 「はじめて○○の症状があったとき，何であると思っていましたか？」

このような質問を投げかけ，患者の答えの細部まで耳を傾け，反応を注意深く観察することで，以下に示すさまざまな重要な情報を得ることができる．

医学的な病状に関する理解度

上記の質問に対して，しっかりとした返答が得られれば，直接病状の理解度を知ることができるであろう．しかし，「自分は何も聞いていない」などと答える方もいる．その場合は，即座に「本当に聞いていないのですか？」などと問い詰めないよう気をつけなければならない．また，真に聞いていないと即座に判断して，「なぜ今までの医師はしっかりと病状を伝えていないのだ，本当の病状を知らせるのは自分が最初だ！」と病状説明を開始してしまうことも慎むべきである．「何も聞いていない」という発言は，本当に聞いていないのではなく，「否認」のコーピング（心理的な対処）である可能性があるからである．また，実際には聞いていたとしても，そのように発言することで，医療者からさらなる情報を得ようとしている可能性もある．意図的に嘘をつくことで，今までの説明と同じ情報が得られるかどうかを確認しているのかもしれない．

このように，**質問に対する返答の裏にある意図を探る**ことも念頭におきながら上記の質問をすると，理解度をより一層深く知ることができるであろう．

言葉で表現される感情

質問への返答に対する，患者の話し方にも注意を払う必要がある．患者の話には，感情も同時に表現される．また，よく用いる言葉や例えはどのようなものか，逆に避けている表現はどのようなものかを知ることで，触れてほしい内容や触れてほしくない内容などを把握することができる．好む話の内容を把握できれば，それをきっかけにして患者-医療者関係を良好に構築し，いずれ好まないであろう内容に踏み込む，という方法をとることもできる．また，避けている内容を知ることで，今までの病状経過のなかでつらかった記憶を垣間見ることができ，患者の病状理解の根底にあるものを理解できるかもしれない．

このように，**質問に対する返答の背後にある感情を感じとる**ことができれば，今後のコミュニケーションの一助となる情報が得られるであろう．

言葉以外で表現される感情

　例えば，言葉では落ち着いて淡々と病状を理解しているように話をしているが，汗をかいている，手が震えている，など，不安な様子が言葉以外から表現されていることがある．また，泣いている，筆跡がかたい，なども不安の表現となるかもしれない．このような，**言葉からは感じとれない情報**がある．このような情報に敏感になることで，患者の不安も感じとることができるであろう．

　以上，さまざまな状況を想定してみたが，ここで重要なことは，これらの反応から，**即座に何らかの判断をしなくてはならないのではない**，ということである．これらの反応から，**患者の感情などを理解するチャンスをつくる**，というイメージが重要である．質問に対する1回の返答やその様子から病状認識の正確性をしっかり把握できるわけではなく，何度もコミュニケーションをとるなかで，背景にある不安などの情報を蓄積し，蓄積された情報を総合して，病状の理解度を把握する，ということを意識する必要がある．

　もちろん，医療者だけではなく，今までの患者の性格などを把握している家族などと一緒に情報を整理することが，より一層，患者の病状認識を知るのに有用であろう．このように，何度も何度も繰り返しコミュニケーションをとることで，少しずつ病状認識の全容が把握できるようになる．もちろん，患者の予後によっては悠長なことをいっていられないこともあるであろうが，性急に結論を得ようとすると失敗することがあるので注意が必要である．

本症例にどう対応したか

　この方は，仕事を次から次へと開始している状況で，予後を理解したうえでの行動とは思えず，家族からも「先生，しっかりと寿命が近いことを

言ってください」と懇願される状況であった．冒頭で掲げたような病状を確かめる質問を投げかけたところ，毎回目を背け，聞こえなかったような素振りで，その質問には返事をせずに仕事の話を開始することが続いた．明らかに病気についての話をしたくない，ということを意思表示しているかのようであった．また，目を背けて仕事の話をする際は，いつも図面を見せて説明していたが，その手が震えており，汗をかいていることを確認できた．その様子から，否認のコーピングである可能性が高いと考えられた．

　病状の話の際に目を背け，その際に手が震え，汗をかいている状況から，本人は，病状が深刻なことをある程度認識しているために不安が強く，話をそらしているのではないか，と推測した．そのため，病状認識をストレートに確認するのではなく，本人の好む仕事の話を家族とともに聞き続けるなかで，本人との信頼関係を構築し，本人の大事にしたいこと，不安に思っていることを少しずつ聞きとっていく方針とした．毎回訪問のたびに仕事の進捗状況の話を聞いていくと，自らの仕事を子どもたちにどのように引き継いでいくか，ということを常に考えており，それが一番の心配事である，という話をするようになった．

　このような自宅訪問が数回続いた．ある訪問終了後，家族に呼び止められ，「自らの寿命が近いことはよくわかっている．それをわかったうえで仕事の話をしているから，心配はしないでほしい．先生には気を遣ってもらってありがたい」という発言が本人より家族に対してあったことが告げられた．このようにして，病状認識，予後の認識がある程度正確になされていることが確認できた．

Clinical Pearls

- 病状認識の確認は1回の質問でできることはない．性急に判断することは避けなくてはならない．
- さまざまな質問を繰り出し，それに対する返答だけではなく，そこで表現される言葉，言葉以外の感情にも注意を払う必要がある．
- さまざまな感情に配慮し，注意深く，何回かに分けて病状認識を確かめていくことが重要である．

文献

1) ロバート・バックマン．1993/ 恒藤　暁(監訳)：真実を伝える―コミュニケーション技術と精神的援助の指針．診断と治療社，2000．〈Bad News をどのように伝えるか，具体的な手順も含めて実践的に記載されている書籍〉

(洪　英在)

治療とケアのゴールを話し合う

意思決定能力と
その判断

Case

患者 75歳男性.

現病歴 慢性閉塞性肺疾患(COPD)のⅡ期で外来通院中. 吸入ステロイド, 長時間作用型β刺激薬および長時間作用型抗コリン薬などの治療で経過は安定していた. しかしながら, この1年で物忘れがあることや盆栽の手入れが雑になっていることに妻が気づいた. 日常生活においては食事摂取, 更衣および排泄は自立していたものの, 着衣の乱れが散見されるなど, それまでの患者にはみられなかった様子があった.

認知機能低下を心配した妻の勧めで総合病院を受診し, 精査目的で入院した. 入院後, 認知機能検査を施行したところ MMSE[*1] 21点と低下しており, 画像診断も含めてアルツハイマー型認知症と診断された. 一方, 身体的には体重減少がみられたため腫瘍マーカーを精査したところ CEA が高値であった. 胸部 CT で右上葉に腫瘤影を認め, 患者は肺癌の可能性があることと気管支内視鏡検査を施行する旨の病状説明を受けた. 診断は肺腺癌, cT4N2M1b(ADR), stage Ⅳ(EGFR遺伝子変異陰性, ALK 遺伝子転座陰性, ROS1 遺伝子転座陰性)となった. 病状告知の際, 表情を変えることはなく淡々と返事をするの

---

*1 MMSE(Mini-Mental State Examination):痴呆(現:認知症)の診断用に米国で1975年, Folstein らが開発した. 30点満点の11の質問からなり, 見当識, 記憶力, 計算力, 言語的能力, 図形的能力などを評価する. カットオフポイントは23/24であり23点以下で認知症が疑われる.

みで患者から質問はなかった.

告知翌日に病室へ行くと患者は笑顔で座っていた. 昨日話をしたことは記憶にあるようだが, どのような内容かをはっきりと思い出すことが難しいようであった. ECOG の PS(69 ページ脚注参照)は 2, 進行期肺腺癌であり, 認知症を併発している. 告知されたことを覚えていない様子であり, 自らの病名を答えることはできなかったが, よくない病気という認識はあるようだ.

認知症と診断され, 進行がんと告知を受けた患者に対して, 抗がん剤治療を行うべきか否かをどのように判断したらよいのだろうか?

意思決定能力

がんとインフォームドコンセント

がんに対する治療は集学的に行われることが多く, 病状経過によって治療選択が複数に及ぶことがある. 一方, 治療はさまざまな有害事象をもたらすこともあり, 特に抗がん剤治療は, 有害事象だけでなく治療そのものが生活の質(QOL)に直結することにもなりうる. そのため個々の患者によって, または症状によって, 治療上の益と害, そして QOL を勘案した結果, 治療を施すという方針だけでなく治療を差し控えるという選択肢も考えられる. このようなことから, 治療方針の決定においては患者の意向が重要であり, そのためにインフォームドコンセントのプロセスが重視されてきた.

インフォームドコンセントの構成要素として, ①情報の開示, ②自発性, ③意思決定能力がある. すなわち, 患者が医療者から与えられた情報を自らの意思に基づき適切に判断する「意思決定能力」を有していることが前提となる. 意思決定能力は自らの行為の性質を判断することができる能力である[1]. 臨床現場では, 意思決定能力が十分ではないにもかかわらず意思決定能力があるとみなされた患者から安易に得た同意に基づいて, 治療が開始されることはあってはならない. このような事態を回避するために患者の意思決定能力を評価することが求められる.

意思決定能力とその判断　　**61**

表1 意思決定能力を構成する4つの要素

①何らかの選択を表明する能力
②意思決定に関連する重要な情報（治療においては益と害，代替治療）を理解する能力
③意思決定によって起こりうる結果を認識する能力
④合理的な思考過程で選択を比較検討する能力

〔Appelbaum PS：Clinical practice. Assessment of patients' competence to consent to treatment. N Engl J Med 357(18)：1834-1840, 2007 より一部改変〕

意思決定能力の構成要素

　意思決定能力は複数の能力から構成される複雑な心理学的能力である **表1**．構成要素は4つあり，①選択の意思を示す能力（表明），②意思決定に関連する重要な情報を理解する能力（理解），③自己がおかれた状況と自ら決定した内容の重要度とその結果として起こりうることを認識する能力（認識），④複数の情報を論理的な思考プロセスで考え，選択を比較検討する能力（論理的思考）である[1]．

意思決定における患者-医療者関係

　患者にとっての最善の選択肢について合意を得ていくうえで気をつけなければいけないことは，患者と家族，そして患者と医療者の間に存在する関係性である．古くは専門家である医療者が保護者的立場となり患者の選好や事情を配慮せず判断する手段が多かった（paternalism model）．しかしながら，このような関係性は患者の意向に配慮されたものとはいえないと批判的にとらえられるようになり，現在は病状経過に応じて医療者主体あるいは患者主体と変化しうる形態（shared decision-making model）や，患者，家族および診療にかかわる医療者が話し合いに参加し相互に協力し合う関係（collaborative decision-making model）が実践される傾向にある．さらに，進行がん患者における抗がん剤治療の中止に関する患者の意向調査では，共感的態度をもつ医療者主体の形態（empathic paternalism model）が好まれる傾向にある[2]．ただし，患者の意向を最優先にすべきことに関しては，必ずしも適切であるとはいえない状況もある．

意思決定能力障害に関連する因子

Sessums らは医学的治療における意思決定能力について系統的にレビューし，意思決定能力を欠く入院患者の割合は 26％であったと報告している[3]．また，Raymont らは意思決定能力障害の危険因子について検討し，加齢とともに意思決定能力が障害される可能性があること，認知機能障害の程度が重くなるほど意思決定能力が障害されやすいことを述べている[4]．さらに，高齢がん患者の初回治療開始時に約 1/4 で何らかの意思決定能力障害を認め，そのうち約 6％の患者で重篤な意思決定能力障害がみられ，高齢，認知機能の低下が独立して意思決定能力障害と関連していたとの報告もある[5]．

主な評価手法

臨床で意思決定能力を評価する場合，簡易評価として MMSE などの認知機能検査が行われる場合が多い．MMSE だけで意思決定能力の有無までを判定することはできないが，24 点以上では意思決定能力を有する場合が多いことが示唆されている[1]．ただし意思決定能力は患者の臨床的状態だけでなく，説明された治療の益と害をも考慮したうえで，個別に評価されるべきものであることには注意が必要である．

意思決定能力評価とその課題

これまでに国内外で数多くの評価方法（治療同意における意思決定能力，あるいは研究同意を含めて）が開発されているが，そのほとんどが海外で考案されたものである[3,6]．治療同意場面や研究同意場面に用いられるこれらの評価手法は，意思決定能力のあり・なしの区分点の設定，意思決定能力を評価する人材をどこに求めるかといった課題を今なお残している[6]．そのため，**現時点では国内外を通じて，確立した意思決定能力評価手法はない**と考えられている．現状では治療方針決定や重要な場面において患者の意思決定が求められる際の 1 つの評価手法であると考えたほうがよいだろう．

そこで筆者は日常臨床のなかで意思決定能力を包括的に検討を加えたプロセスで評価している 図1・2 ．日々の診察で，患者や家族の病状認識を

主治医から病状説明がなされている
・患者，家族が理解できる内容で伝えられているか（患者−医療者関係）

患者の全身状態，病状認識，気がかり，価値観，意向を確認する
・主治医だけでなく，看護師などメディカルスタッフの存在が大きい

かかわる医療者が得た情報を多職種で共有する（多職種カンファレンス）

脆弱性（フレイル）の評価（CGA，CGA7，VES13，MMSE など）
・可能な限り身体面だけでなく精神心理社会的側面の評価も行う

図1 意思決定能力の評価前に確認しておくこと
CGA：Comprehensive Geriatric Assessment，CGA7：Comprehensive Geriatric Assessment 7
VES13：Vulnerable Elders Survey，MMSE：Mini-Mental State Examination

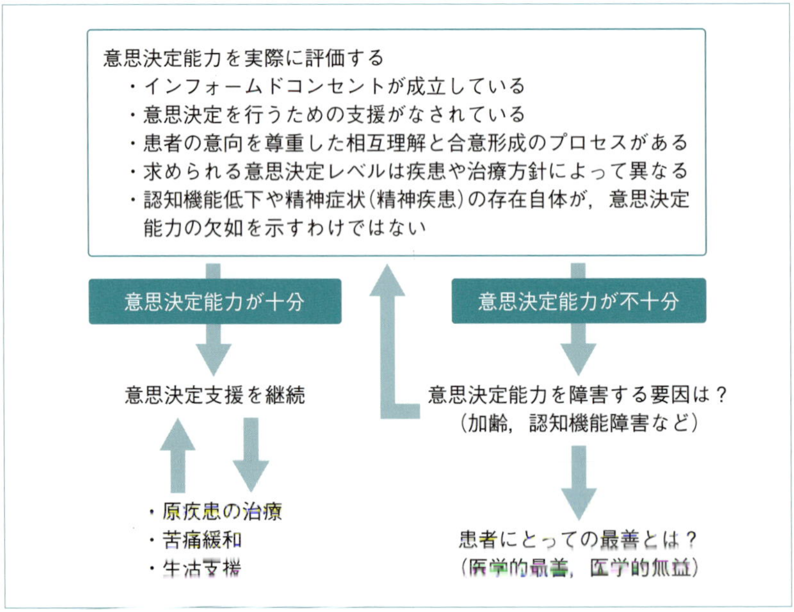

意思決定能力を実際に評価する
・インフォームドコンセントが成立している
・意思決定を行うための支援がなされている
・患者の意向を尊重した相互理解と合意形成のプロセスがある
・求められる意思決定レベルは疾患や治療方針によって異なる
・認知機能低下や精神症状（精神疾患）の存在自体が，意思決定能力の欠如を示すわけではない

意思決定能力が十分　　　　**意思決定能力が不十分**

意思決定支援を継続　　　　意思決定能力を障害する要因は？
　　　　　　　　　　　　　　（加齢，認知機能障害など）

・原疾患の治療　　　　　　患者にとっての最善とは？
・苦痛緩和　　　　　　　　（医学的最善，医学的無益）
・生活支援

図2 意思決定能力評価のフローチャート

確認しながら，同時に価値観や意向などスピリチュアルな側面や社会的背景にも注意を払うことが重要である．そのうえで多職種で情報共有し，患者が何らかの脆弱性(フレイル)を有すると判断された際には，脆弱性スクリーニングを行う．そして，これらの包括的評価の結果を踏まえて，疾患や治療方針によって異なる，必要なレベルの意思決定能力が備わっているかを，時には複数回にわたって評価する．上述したように意思決定能力を定量的にはかるスケールはないことから，能力が「ある」か，「ない」か，ではなく，その内容に応じて「十分」かあるいは「不十分」かを検討する必要がある．意思決定能力が十分ある場合には意思決定支援を継続しつつ原疾患の治療あるいは苦痛の緩和，生活支援を行う．一方，意思決定能力が不十分となった際には何らかの意思決定能力障害要因の存在を検討しつつ，改めて意思決定能力を評価しうる状況にあるかを再考する．その結果，意思決定能力が不十分となった際には，意思決定能力を障害する要因は何か，そして患者にとって何が最善か，患者の希望はどのようなことかを検討していく．医学的な最善，あるいは医学的に無益であることだとしても，必ずしもそれが患者にとっての最善，無益とイコールではないかもしれない．

患者の意思決定にどうかかわるか

　患者中心の医療が実践されるようになり，重要な治療の選択や決定，あるいは治療中または治療後の QOL の問題など，患者の意思決定が求められる場面はますます増えている．しかしながら，患者は皆自らの今後を本当に自分自身で決めているのだろうか．わが国では欧米と比べて家族の存在が影響していると感じる場面を多く目にする．そのため，**意思決定を行う際，医療者は必然的に患者あるいは家族の心理・社会的情報を必要とすることが多くなる**．

　患者の価値観を尊重した医療を実践することが求められるが，医療者は個々の力だけでは到底この問題を成し遂げられない．がん患者だけでなく非がん患者においても，最近の医療は集学的に行われる傾向にあり，多職種協働作業があってはじめて成し遂げられる．多職種が連携するためには治療方針や患者の意向を共有することが重要であり，そこには患者の意思

決定が常に存在している．医療者は，患者が最善の決断を下せるように患者の病状認識や気がかりに早い段階から配慮するとともに，患者の理解度をその都度確認していく必要がある．

本症例にどう対応したか

MMSE の結果から認知機能は低下していると判断された．告知後，改めて面談を行ったところ，患者は病状と今後の治療に関する説明があったことは覚えていたが，病名や具体的な治療に関する説明内容については，「うーん，たしか話はされたと思うんですけどね．何をするって言われたんだっけ…」という様子であった．告知した際の説明内容に基づいて病名が肺腺癌であることを再度伝えたものの，がんがどのような病気であるか（例：悪性，治らない病気，命にかかわる病気など）について言及することはできなかった．表2 にある SICIATRI-R[7] なども参考にして意思決定能力を評価したところ，十分な意思決定能力があるとはいえなかった．進行肺腺癌の予後，認知症を有していること，そして患者の自律性という視点を含め医療者と患者，家族で話し合いを行い，最終的に抗がん剤治療は控えることとなった．

表2 SICIATRI-R

①同意権限の理解
②同意不同意の選択の明示
③判断の他者への委譲がない
④期待できる利益に関する理解（治療の場合，効果がどのくらいあるかということ）
⑤予測できる危険に関する理解（治療の場合，副作用のこと）
⑥代替手段に関する理解
⑦無治療から予測できる危険に関する理解
⑧無治療の場合に期待できる利益に関する理解
⑨回復願望
⑩病的決定要因の欠如（精神疾患の有無．ただし，認知症は含まない）
⑪病識・洞察

注：各項目を 5 (6) 段階で評価後，Level 0（意思決定能力の欠如）～4（完全な意思決定能力）までの 5 段階の総合評価を行う．

〔Kitamura T, et al : Structured Interview for Competency and Incompetency Assessment Testing and Ranking Inventory-Revised (SICIATRI-R). Kitamura Institute of Mental Health Tokyo, 2011 より一部改変〕

> ### Clinical Pearls
>
> - 意思決定能力はインフォームドコンセントの構成要素である.
> - 意思決定能力評価ツールはあるものの,ゴールデンスタンダードとなりうる評価手法は確立されていない.
> - 意思決定能力の有無を明確に区分することができないため,患者の意向を含めて意思決定能力を包括的に検討する必要がある.

文献

1) Appelbaum PS：Clinical practice. Assessment of patients' competence to consent to treatment. N Engl J Med 357(18)：1834-1840, 2007.〈治療同意におけるインフォームドコンセントと意思決定能力について概説〉

2) Umezawa S, et al：Preferences of advanced cancer patients for communication on anticancer treatment cessation and the transition to palliative care. Cancer 121(23)：4240-4249, 2015.〈進行がん患者の治療中止にかかわるコミュニケーションにおける患者の意向調査〉

3) Sessums LL, et al：Does this patient have medical decision-making capacity? JAMA 306(4)：420-427, 2011.〈さまざまな疾患・療養場所での意思決定能力とその評価方法についてのレビュー〉

4) Raymont V, et al：Prevalence of mental incapacity in medical inpatients and associated risk factors：cross-sectional study. Lancet 364(9443)：1421-1427, 2004.〈入院患者における意思決定能力障害の頻度と関連因子に関する横断研究〉

5) Sugano K, et al：Medical Decision-Making Incapacity among Newly Diagnosed Older Patients with Hematological Malignancy Receiving First Line Chemotherapy：A Cross-Sectional Study of Patients and Physicians. PLoS One 10(8)：e0136163, 2015.〈高齢血液がん患者における初回治療開始時の意思決定能力障害の頻度と主治医の認識〉

6) 北村俊則, 他：精神科医療・研究における判断能力評価の意義と実際. 臨床精神薬理 15(11)：1751-1757, 2012.〈2つの代表的な判断能力評価手法の概説. 適切な判断能力評価と課題を述べている〉

7) Kitamura T, et al：Structured Interview for Competency and Incompetency Assessment Testing and Ranking Inventory-Revised(SICIATRI-R). Kitamura Institute of Mental Health Tokyo, 2011.〈治療同意判断能力の構成要素について概説. わが国で開発された SICIATRI の改訂版〉

(菅野康二)

治療とケアのゴールを話し合う

患者と家族の意向が異なるとき

Case

患者 78歳男性.

現病歴 中咽頭癌. X年6月に咽頭痛で発症. 耳鼻科診療所を受診し, 近くのがん診療連携拠点病院の耳鼻科を紹介された. 診断は中咽頭癌, T3N1M0. 根治術が施行され経過は良好, 術後の補助化学療法は行われなかった. 同年10月のフォローアップCTで多発肺転移, 頸部リンパ節転移が判明. 全身の状態は良好で, 身のまわりのことや外出は一人でできていた. 今後の治療方針を話し合おうと考えている. 外来で患者と妻に病状を説明し, がんが再発していること, 遠隔転移がありがんを完全に取り去ることは難しく, 今後の治療の目標はがんと共存してどれだけ長く生きるか(予後の延長), そしてどれだけQOLを高く保つかにあることを話し, 今後の治療方法として化学療法(CDDP＋フルオロウラシル＋セツキシマブ)を勧めるも本人は希望せず, 今後はがん治療を行わず外来で経過観察していくこととなった. 徐々に病状が進行し, X＋1年6月に嚥下障害が出現. 経口摂取が困難な状態となった. 骨転移に伴う腰痛も出現し, 外来で放射線治療が行われた. ECOGのPS[*1]が3となり, 外来通院が困難となってきたため, 今後どこでどのように療養するか, 患者・家族に確かめることとした. 予後は短め月単位と推定された.

外来には患者と妻, 200km離れた都会に嫁いだ長女が来院. 患者本人と話を始めようと思ったところ, 長女が話し出し, 「本人と話し合ったのですが, 放射線はのどにあてられないんですか? いろいろ

68 第4章 治療とケアのゴールを話し合う

調べてみましたけれど，IMRT*2 とか，陽子線治療とか，治療も進歩しているんですよね．そのほか漢方治療や免疫療法でがんが消えたという話も聞きます．父にはできないんでしょうか？　このままだとどんどん悪くなっていく一方で…，できるだけの治療を今からでもお願いしたいです」という．患者本人はその後ろで困惑した表情をしている．今までの患者は「できるだけ家で過ごしたい，娘に迷惑をかけたくない」と話していたのだが….

　さて，この状況で，誰とどう相談して今後の方針を決めたらよいだろうか？

患者と家族の意向が異なるとき，どのように対応したらよいのか？

　患者と家族の意向が異なるときの対応の原則を 表1 に示した．

家族の訴えを傾聴し，気持ちに共感する

　患者と家族の意向が異なるときは，多くの場合，患者本人と家族の情報

---

*1 Performance Status（PS）：全身状態の指標の1つで，患者の日常生活の制限の程度を示すもの．
　0：まったく問題なく活動できる．発症前と同じ日常生活が制限なく行える．
　1：肉体的に激しい活動は制限されるが，歩行可能で，軽作業や座っての作業は行うことができる（例：軽い家事，事務作業）．
　2：歩行可能で，自分の身のまわりのことはすべて可能だが，作業はできない．日中の50％以上はベッド外で過ごす．
　3：限られた自分の身のまわりのことしかできない．日中の50％以上をベッドか椅子で過ごす．
　4：まったく動けない．自分の身のまわりのことはまったくできない．完全にベッドか椅子で過ごす．
*2 Intensity Modulated Radiation Therapy（IMRT）：強度変調放射線治療．コンピュータの助けを借りて腫瘍のみに放射線を集中して照射する技術．合併症を軽減しながら根治性を高めるという，従来では実現不可能であった放射線治療が展開できるようになった．

表1 患者と家族の意向が異なるときの対応の原則

①家族の訴えを傾聴し，気持ちに共感する
②その場で性急な意思決定をしない
③患者と家族の意見を別々に聞く機会をもつ
④患者の病状認識を確かめる
⑤患者に今後大切にしたいことを確認する
⑥患者に今後の治療・ケアに関する希望とその理由，背景にある価値観を尋ねる
⑦家族の病状認識を確かめ，誤っている場合は訂正する
⑧家族に今後どのように治療・ケアをしていきたいと考えているか，その理由，背景にある価値観を尋ねる

共有がうまくいっておらず，同じ情報を共有できていないか，お互いの意見を伝え合える関係性にないことが多い．家族が遠くに住んでおり詳しい病状を知らされていなかった場合や，普段一緒に住んでおらず本人の病状を実感していなかった場合などは，病状を理解したときに大きな衝撃を受けることになる．特に，患者の衰弱が進行し寝たきりになっていたり，食事が困難な状況になっていたりすれば，家族の受ける衝撃は計り知れない．その衝撃が時には深い悲しみとなり，またある時には強い怒りとなって医療従事者に向けられることがある．また，たとえ医学的に正しい判断を患者とともにしてきていても，詳しい状況や経緯を知らないために「十分な治療やケアを受けられていない」と家族が感じることも少なくない．

　家族の立場からすれば，自分の愛する人が治癒の困難な状態にあり，衰弱しつつあることに突然直面するわけである．「自分は今まで家族として，子どもとして十分なことができていただろうか？」という後悔の念も加わることがある．

　「できるだけのことをしてほしい」「だめかもしれない，無駄かもしれないけれど，できる限り長く生きていてほしい，そのためにはどんなことでもする」という気持ちになることは想像に難くない．まずは患者と家族がおかれた状況を把握し，家族の訴えと気持ちを十分に聞いて理解することが大切である．

その場で性急な意思決定をしない/
患者と家族の意見を別々に聞く機会をもつ

　患者と家族の意見が食い違っていると感じたときは，その場で治療やケアに関する重大な意思決定は行わず，**患者と家族の意見を別々に聞く機会をもつことを優先するとよい**．その場で患者の意向を優先させた場合，家族に大きな不満と後悔が残る可能性があり，また逆に家族の意向に従った場合は，患者本人の意向をケアに反映できなくなる可能性がある．患者と家族の話を別々に聞くためには，家族の連絡先を聞いておき，後日連絡して来院してもらい，ゆっくり家族の気持ちに対応し説明をする機会をもつなどの方法がある．

患者の病状認識を確かめる/患者に今後大切にしたいことを確認する/患者に今後の治療・ケアに関する希望とその理由，背景にある価値観を尋ねる

　詳細は他項にゆずるが，患者の病状認識を確認するとともに今後の治療・ケアの希望を尋ねておく．同時に家族との関係性や，もし今後身のまわりのことをすることが難しくなったときにどこで療養したいか，またそれは実現可能か，について尋ねておくとよい．

家族の病状認識を確かめ，誤っている場合は訂正する

　家族と話し合う機会がもてた場合，まずは家族の心配と訴えにできる限り耳を傾け，共感的に対応するとよい．この際に，「患者さんからは病状をどのように聞いていらっしゃいますか？」「患者さんの病状をどう理解されていらっしゃるか，もしよろしければ教えてください」などのように，まず家族の病状認識を確認しておくとよい．また，病気の今後の経過，見通し，予後などをどう考えているかについて，不明確ならば追加で質問し，認識を確かめるとよい．そのうえで，必要ならば追加の病状説明を行ったり，家族の病状認識を修正したりするとよい．

　このようなときも，家族は"大きなショックを受けている"存在であることを認識し，言葉を選ぶことが大切である．例えば，根拠のあるがん治療が存在せず，がん治療の実施が推奨できない場合は，「もうがん治療が

できない状態です」「これからは有効な治療法はありません」と一方的に説明するのは望ましくない[1,2]．ほかに方法がないと言われると，見捨てられたような気持ちになり，つらさの原因になる可能性があること，また，「何かほかに何でもいいからよい方法はないか」とできることを探す心理がはたらくため，「**がん治療にはさまざまな方法があり，患者さんに実施することもできるが，行うと利益よりも害が多いので勧められない**」と説明したほうがよい．そのうえで，今後できることを具体的に伝え，家族の気持ちに共感し，質問を促すとよい．

家族に今後どのように治療・ケアをしていきたいと考えているか，その理由，背景にある価値観を尋ねる

そのうえで，家族が今後どのように患者と過ごしていきたいと考えているのか，患者の治療・ケアのうえで望んでいること，家族からみた患者自身の意向などを丁寧に尋ねて，どのようにしたら患者・家族にとって最もよい今後の方針決定ができるかをともに考えるようにするとよい．根拠のない治療を家族が望むときは，家族が「何とかしてあげたい，できるだけのことをしてあげたい」という気持ちを強くもっていることが多い．その気持ちを十分に受け止めることがまず第一に必要で，そのうえで再度患者に最も利益がある方法をともに考えるようにするとよい．

本症例にどう対応したか

実際にこのケースでは，まずは長女の考えとその背景にあるものに焦点を当てて，十分に話を聞くことにした．長女は，今まであまり病気のことを詳しく聞いておらず，突然の悪い知らせにびっくりしていた．また，離れた場所に住んでいることもあり，あまり親孝行もできていないこと，看病や身のまわりの世話なども母親に任せきりで申し訳ない，という気持ちが強く，できるだけのことをしてあげたいという気持ちであることが確認できた．長女のそんな思いを家族全員で共有したうえで，患者自身が今後どのようにしていきたいと考えているかについて，患者本人から妻と長女に気持ちを話してもらい，最終的に追加の治療は行わず，今後できる限り

家で過ごすことを家族全員で決めることができた．

Clinical Pearls

- 患者と家族の意向が異なるときは，まずお互いの考えと気持ちを十分に聞くこと，特に家族の感情に焦点を当てて傾聴するとよい．
- 患者と家族の気持ち，意向を別々に聞く．
- 家族は強いショックを受けていることを十分に認識して対処する．
- 「もうできることがない」と伝えるのではなく，「治療をすることはできるが，患者の最善を考えるとやらないほうがよい」ことを伝え，常に患者の最善を考えて治療を行っていく姿勢を示す．

文献

1) Morita T, et al：Communication about the ending of anticancer treatment and transition to palliative care. Ann Oncol 15(10)：1551-1557, 2004.〈がん患者の遺族からみた，がん治療の中止を告げられる際の望ましいコミュニケーションに関する調査の結果が示されている〉
2) Umezawa S, et al：Preferences of advanced cancer patients for communication on anticancer treatment cessation and the transition to palliative care. Cancer 121(23)：4240-4249, 2015.〈がん患者からみた，がん治療の中止を告げられる際の望ましいコミュニケーションに関する質問紙調査の結果が示されている〉

(木澤義之)

治療とケアのゴールを話し合う

大切にしていること/したいこと

Case

患者　80代後半の男性.

現病歴　妻，息子夫婦の四人暮らし．70代から物忘れが進み，徘徊などで介護が大変な時期も過ぎ，現在はベッド上で寝たきり状態である．発語も少なくなり，排泄はすべておむつ．食事中にむせこむことも増えてきていた．

　発熱，痰絡みが増悪し，呼吸促迫状態になったために，救急外来を受診．誤嚥性肺炎の診断で入院となった．肺炎は改善したが，痰絡みが増悪し，常に吸痰を要する状態に至った．嚥下調整食が提供されたが，数口食べるだけで食事中に吸痰を要する状態であった．入院先の主治医からは嚥下機能が低下し，十分な経口摂取は困難であるとの話がなされた．

　本人は，何を聞いても同じ「腹減った」という発言をするのみであり，判断力は乏しい状態であった．病前，さまざまな場面で「経口摂取ができなくなったら寿命だ」という発言をしていたことを家族も覚えており，主治医，家族と相談のうえで胃ろうや中心静脈栄養などの栄養補給を行わず，経口摂取量に任せて自然な形の最期を迎えることとなった．

　時間が経つに従い，経口摂取量が少ないまま，徐々に痩せていく患者をみて，家族は本当にこのままでよいのだろうか，と悩むようになった．

事前指示で不足しがちなところ

　さまざまな施設，団体などで事前指示を残す取り組みがなされはじめている．大半は終末期の状態において，延命治療とも考えられるような，人工呼吸器，心臓マッサージ，胃ろう，中心静脈栄養などの医療的な行為に対してどこまで受けたいかを指定する事前指示が中心である．終末期において本人が意思表示できない状況では，このような事前指示があると，家族も医療関係者も判断の一助となることが多いために，有意義な取り組みであるのは事実である．

　しかし，そのような事前指示は，死に方に関する指示にはつながるが，どのように最期の時間を有意義に生き抜くか，に関する指示にはつながらないことが多い．患者の事前指示により胃ろうや中心静脈栄養はしないことにしました，となったとして，それをしない状態でどのような終末期を過ごすのか，ということに関しての具体的な内容までは事前に指示されていないことが多い．そのため，この症例のように最期の時間をどう過ごしてもらうのがよいのか家族も医療関係者も悩むことが多い．

　本来ならば，**終末期に大切にしたいことを，本人だけでなく，家族なども一緒になって病前から考える習慣をつける**必要がある．それがまさしくアドバンス・ケア・プランニングで達成されないとならないことであろう〔次項「望んでいる療養の場所」（79 ページ）や第 9 章（273 ページ）を参照〕．

　本項では，終末期に大切にしたいことが事前の意思表示として残されていない状況において，どのようなアプローチで「大切にしていること/したいこと」を確認するか，また，その際に注意するべき点について述べる．

過去，現在，未来の「3 本の柱」で確認する

　まず，本人の意思を確認する際は，しっかりと病状，特に自身の予後に関して本人が認識できているかどうか，についての確認は前提としなければならない．病状認識が正確にできている際には，本人の意思を最優先にして大切にしたいことを確認するべきである．しかし，終末期の状態で本人が意思表示できない，または意思表示できていたとしてもせん妄状態に

陥っている，などでその意思表示が本当に信用できるかがわからない，という事態も起こりうる．そのような際に意識するのが「3本の柱」である．以下のように，「過去」「現在」「未来」を軸に本人の意思を確認し，最善の医療，最善の療養方法などを考える[1]．

- **過去**：事前の意思表示(リビングウィルやアドバンス・ケア・プランニングなど)はあるのか．事前指示がない場合には，患者，家族の今までの人生を傾聴するなかで，本人の生活歴，性格，本人の現状と同じような境遇の方と接した際の過去の発言などから，本人の現在の意思を推定する．
- **現在**：本人の言動，何気ない仕草(手を握り返す，うなずく，目を背ける，などの微弱なサインも含めて)を見落とさず，あらゆる手段で本人の今の気持ちを推測する．その際は，医療関係者，家族など関係者全員があらゆる角度から確認するように努め，情報を整理する．
- **未来**：何らかの意思決定をした際に本人が得ることのできる最善の利益は何かを考える．

この3本柱を軸にして，家族とともに大切にしたいことを確認することができれば，大きな間違いは起こらないであろう．

陥りがちな過ち　終末期の思い出づくりは誰のためか

しかし，大切にしたいことを確認する際に気を付けなければならないことがある．終末期に何らかのイベントを企画して思い出づくりをすることがよくある．患者，家族の意思をしっかり把握したうえで企画されるならよい．しかし，陥りがちなのは，「終末期の方に何かしてあげないと」という焦りの気持ちから，無理に思い出づくりをすることである．一般的によいと思われる終末期の思い出(家族と出かける，旧知の友人と会う，好きな食べ物を食べる)などを押し付ける形になっていないか，と常に意識しなければならない．あくまでも3本柱を軸に，本人の今までの生活歴，現在の状況から望むことを引き出す必要がある．それが世間の常識から外

76　第4章　治療とケアのゴールを話し合う

れていようとも，3本柱を軸に確認したうえで大切にしたいことであろう，と結論に至ったなら，その意向を尊重しなければならない．その意向が「何もしたくない」ということであっても，である．

医療関係者や家族も含めた援助者は「何もできていない」と焦りを感じ，「何かしてあげないと」という気持ちを抱く．その焦りが思い出づくりの提案につながったり，何らかの医療的な処置を続ける提案（少量の点滴をするなど）につながったりする可能性がある．**医療関係者や援助者の焦りを紛らわすための思い出づくりになっていないか，ということを常に意識しなくてはならない．**

本症例にどう対応したか

このままでよいのだろうか，という家族の不安もあり，医療関係者，家族で何か現時点でできることはないか，と面談を繰り返した．その結果，本人が現時点で希望するであろうことを何か叶える方向となった．3本柱に沿って，意向を確認する作業を家族と医療関係者とで行ってみることとした．「腹減った」という口癖があるために，食事面で何かできることがないかを重点的に確認した．

- **過去**：若い頃から大酒飲みで，家ではつまみを食べながら酒を飲んでばかりだった．時に近くの居酒屋に行って，鶏の唐揚げを買ってきて，家族に振る舞うことを楽しみにしていた．塩辛いものを好んで食べており，「これが食べられなくなったら人生おしまいやな」という発言がよくあった．
- **現在**：「腹減った」「何か食べさせろ」という発言はあるが，病院で提供する嚥下調整食（ペースト形態）は見た瞬間に「まずい，嫌だ」という発言を繰り返して食べず，口に入れても出してしまうことがほとんどであった．飲み込むことはあったが，数回飲み込むごとに吸痰が必要な状態であった．
- **未来**：食べたいものを食べさせることで，結果的に誤嚥や窒息で寿命が短くなったとしても，食べたいものを食べさせることができた，という

大切にしていること／したいこと　**77**

満足感を本人含めて，関係者全員が得られるであろうと推測された.

このように3本柱に沿って確認をしたところ，本人が好きなものを食べてもらうのが最善ではないか，と推測された．言語聴覚士，摂食・嚥下障害看護認定看護師，管理栄養士，など多職種で本人の好みであろう鶏の唐揚げを嚥下調整食で再現してみることとなった．何度も試作，試食を繰り返し，見た目も鶏の唐揚げに近い形で完成した．本人に提供してみたところ，今まで拒食が激しかったのが嘘のように手づかみで食べはじめ，「うまい，うまい」と本人の笑顔を引き出すことができた.

その後，2週間ほどで亡くなられたが，亡くなる前に本人のこれまでの生活史を家族，医療関係者ともに確認することができ，また，本人の笑顔を引き出すことができた．このことで，家族の悩みは払拭され，全員が満足した終末期を過ごすことができた．「過去」「現在」「未来」の3本柱に沿って家族とともに本人が大切にしたいことを確認したことで，家族や医療関係者の自己満足ではない思い出づくりができたと考えられる.

Clinical Pearls

- 大切にしていること/したいことを確認する際は，本人が病状認識を正確にできているかどうかを把握することからはじめる.
- 3本の柱である「過去」「現在」「未来」の軸に沿って確認することは，正確な意向を把握するのに有用である.
- 思い出づくりは誰のためのものなのかを常に意識して，押し付けにならないように注意する必要がある.

文献

1) 西川満則，他：アドバンスケアプランニングとエンドオブライフディスカッション．日老医誌 52(3)：217-222, 2015. 〈意思決定支援の方法がわかりやすく解説されている〉

(洪　英在)

治療とケアのゴールを話し合う

望んでいる
療養の場所

Case

患者 85歳男性．

現病歴 脳梗塞後遺症でほぼ寝たきり．高齢の妻と二人暮らし．

　高血圧，脂質異常症で60歳頃から近医に通院していた．2年前の7月に脳梗塞を発症するまでは，毎日畑に出て農作業を行い，身のまわりのことはすべて自分で行うことができた．脳梗塞後，左半身麻痺となるも，3か月間のリハビリテーションにて，杖歩行，やわらかいものなら誤嚥なく飲み込めるまで回復した．コミュニケーションは大きな問題なし．退院前カンファレンスでは，自宅での療養を希望され，妻もそれに同意し，自宅へ退院となった．その後，徐々に日常生活動作（ADL）が低下．1か月前に自宅の浴室で転倒．右大腿骨頸部骨折のため入院し，人工骨頭置換術を施行．入院中にせん妄や肺炎を生じ，入院が長期化．全身状態も衰弱し，ADLは全介助が必要で，ほぼ寝たきりとなった．仙骨部にStage Ⅱの褥瘡もあり．意思疎通は簡単なことのみ可能．患者本人より「早く家に帰りたい」という希望があり，明日，退院前カンファレンスが開かれることとなった．

療養の場所の話し合いは
アドバンス・ケア・プランニングの1つ

　患者が今後，特に終末期に療養を望む場所の話し合いをすることはアド

バンス・ケア・プランニング(ACP)の１つである．患者の死亡場所と QOL(ここでは一般的な QOL というよりも quality of death and dying)の関係性を調べた日本の遺族調査の結果で[1]，自宅はほかの場所と比べてさまざまな点で評価が高かったが，特に「家族と過ごせる」「楽しみがある」「環境が落ち着いている」といった点で緩和ケア病棟よりもかなり評価が高かった．つまり，**終末期にどこでどのように過ごすかについて話し合いを行うことも患者にとってとても重要な ACP の要素である**ことが明らかになったのである．

なお，患者や家族の状況によって希望する療養の場所が変化する可能性もあり，一度決めた場所がずっと同じとは限らない．**病状が安定している場合は定期的に，また患者の病状や介護者の状況が変化する場合はその都度，患者や家族に再確認する必要がある**．また，さらに大切なことは，**その選択にいたった理由，背景，価値観を理解する**ことである．なぜならば，それらを知ることで，患者に対する理解が深まり，その後，万一患者本人と意思疎通できなくなっても，家族や介護者が患者の意向を理解し，できるだけ患者の意向に沿った療養生活を送れるようサポートできる可能性が高まるからである．

療養の場所の話し合いを始める前に検討しておくこと

療養の場所の話し合いを始める前に，**表1** のような内容をまず医療者間で情報共有し検討しておくことを勧める．

患者が希望する治療を続けていく場合，治療の場所の選択肢が限られる場合もある．また特に在宅での療養では，早期から将来起こりうる病状の

表1 医療者間で共有，検討すべき課題

①患者が必要とする医療的ケア(例：必要な薬剤，医療的処置など)
②今後起こりうる病状の変化の予測およびその治療法や対処法
③家族の介護力，地域リソース，患者や家族の経済力
④可能性のある療養場所のオプション
⑤バックアッププラン(万一，現在の療養場所での介護が継続できなくなった場合に備える)

変化やその対処法を患者や家族に話しておくことにより，彼らの不安が軽減され，できるだけ患者の意向を反映した療養場所で生活を続けることが可能となる．

療養の場所の話し合いを始める時期

　理想的には患者のことをよく知るかかりつけ医や主治医から話を切り出すのがよいといわれている[2]．

最初に話し合いを始める時期

■65歳以上，慢性疾患で，定期的に病院や診療所に通院中だが，まだ生活に支障をきたしていないとき

1)患者にとって身近な人が入院したり，亡くなったりした際は1つのきっかけとなる．その場合は以下のように尋ねるとよい．

> 「もしご自身が同じような状況になったらどこで過ごされたいですか」
> 「その場所で過ごされることに関して，不安なことや，わからないことはありますか？」

2)身近な人の体験がなく，身体的には問題がない場合は，"もしも"の仮定状態に基づく話をしてみる．

> 「何もないのが一番ですが，例えば交通事故にあったり，急に状態が悪くなったりして，今後の治療方針や過ごしたい場所について，ご自身の希望を伺うことが難しい場合もあります．そんな"もしも"の場合に備えて，ご自身の希望を伺いたいのですが，よろしいですか？」

と前置きをした後，

> 「そんな状態のときはどこで過ごされたいですか」
> 「どうしてそう思われるのですか？」
> 「その場所で過ごされることに関して，心配なことやわからないこと

はありますか？」

と聞いてみるのがよい．

　特に在宅での療養を希望される場合は，家族や親戚，近所の方など周囲の"サポート力"や"介護力"も将来に備えて評価しておくとよい．それにより万一，急変した際も慌てずに今後の方向性を話し合うことができる．

■ 進行性の病気（例：がん，心不全，認知症など）と診断され少し経ったとき[*1]，ADL が落ちはじめたとき，病状の変化があったとき（特に退院後など）

　この際，尋ねる内容には 表2 のようなことが挙げられる[3]．

　はじめからここに挙げた内容すべてを一度に話し合う必要はない． 表2 の①や②で患者がどれだけ病状を理解し，今後の生活を思い描いているか

表2 患者あるいは家族に尋ねる内容

①患者が病状をどのように理解しているか
　「今までの先生からはどのような説明を受けましたか？」
　「病気についてどのようにお考えですか？」
②どのような療養生活を思い描いているか
　「これからどこで，どのような生活を送りたいですか？」
③療養していくうえで大切にしたいことは何か
　「これから生活するうえで大切にしたいことは何ですか？」
④療養するうえで不安なことや，疑問に思っていることは何か
　「これからの生活に関して，心配なことや不安なことは何ですか？」
⑤療養の場所に関する現在の患者および家族の希望とその理由
　「ご自身はこれからどこで過ごしたいと思われますか」
　「そう思われるのはなぜですか？」
⑥現在の病状が悪化した際および終末期の療養の場所の希望（特に進行形で病気が進んでいる場合）
　「万一の場合に備えて伺いたいのですが，今後病気が進行した場合，どこで過ごされたいですか？」

〔国立長寿医療研究センター在宅連携医療部：平成27年度人生の最終段階における医療にかかる相談員の研修会資料：Education For Implementing End-of-Life Discussion（E-FIELD）をもとに作成〕

＊1 特にがんと診断されてすぐはまだ受け入れがされていない可能性があるので，数回面会した後に話し合いを始めたほうがよい．

82　第4章　治療とケアのゴールを話し合う

を知ったうえで，まず医療者との理解のギャップを埋め，徐々に③④へと話し合いを進めていくとよいと思われる．⑤で特に自宅で家族の介護を必要とする場合は，患者と家族に別々に希望を聞き，家族の病状に対する理解や，患者を支えるうえでの不安などを聞き出す必要がある．同時に，今後起こりうる病状の変化や対応を説明し，それらに家族が対応できる状態かどうかを確認する必要がある．また，患者と家族の意向が異なる場合は，別項「患者と家族の意向が異なるとき」(68ページ)を参考にしていただきたい．

再度，話し合いをする時期

再度，話し合いをする時期として適切なのは，**患者の状態が徐々に悪化している場合**である．その指標として **表3** が挙げられる．現状では残念ながらこのときが最初の話し合いになるケースも多い[4]．

話し合う内容としては，**表2** の①～⑥であるが，特に⑥が重要となってくる．

なぜこのような場合に再度話し合いを行う必要があるかというと，**本人の医療の必要性や介護の負担が大きくなるため，現在の場所での療養の継続が困難になる可能性があるからである**．特に在宅での療養を続けるには，十分なリソース(在宅医，訪問看護師，介護福祉士などの人的リソース，ショートステイやレスパイトの利用など)を確保し，介護者の身体的，

表3 再度話し合いが必要な場合

- １回以上の予定外入院があった
- パフォーマンス・ステータス(PS)が低いか低下しつつあり，改善の見込みが限られている．日中の半分以上の時間を臥位または座位で過ごしている
- 身体的・精神的問題が悪化しているために，日常生活動作のほとんどを他人のケアに頼っている．介護者のサポートを強化する必要がある
- 過去3～6か月間に顕著な体重減少がある，または，低体重状態が持続している
- 原疾患の適切な治療にもかかわらず，苦痛となる症状が続いている
- 患者(または家族)が，支持・緩和ケアを求めている，または原疾患の治療中止や治療の一部中止を求めている．QOLが優先されている

〔The University of Edinburgh：Supportive & Palliative Care Indicators Tool(SPICT™)より〕

望んでいる療養の場所

精神的負担を少しでも減らすことが重要となる．このような状況では，必ず患者の意向を尋ねるだけでなく，家族の意向も確認することを勧める．さらにもし在宅での介護が不可能となった場合に備えて，ほかのオプションの話し合いもしておけば(バックアップベッドの確保，施設への申し込みや緩和ケア病棟の受診，情報提供)，急変時に慌てることなく対応できる．

　また，家族のなかには，一度療養の場所を決めたらもう変えることはできないのではないかと思う方もいる．そのため特に在宅で療養している患者や家族の変化には留意し，予想される病状やその対処法を早めに説明し，患者や家族が心配なときはいつでも相談できる体制をつくっておくことが重要である．

本症例にどう対応したか

　このケースでは，退院前カンファレンスまでに病院のソーシャルワーカーが家族に面談を数回行っていた．その結果，「小柄な80歳の妻との二人暮らし」「長男，長女は車で3時間ほど離れたところに住んでおり，なかなか平日の介護の援助はできない」「妻には食事介助以外の介護は不可能」ということが判明した．地域リソースとしては「今までのかかりつけ医による訪問診療」「訪問看護師による褥瘡の処置と状態把握や服薬確認」「1日3回ヘルパーが入ることで清拭やおむつ交換は可能」とわかった．妻は患者の「自宅でできるだけ過ごしたい」という思いを支えたいと思ってはいるものの，持病の腰痛があり，いつまで介護を続けていけるか不安そうであった．また子どもたちも高齢の母親がいつか倒れてしまうのではないかと心配していた．

　事前に病室で，患者の「できるだけ長い間，自宅で過ごせるなら過ごしたい」「でも妻にばかり負担をかけたくない」「子どもたちにもできるだけ迷惑をかけたくない」という思いを確認．その後，妻や子どもたちと医療関係者で退院前カンファレンスが行われ，家族の病状理解や今後の生活への希望，自宅での介護を希望していることを確認した．同時に自宅介護への不安も共有され，今後の療養場所として，訪問診療，訪問看護，ヘル

84　第4章　治療とケアのゴールを話し合う

パーによるサポートを受け，子どもたちもできるだけ週末は介護の応援に入りながら，まず在宅での療養を開始することとなった．また妻の負担をできるだけ減らすために，ショートステイも積極的に導入．将来的に，妻による介護が困難になった場合に備え，その施設での入所も検討することとなった．

Clinical Pearls

- 療養の場所の希望を聞く際は，まず患者や家族の病状に対する理解，療養の場所への期待や不安を聞き出すことから始めるとよい．
- 療養の場所の希望を聞き出すだけではなく，その選択にいたった理由，背景，価値観などを理解することが重要である．
- 療養の場所の希望に関しては，患者の状態が安定しているときも定期的に確認する．
- 患者と家族の療養の場所の希望が異なるときは，両者の意向を別々に聞く．
- 患者の状態が徐々に悪化しているときや，家族など介護者の状況が変わった際は，その都度話し合うことが重要である．

文献

1) Kinoshita H, et al：Place of death and the differences in patient quality of death and dying and caregiver burden. J Clin Oncol 33（4）：357-363, 2015.〈患者の過ごす場所と患者の体験の関連をみた日本の大規模研究〉
2) Dow LA, et al：Paradoxes in advance care planning：the complex relationship of oncology patients, their physicians, and advance medical directives. J Clin Oncol 28（2）：299-304, 2010.〈がん患者は，事前意思指示書に関し，自分のことをよく知る腫瘍専門医やかかりつけ医，あるいは入院担当医と話をしたいということがわかった論文〉
3) 国立長寿医療研究センター在宅連携医療部：平成 27 年度人生の最終段階における医療にかかる相談員の研修会資料：Education For Implementing End-of-Life Discussion（E-FIELD）. http://www.ncgg.go.jp/zaitaku1/eol/kensyu/soudan27/siryo.html（2017 年 7 月 10 日現在）〈実際の研修会で使用されたスライドが閲覧可能〉
4) The University of Edinburgh：Supportive & Palliative Care Indicators Tool（SPICT™）. http://www.spict.org.uk/（2017 年 7 月 10 日現在）〈病状が悪化し，亡くなるリスクのある人を識別する助けとして英国エジンバラ大学が作成したツール〉

（湯浅美鈴）

治療とケアのゴールを話し合う

治療・ケア

Case

患者 75歳女性.

現病歴 中咽頭癌. X年9月に鼻閉感で発症, 総合病院耳鼻科で中咽頭癌, T4N2M0の診断だった. 同院に入院して気管切開, 胃ろう造設のうえ, 放射線治療を開始した. 約2か月間の入院で放射線治療の後, 腫瘍は著明に縮小したものの, 体力は低下してPS 4となった（69ページ脚注参照）. 退院時には, 予後は長めの月単位と予想されたが, 今後必発と思われる再燃時に追加的な治療を希望せず, 自宅で過ごして症状緩和の治療を中心に行う方針となり, 訪問診療の導入目的に当院に紹介された.

訪問診療開始後は, 気管切開のカニューレ刺入部の易出血性とその結果の痰やむせが問題になり, 長女によるネブライザーや吸引が頻回だった. 全身状態は改善して, 入院中に10 kg減少した体重も戻り, ベッドからポータブルトイレへの移乗が可能になった. X＋1年1月に気管切開部の不良肉芽の処置を目的に総合病院耳鼻科に紹介したところ, 画像上は腫瘍の再増大はわずかで, 気管切開の閉鎖を提案された.

翌週の訪問診療の際, 長女夫婦を交えて気管切開の閉鎖について相談した. 長女夫婦は, 苦痛の原因となっているので閉鎖がよいのではと本人に勧めるも, 最終的には本人が決めるのがよいと話す. 本人は, このままのほうがよいと筆談で話す. これまでの意思決定をどのようにしてきたのか長女に尋ねたところ, 本人は大まかな希望を述べ

86　第4章　治療とケアのゴールを話し合う

> て，決断は長女夫婦にまかせるというやや依存的な形だった．
>
> さて，この状況でどう相談して今後の方針を決めたらよいだろうか？

疾患の進行と意思決定の内容や関係者の変化

　治療やケアについての相談は，疾患の進行につれて，根治的治療についての選択から，アドバンス・ケア・プランニングや症状緩和の治療の選択へと変化する 図1 [1]．同時に，患者自身が意思決定に深くかかわる時期から，家族による代理意思決定がより必要になる時期へと変化する．本人の意思表示が困難になり，生死にかかわる意思決定になればなるほど，関係者での合意形成のプロセスという側面が大きくなる．つまり，疾患の進行や変化に呼応して内容や関係者を変えながら相談と決定の機会は何度も訪れる．

　このような変化を意識しながら，コンサルテーションのタイミングや新しい症状の出現，入退院で療養の場が変わるときなどは，機を逸すること

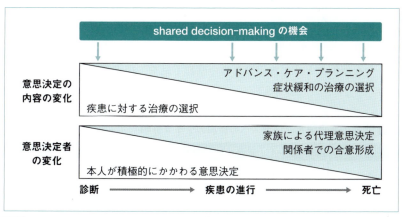

図1 疾患の進行と意思決定の内容や関係者の変化
〔Bakitas M, et al：Palliative medicine and decision science：The critical need for a shared agenda to foster informed patient choice in serious illness. J Palliat Med 14(10)：1110, 2011 より一部改変〕

なく意思決定の相談をする．また，今後の変化や予後の予測に基づいて，どんな治療やケアを望むのか相談するアドバンス・ケア・プランニングも大切な概念である．

　意思決定プロセスでは，医療者のもつ情報(一般経過，個別の病状や経過，予測予後)，患者のもつ情報(病状認識，価値観，希望，気がかりなど)，家族のもつ情報(病状認識，感情など)を共有し，関係者が協働して意思決定する shared decision-making を行う[2]．

どのように意思決定にかかわりたいか
日本人の意思決定のタイプ分類

　日本には「暗に含め」「察する」文化があったり，意思決定では「おまかせ」の特徴があったり，独特な意思決定のコミュニケーションがあると考えられる．実際の日本人の医療における意思決定にはどのようなパターンがあるのだろうか．がん患者を対象とした質的研究[3]では，以下のように5つのタイプに分類された 表1 ．患者が積極的に情報収集したうえで a. 積極的に自己決定する場合，または b. 医師の決定を納得して同意する場合，情報収集は行わないで c. プロフェッショナルである医師を信頼した「(積極的な)おまかせ」の場合，これらのタイプでは満足度が高かった．逆に，d. 判断を迫られて不本意な決定をする場合，e. 医師に服従した決定(パターナリズム)をする場合は満足度が低かった．d. の「不本意」の背景には，不十分な理解など意思決定のための準備不足や，患者自身が意思決定にど

表1 患者の意思決定プロセスへの参加のタイプ分類

満足度	医師による決定	患者による決定
高い	b. 医師の決定を納得して同意 c. プロフェッショナルの医師を信頼した「おまかせ」	a. 積極的な自己決定
低い	e. 医師に服従した決定(パターナリズム)	d. 判断を迫られた不本意な自己決定

(Watanabe Y, et al：Japanese cancer patient participation in and satisfaction with treatment-related decision-making：A qualitative study. BMC Public Heath 8：77, 2008 をもとに作成)

のようにかかわりたいかの希望と実際が異なったことが要因としてあった.

　患者にとって満足度が高い意思決定は，最終的に誰が決めるかではなく，①患者が積極的に選択にかかわること（全面的に医師を信頼する「おまかせ」という積極的選択も含む），②患者が意思決定にどのようにかかわりたいかを理解して尊重したコミュニケーション，の2点が大切だとわかる．患者の望む意思決定のタイプは，直接尋ねるだけでなく，性格や過去のライフイベントでの決定の方法などから類推することもできる．

意思決定における心理的葛藤

　不確実性を伴う選択，つまり何が正しいかわからない選択は，心理的な葛藤がつきまとう．解決されない心理的葛藤は，本人にとっても家族（遺族）にとっても後悔につながる.

　葛藤を減らすアプローチとして，十分な情報提供，決定のための十分な時間は必要条件である．パンフレットなどを利用した情報提供は，予想されることを具体的に理解して，患者自身や家族の将来について考える助けになるため，意思決定の葛藤を減弱する．上述のように，患者が意思決定にどのようにかかわりたいかを尋ね，そのタイプに合わせた意思決定に近づけることも効果的である.

　意思決定のタイプなどによる差異はあるものの，意思決定には総じて時間がかかり，繰り返しの説明や面談が必要なことも多い．また，一度決めても迷いが生じることは当然ありうるので，忍耐強く対話していく姿勢が求められる.

どのようなコミュニケーションがよいか
Hope for the best and prepare for the worst

　コミュニケーションの際は，一番よいことを期待しながら，一番悪いことに対して準備するアプローチが役に立つ[4]．これは，一見矛盾するようだが，希望と不安を同時にあわせもつ人間の心理特性に合致した方法である．まずは患者に，一番よいことと一番悪いことの2つを同じ重み付け

治療・ケア　89

で相談することを説明する．2つのどちらを先に扱うかは患者の好みや性格から選ぶとよい．例えば，希望を生きる拠り所にしている患者には一番よいことから，先のことへの心配が大きい患者には一番悪いことから，という具合である．

希望をもつことは，患者が疾患と対峙する糧になるとともに，医師にとっても患者と向き合っていく拠り所になり，希望を共有することは関係性の構築のためにも役立つ．

最悪の事態について話すときには，患者や家族は不安や恐れ，怒りなどの感情を表出することがあるが，そのときには感情への対応を優先する．表出された感情を取り扱わないことは，「医師が不快に感じている」というような非言語メッセージを患者に伝えるため，安心して相談できる環境を築けなくなってしまう．

表出された感情だけでなく，患者や家族の希望や気がかりについても共感や承認などで対応する．同時に，医師自身の感情を観察し，対応する必要がある場合もある．例えば，医師の考えと患者の希望が一致しない場合，最善と思えない治療を患者が要求する場合などには，自身のなかに不安や怒りなどの感情があるかもしれない．この感情について，言語化して取り扱い，時には患者・家族と相談することも必要である．

本症例にどう対応したか

このケースでは，患者は悪いことに対する不安が大きいので，一番悪いことへの準備から，医師・訪問看護師・患者・長女夫婦で集まって話し合った．患者にとって一番悪いことは初発時のような息苦しさが再度出現してつらい思いをすること，一番よいことは痰やむせの症状から解放されて，自宅で穏やかに過ごすことだった．患者は悪いことを心配する気持ちから現状維持を希望していた．長女はよいことを期待して閉鎖がよいのではないかとの考えだった．在宅主治医として，閉鎖した場合にも呼吸困難への対処策があることを伝え，これまでの家族内での意思決定の方法に従って，家族会議にいったん預けることとした．

1週間後の訪問診療の際，家族会議の結果は閉鎖を試みることで意見が

一致しており，在宅主治医としてサポートし続けることを再度約束した．その後，総合病院耳鼻科に再入院して，気管切開の閉鎖をして在宅での療養生活に戻ることができた．

Clinical Pearls

- 疾患の進行とともに意思決定の内容や関係者は変化するため，それに備えて，機を逸しないように治療やケアについて相談する．
- 医療者・患者・家族それぞれのもつ情報を共有し，協働して意思決定する shared decision-making を行う．
- 本人がどのように意思決定にかかわりたいかを尋ねて，それに合った方法をとる．
- 一番よいことを期待し，一番悪いことに対して準備するコミュニケーションをとる．

文献

1) Bakitas M, et al：Palliative medicine and decision science：The critical need for a shared agenda to foster informed patient choice in serious illness. J Palliat Med 14 (10)：1109-1116, 2011. 〈緩和ケアの意思決定について知見を整理して，緩和ケアおよび意思決定の学問の発展への寄与という観点でまとめた総説〉
2) 日本老年医学会(編)：高齢者ケアの意思決定プロセスに関するガイドライン 2012年版. 医学と看護社，2012. 〈意思決定における大切な考え方を 1 つずつ丁寧にまとめた非常に参考になるガイドライン〉
3) Watanabe Y, et al：Japanese cancer patient participation in and satisfaction with treatment-related decision-making：A qualitative study. BMC Public Heath 8：77, 2008. 〈日本人のがん患者にインタビューして，治療についてどのように意思決定したか調査した質的研究〉
4) Back AL, et al：Hope for the best, and prepare for the worst. Ann Intern Med 138 (5)：439-443, 2003. 〈緩和ケアの意思決定で表題の考えが大切であることを示し，臨床でどう実践するか考察した総説〉

(津田修治)

治療とケアのゴールを話し合う

家族評価と
ライフレビュー

Case

患者　63 歳女性.

現病歴　在宅患者で肺癌ターミナル．8 年間にわたり抗がん剤治療で奇跡的な回復を遂げてきたが，昨年夫を脳梗塞で看取り，自身も肝転移・骨転移などもあり，いよいよ全身状態が悪化傾向にあった〔PS 3（69 ページ脚注参照），Stage Ⅳ〕.

　本人としてはもう十分闘ってきたので，ここからは静かに家で最期を迎えたい気持ちだが，かかわってくれる 30 代の娘二人はできるだけ長く生きてほしい，抗がん剤治療もやれるなら続けてほしいという願いがある状況であった.

　いよいよ悪液質が強くなり，看取りが近くなってきたときに，娘から「抗がん剤治療はもう無理なのですか？　できるなら延命処置もしてほしいです！」との要望があった.

患者の家族や家族内力動をどのように評価するか？

　患者の家族の言動が理解困難な場合や，家族内のバランスが崩れてよいチーム形成が困難な場合には，家族の現状を評価してよりよい対応を行うためのプランを練る必要がある．米国・カナダのプライマリ・ケア提供者，特に家庭医の教育においては「家族志向のケア」という学問体系が存在する．これらは，患者と家族の関係や家族内力動がどのように患者の病態

やケアに影響するかについて理解を深めるのに役立つ[1]．

家族システム理論の理解

　家族の評価を行う場合には基本となる概念モデルとして，「家族システム理論」の理解が欠かせない．通常の医学モデルは直線モデルといわれ，原因と結果の因果関係をはっきりさせるもの（単一因子や多因子での直線モデル）が用いられるが，家族関係においては原因と結果のような直線モデルで判断することは難しいとされている．例えば，アルコール依存症の父親と不登校の娘という関係で，一見父親が原因で娘が結果のようにみえるが，お互いの関係が影響してその現状が起きているというシステム理論 図1 に基づいて全体を見渡す必要がある[2]．それは内分泌システムにおけるフィードバックシステムと似ていて，家族内力動（Family Dynamics）がお互いにフィードバックをかけてバランスを保っているという考えが比喩として用いられることが多い 図2．こういった視点で家族全体を眺めるところから家族もしくは家族内力動の評価は始まる．

家族図と家族ライフサイクルによる全体像の評価

　次に家族図をかき，そこにみられる家族ライフサイクルの評価からその家族のおかれている現状を把握する．家族図は 図3 のような記号を用いて表現される家族の関係を表したもの[1]で，例として最初の事例を 図4 として

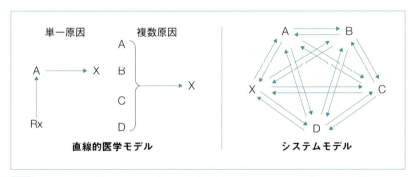

図1 直線モデル（単一原因と複数原因）に対するシステムモデルの図式化
（Christie-Seely J：Working with the Family in Primary Care：A Systems Approach to Health and Illness. Praeger, 1984 より）

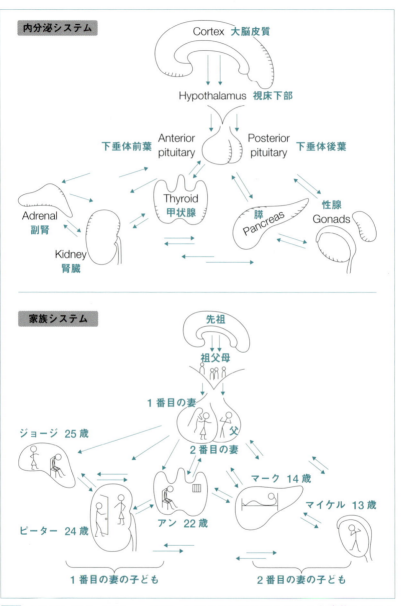

図2 ホルモンによってフィードバックがかかる内分泌システムと家族システムの対比
お互いに影響し合っていることの模式図.
(Christie-Seely J : Working with the Family in Primary Care : A Systems Approach to Health and Illness. Praeger, 1984 より)

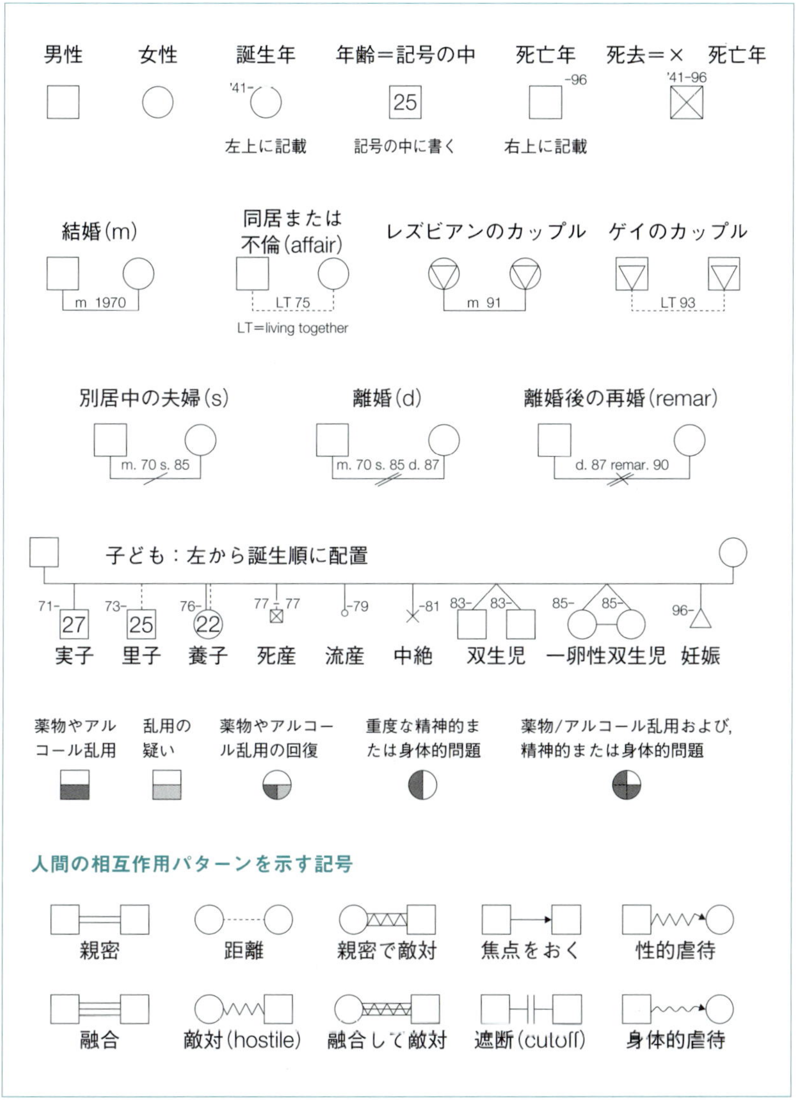

男性　　女性　　誕生年　　年齢＝記号の中　　死亡年　死去＝×　死亡年

'41~
25
-96
'41-96

左上に記載　　記号の中に書く　　右上に記載

結婚(m)　　同居または不倫(affair)　　レズビアンのカップル　　ゲイのカップル

m 1970　　LT 75　　LT=living together　　m 91　　LT 93

別居中の夫婦(s)　　離婚(d)　　離婚後の再婚(remar)

m. 70 s. 85　　m. 70 s. 85 d. 87　　d. 87 remar. 90

子ども：左から誕生順に配置

71-　73-　76-　77-×77　-79　×81　83-83　85-85-　96-
27　25　22
実子　里子　養子　死産　流産　中絶　双生児　一卵性双生児　妊娠

薬物やアルコール乱用　　乱用の疑い　　薬物やアルコール乱用の回復　　重度な精神的または身体的問題　　薬物/アルコール乱用および，精神的または身体的問題

人間の相互作用パターンを示す記号

親密　　距離　　親密で敵対　　焦点をおく　　性的虐待

融合　　敵対(hostile)　　融合して敵対　　遮断(cutoff)　　身体的虐待

図3 家族図の標準的記号

〔McGoldrick M, et al：Genograms：Assessment and intervention(2nd ed). Norton, 1999. 石川元，他（訳）：ジェノグラム（家系図）の臨床―家族関係の歴史に基づくアセスメントと介入．p270，ミネルヴァ書房，2009 より〕

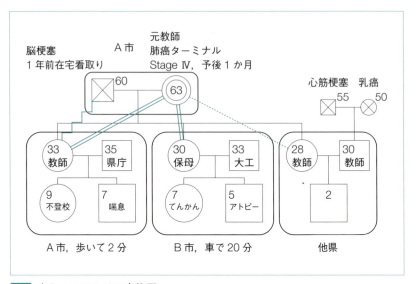

図4 本ケースにおける家族図

挙げてみる．年齢，性別，疾病，職業，地理的な状況といった家族図の骨格だけでなく，家族間の関係を近すぎる，遠すぎる，葛藤があるといった記号で表し，3世代にわたる家族の現状を図にして眺めることでみえるものは多い．この家族では1年前に父親を脳梗塞で亡くし，引き続き迫る母親の死を娘たちが受け止められない現状がみられる．同時に，小さい子どもを育てる家族として，自らの家族内の役割も大きく，両親の介護問題に向き合うには時期が少し早いことも影響しているように思われる．通常は子育てが一段落する頃に親の介護問題が降ってくることが多い．

この家族図を眺めながら 表1 にあるような家族ライフサイクルの発達課題[1]も意識してみると，これまで想像できなかった家族構成員の苦悩を医療者も理解しやすくなるといわれている．この家族では，少し早く訪れた父親の死と母親の介護に向き合うだけの準備が子育て真っ最中の娘世代では不足している．三姉妹のなかで最も冷静に対応していた二女は夫の両親の死が先に訪れていたため，心の準備ができていたと推測できる．もともとの関係も母親と心理的に近い長女と次女には厳しい予期悲嘆の現状が想定される．

表1 家族ライフサイクルの発達課題

家族ライフサイクルのステージ	移行の感情プロセス：キーとなる原則	発達に必要な家族状態の二次的な変化
1. 巣立ち：未婚の若い成人	感情的また経済的な自己責任を受け入れる	a. 原家族との関係における自己の分化（differentiation of self） b. 親密な同僚との関係の発達 c. 仕事や経済的自立についての確立
2. 結婚により家族に参加：新しいカップル	新しいシステムへの献身	a. 結婚システムの形成 b. 配偶者と一緒になるための，拡大家族や友人との関係の再構築
3. 小さな子どものいる家族	新しいメンバーをシステムに受け入れる	a. 子どもの居場所を設けるために夫婦システムを調整する b. 子育て，経済的問題や家族の仕事に参加する c. 子育てや祖父母の役割を包括するために拡大家族との関係を再構築する
4. 思春期の子どものいる家族	子どもの自立と祖父母の衰えを包括するために家族の境界を柔軟にする	a. 思春期の子どもがシステムから出たり，入ったりするのを許すために親子関係を切り替える b. 中年期の夫婦や仕事のことに再び焦点を当てる c. 高齢世代のケアに加わるように変わる
5. 子どもを巣立たせ，次の段階に移る	家族システムから出る，または入る多数の人を受け入れる	a. 二人としての夫婦システムについて再交渉する b. 成長した子どもと親との間の大人の関係を発達させる c. 義理の関係や孫を含む関係を再構築する d. 親（祖父母）の死や身体障害に対処する
6. 晩年期の家族	世代的ルールの変化を受け入れる	a. 身体的衰えに直面するなかで自分や夫婦の機能や関心を維持する，新しい家族や社会的な役割の選択を切り拓く b. 中間世代のより中心的な役割をサポートする c. システムにおいて高齢者の知恵と経験のための場所をつくる，彼らのために過剰に機能しすぎずに高齢世代を支える d. 配偶者，兄弟，ほかの同僚の喪失に対処し自分の死のために準備する．人生を振り返り統合する

〔S. H. マクダニエル，他（著）/松下　明（監訳）：家族志向のプライマリ・ケア．p28，丸善出版，2006 より〕

表2 家族システム理論の概要（家庭医療における家族の評価手段）

家族

① システムとしての家族
・患者の家族構成員はどんな人たちか？
・日々の生活において，患者は誰を家族とみなしているか？

② 家族の安定性
・家族構成員のバランスや安定を保つためにその家族はどんなことをしているか？
・もし急激な変化が起こるならば，家族の安定はどうなるだろうか？

③ 家族内の変化
・必要とされる変化を成し遂げるためにその家族はどんなことをしているか？
・もし変化が（適度に）早く起こらなければ，その家族にどんなことが起こるか？

④ システムにおける症状との関連
・患者の症状がどのように家族に影響しているか？
・家族が患者の症状にどのように影響しているか？

家族構造

⑤ 階層
・誰がこの家族システムの責任者か？
・家族の階層は明確で適切か？（例：親が子どもに対し責任をもつ）/逆転しているか？（例：子どもが親に対して責任をもつ）

⑥ 境界
・家族のなかのサブグループはどれか？
・サブグループ間の（例：両親と子どもたち）境界は明確で適切か？　混同して問題を生じているか？
・この家族は感情面での密接性と疎遠性をどう扱っているか？

⑦ 家族内の役割選択
・個々の家族構成員はそれぞれどんな役割を演じているか？　それらがお互いにどう関連し合っているか？
・家族のなかで誰が病気の専門家（ヘルスエキスパート）か？
・家族のなかで誰が最も病人となりやすいか？

⑧ 生贄（家族内ストレスへの適応機能）としての症状
・この家族には生贄として症状を訴えている人がいるか？
・その人の症状は家族全体の問題をどのように反映しているか？

⑨ 親の役割代行をする子ども
・この家族において子どもが親として機能していないか？
・親の一方もしくは両方が自分の役割を放棄していないか？

⑩ 同盟：1＋1
・家族内における重要な同盟はどれか？
・家族内における同盟をほかの家族構成員はどうみているか？

⑪ 連合：2対1
・この家族内にはどのような連合が存在しているか？
・誰が連合を組んで，誰に対抗しているのか？

（次ページに続く）

家族内交流

⑫密着状態
- ・家族構成員はお互いに過干渉か？
- ・お互いの感情をわかっているか？
- ・めったに一人で行動しないか？

⑬遊離状態
- ・家族構成員はお互いにごくわずかしか感情的反応を示さないか？
- ・お互いに疎遠であったり，孤立したりしていないか？

⑭三角関係化
- ・家族構成員は個人的な問題について，お互いに直接話し合えるか？
- ・二人の家族構成員の間で感情的な問題が生じた際，それを3番目の人の問題にすり替えていないか？

⑮家族内の繰り返すパターン
- ・家族内のジレンマを解決するために以前どのような行動パターンが用いられたか？
- ・このパターンが(現在の)状況を悪化させているか？　もしそうならば，どうしたらこのパターンを変えることができるか？

時間軸からみた家族

⑯家族のライフサイクル
- ・この家族はどの発達段階にいるか？
- ・この段階を越えるために必要とされる重要な課題は何か？

⑰家族内での投影
- ・前の世代で解決されていない問題が現在の家族に影響していないか？

⑱二世代間の連合
- ・2つの異なった世代の家族構成員が共謀して第三の家族構成員に対抗していないか？

〔S. H. マクダニエル，他(著)/松下　明(監訳)：家族志向のプライマリ・ケア．pp30-38，丸善出版，2006 より〕

家族システム理論　各論を用いた深い家族内力動の評価

　上記の家族の全体像の評価に加えて，**家族療法で用いるような家族内力動の理解と評価を加えると，困難な事例の理解では役に立つ場合もある**．**表2**[1)]にまとめてあるが，この症例では**家族の役割分担におけるケアする側とケアを受ける側の役割の変更に長女と次女がついていけていない点が**考えられる．長女，次女ともに孫世代の疾病と向き合う際に，母親からの手助けを受けて仕事と家庭を両立してきた．母親の肺癌に伴って，その役割が変わる節目を乗り越えるストレスは大きいと思われる．また，長女の娘が腹痛で不登校になりかけているのも，家族内ストレスを表現する「**生贄のヤギ**」(家族内ストレスが，一人の家族メンバーが生贄の様に代表として症状を訴える形で現れること，**表2** 参照)としての存在が示唆される．

家族評価とライフレビュー　　99

長女の苦悩は大きく，それに影響を受けた孫が体調を崩すという現状を理解して，長女のケアを十分行うことがこの家族には必要であることが想像できる．

家族評価の結果を記載する書式例としての PRACTICE

Christie-Seely[2]によって開発された PRACTICE という書式 表3 は家族

表3 PRACTICE（McGill Family Assessment Form）

Presenting problem：問題の提示
◎患者（家族）にどのような問題が起こっているか？
・その問題を解決するには家族のかかわりが必要か？
Role：役割
・個々の家族メンバーはどのような役割を演じているか？
・誰がこの家族システムの責任者か？
・家族の階層は明確で適切か？（例：親が子どもに対し責任をもつ）/ 逆転しているか？（例：子どもが親に対して責任をもつ）
Affect：情動
・個々の家族メンバーはほかのメンバーにどのような感情を抱いているか？
・家族内に発生したストレスのかかる出来事に対して，最も感情的な影響が大きいメンバーは誰か？
・家族メンバーはそれぞれ感情を上手に表現できているか？
Communication pattern：コミュニケーションパターン
・家族メンバーはオープンにコミュニケーションを交わしているか？
・家族内の交流は密着状態か？　遊離状態か？　同盟や連合関係にはないか？
Time in Family life Cycle：家族のライフサイクル
・この家族はどのライフサイクルにいるか？
・段階を乗り越えるために必要とされる重要な課題（発達課題）は何か？
Illness history：病気の歴史
・家族のなかで生贄として症状を訴えている人（生贄のヤギ）はいるか？
・そのメンバーの症状は家族全体の問題をどのように反映しているか？
Coping with stress：ストレスへの対処
・家族内のストレスを解決するために，以前どのような行動パターンで乗り越えたか？
・家族の強いところは？
・家族をサポートするリソースはあるか？
Ecology：エコロジーと文化
・SCREEM〔社会（Social），文化（Culture），宗教（Religion），教養（Education），経済（Economy），医療サポート（Medical resource）〕

(Christie-Seely J：Working with the Family in Primary Care：A Systems Approach to Health and Illness. Praeger, 1984 より)

機能を評価して記載するうえで有用と思われる．家族と面談する際には，家族図と家族ライフサイクルを踏まえたうえで，この書式で評価してみると，より深いレベルの家族評価につながると思われる．**現場でのコミュニケーションパターンも記載する点がこの書式の優れているところでもある**．

患者のライフレビューをどのように行うか？

ライフレビューとは回想法と同義に使われ，人生の終焉を迎える高齢者や終末期の患者が自らの一生を振り返ることにより，人生の統合をめざす心理療法であると伊藤は述べている[3]．

末期がん患者の現在の心理状態を，過去を振り返ることで総括して，これまでの人生と現在の病の状況をリンクすることでスピリチュアルペインへの治療効果も期待されている．

通常は患者自身との信頼関係を構築したうえで，若い時代からの患者の人生を語ってもらい，人生の節目での本人の役割，仕事との関係，家族との関係を語るなかで，これまでの自分の存在を再確認していくプロセスが**治療的**と思われる．

このケースのように，本人だけでなく**家族の心理的ケアも含めてライフレビューを活用する際には**，**家族図インタビューを行うプロセスでこのライフレビューを行うとよいと思われる**．上述した家族図を記載する際に，本人と家族同席で，順番に記載を進めながら，本人の歴史とともに家族の歴史も語ってもらうと効果的である．語りが進むにつれて，過去のエピソードによって**感情の表出**(Emotional Ventilation)がみられるが，これを本人と家族の両者で行うことで，これまで伝えることができなかった**家族内の葛藤や不安を軽減する**ことが可能と思われる．このケースのように，密着と距離が問題の家族では大きな負担はないが，葛藤関係がより強い家族の場合には心理職も同席のうえで家族図インタビューを行うことが望ましい．医師と看護師のみで行う場合には**葛藤が強い相手とは個別に行う**ことも視野に入れるべきかもしれない．

本症例にどう対応したか

　実際にこのケースでは，事前に家族図をこれまでの情報から記載してみた．その結果，家族ライフサイクルの発達課題よりも早い時期に訪れた父親の死と介護問題，子どもの病と育児・仕事の両立，夫婦間の役割分担の難しさなどが想定された．また，長女と次女については母親に支えられてきたこれまでの人生が大きく変わる節目を迎え，不安とどう向き合えばよいのかかなり苦悩を抱えていることが想定され，家族図聴取を通した，ライフレビューを本人，長女，次女，三女と行うこととした．

　図をかきながら，亡くなった父親の仕事，若かった頃の夫婦関係や三姉妹が小さかった頃の生活について患者本人に語ってもらい，感情の表出を行った．そこには笑いもあれば涙もあり，三姉妹からのフィードバックも加わり，子ども時代に三姉妹が両親から大きな愛に包まれた生活をしていたことが共有された．

　次に本人の仕事やそこでの困難，育児と仕事の両立に悩んだことなども語られた．三姉妹は母親の仕事での苦悩について話を聞く機会はこれまであまりなかったようで，育児との両立に悩んだ母親の状況を聞き，現在の自分たちの状況に照らし合わせることができた．

　最後に亡くなった夫への愛情や介護のつらさ，そのときに助けてくれた三姉妹への感謝などが述べられ，自分自身も「愛する者の死を受け入れることがつらく，今度は自分が亡くなる状況でみんなには申し訳ない」という言葉が述べられた．長女と次女からはこれまでどれほど母親に頼って子育てと仕事をやってきたか，その存在がなくなるかもしれない不安が大きいことが語られた．三女からは遠方にいるため，両親の介護を二人の姉に任せてしまい申し訳ないという思いと，自分の夫の両親を看取った際の慌ただしさを思えば，今回は二人とも在宅での最期を迎えることができ，こうやって家族の歴史を振り返ることができたことを，医師に感謝したいと述べられた．

　三姉妹と母親のコミュニケーションはこれまで良好と思われていたが，近すぎるがゆえにお互いの感情を表出することを抑えてきて，不安を表出できないことが，母親への抗がん剤治療や延命処置を希望するという理性

102　第4章　治療とケアのゴールを話し合う

的ではない要求を引き出していたと思われた.

　家族でのライフレビューを通して，長女と次女の不安はすこし和らぎ，母親自身にとって最も必要なことは何かに焦点を当てることが可能となった.

　上記のライフレビューの2週間後，本人は家族に囲まれて最期を迎えることができた．最期の場面では孫五人も全員立ち会いのもとで旅立った本人はとても安らいだ表情であった．そこにいた長女とその娘の関係はより安定したものにみえた.

Clinical Pearls

- 難しい家族，理解が困難な家族ほど医療者の助けを求めている.
- 家族図をかき，家族ライフサイクルを考えることで全体像を把握する.
- 家族システム理論を活用して，深いレベルでの家族内の状況を理解する.
- 必要な場合はライフレビューを家族メンバーと行い，家族内コミュニケーションを促す.
- その際には感情の表出(Emotional Ventilation)を本人と家族メンバーで行い，お互いの歴史を共有していくと効果的である.

文献

1) S. H. マクダニエル，他(著)/松下明(監訳)：家族志向のプライマリ・ケア．丸善出版，2006.〈家族志向のケアの世界的バイブル〉
2) Christie-Seely J：Working with the Family in Primary Care：A Systems Approach to Health and Illness. Praeger, 1984.〈カナダの家族志向のケアの教科書．図表が優れている〉
3) 伊藤まゆみ(監修)：慢性期看護・ターミナルケア・緩和ケア—対象とのコミュニケーションからケアに至るプロセス．ピラールプレス，2010.〈ライフレビューについてわかりやすく総説している〉

(松下　明)

家族評価とライフレビュー　**103**

第5章

死の1週間前に
起こる症状と
その対応

※本章は主にがんを念頭におき記載されているが，内容は非がんにも応用可能と考えられる．

死の1週間前に起こる症状とその対応

痛み

Case

患者 66歳男性.

現病歴 X年6月に黄疸を指摘され，近医での超音波検査で膵腫瘍を疑われて総合病院へ紹介され，精査の結果，膵頭部癌と診断された．診断時，腫瘍による周囲組織への浸潤と肝転移，傍大動脈リンパ節転移を認めた．入院と外来で抗がん剤治療（GEM＋CDDP）を行ってきたが腫瘍の増大を認め，X年10月，中止となった．

診断時から心窩部と背部の痛み（安静時 Numerical Rating Scale：NRS 7/10）があり，膵癌に伴う内臓痛と診断された．抗がん剤治療と並行してがん疼痛への対処を行い，オキシコドン塩酸塩水和物徐放錠（オキシコンチン®錠）120 mg/日，オキシコドン塩酸塩水和物（オキノーム®散）レスキュー20 mg/回で良好な鎮痛（NRS 1/10）を得た．CDDPによる腎機能悪化を考慮し非ステロイド性抗炎症薬（NSAIDs）の使用を控え，アセトアミノフェン2,400 mg/日を処方した．患者は外来通院中から，「先生，最期は痛くないようにしてくださいね」と強く希望していた．

X年11月，痛みの悪化を生じ緊急入院となった．痛みは腹部全体の持続的な痛みであったが，そのほかに腰背部の重苦しさを訴え，全体として「身の置き場がない」と表現した．

入院後，膵癌と肝転移，リンパ節転移の著明な増大と腹水貯留を認め，腫瘍増大とがん性腹膜炎による内臓痛と診断された．入院後，徐々に全身状態は悪化し日中も辻褄の合わない言動がみられるように

なった．高アンモニア血症(141 µg/dL)を認め，分枝鎖アミノ酸の投
与を行ったが，せん妄は改善しなかった．

　この時点で予測される予後は短め週の単位(1〜2週間)，経口摂取
は難しいと判断された．患者の妻は「いつも目を閉じたまま眉間にし
わを寄せてお腹をさすっています．痛いのかと聞くとうなずきます．
夜もずっとうなっていて苦しそうです」と話した．

　さて，この状況で，どのような痛みのマネジメントを考えるとよい
だろうか？

終末期の痛みのアセスメントには どのような注意点があるか？

　表1に，死が差し迫った時期における痛みのアセスメントとマネジメン
トのポイントを挙げる[1,2]．

表1 死が差し迫った時期における痛みのアセスメントとマネジメント

①痛みの存在を信じ，明らかにする
②痛みの程度や状況を多面的・総合的に評価する
③精神症状(せん妄)の合併が，痛みの認知と表出に影響することを理解する
④痛みが緩和されうることを保証し，家族の不安に対しても支援する
⑤可逆的な痛みの要因を見逃さず，迅速に除去する(尿閉など)
⑥急激な痛みの際は，腫瘍的緊急症(Oncologic Emergency)を鑑別する
⑦患者ごとに最適な薬物投与経路を選択する
⑧薬物吸収・代謝・排泄機能の低下による鎮痛薬の副作用発現に注意する
⑨非薬物アプローチやケアを重視し，患者の選好・個別性，家族の感情に配慮する
⑩処置による痛みの悪化が認められる場合，処置方法の変更や差し控えも検討する
⑪患者や家族のケアに携わる多職種スタッフでよく話し合い，情報や思いを共有する
⑫すべての患者がいのちの終わりに痛みを伴うわけではないことを理解する

〔Craig D, et al：Comfort Care for Patients Dying in the Hospital. N Engl J Med 373(26)：2549–
2561, 2015. National Institute for Health and Care Excellence：Care of dying adults in the last
days of life(NG31). 2015 をもとに作成〕

痛み　107

痛みの存在を信じ，明らかにする/
痛みの程度や状況を多面的・総合的に評価する

　痛みはがんやそのほかの終末期状態の患者に最も恐れられている症状であり[1]，入院中の患者の約40％は，亡くなる前3日間で中程度から高度の疼痛を経験している[3]．

　痛みの存在と程度を明らかにするためには，通常は患者に「痛みはありますか」「どの程度の痛みか教えていただけますか」などの問いかけと，NRS（Numerical Rating Scale）やVRS（Verbal Rating Scale）などの評価ツールを使用することが推奨されるが，死が近い患者や認知症を合併した患者では言語的な痛みの評価が困難な場合も多い．そのような場合は，眉間のしわなどの表情，身体の一部をさする動作，呻吟（声出し），筋緊張の程度などから多面的に痛みの評価を行う．付き添っている家族に「痛みでつらそうにみえますか」「夜は眠れているようですか」などと問うことも，痛みに関する情報の収集と，家族の不安や解釈について知ることができるため有用である．

精神症状（せん妄）の合併が，痛みの認知と表出に
影響することを理解する/痛みが緩和されうることを保証し，
家族の不安に対しても支援する

　痛みの認知や表出はさまざまな精神症状や心理的要因に影響される．特にせん妄は終末期に頻度が高く，痛みの評価を困難にするとともにそれ自体が大きな苦痛を伴う．せん妄の合併により痛みの評価が困難な場合，積極的にせん妄への対処を行うと結果的に痛みの緩和に有用なことがある．例えば，せん妄に対してハロペリドールなどの抗精神病薬を使用した後，それまで痛みの表現と思われていた発語，体動，眉間のしわ寄せが改善することもよく経験する．逆にせん妄の改善後に正常な痛みの表出がみられ，評価が可能になることもある．

　終末期の痛みのマネジメントには，付き添っている家族への説明や不安への対応も重要である．例えば家族は痛みを伴うせん妄の患者について，「これは痛み止めの薬のせいで眠っていて，おかしなことを言っているんですよね」などと解釈することも多い．

実際は鎮痛薬が単独で終末期せん妄の原因であることは少なく，全身状態の変化（臓器不全，感染，電解質異常，低酸素など）から生じるせん妄であることが多いが，患者の混乱に向き合う家族が，薬剤にその解釈を求めることは自然な傾向である．**医療者**はそのような家族の思いや不安に対し，いったんは否定せず受け止めるようにする．

そのうえで，「今は病気に伴う身体の変化の影響で脳自体がうまく働かず，痛みなどの不快な感覚を感じやすくなっています．まずは脳の疲れや興奮が落ち着くように薬を使ってみると，痛みに対してもよいかもしれません」というような説明を行うこともある．ただし，せん妄をあまり病理・神経精神的な合併症として強調しすぎず，死の経過における自然なものと説明することが有用との報告[4]もある．せん妄への対処の結果，患者と家族とのコミュニケーションの機会が減少する可能性もあり，家族の受け止め方を確認するなど，事前によく検討することが重要である．

可逆的な痛みの要因を見逃さず，迅速に除去する（尿閉など）／急激な痛みの際は，腫瘍的緊急症（Oncologic Emergency）を鑑別する

終末期の痛みのマネジメントにおいては，可逆的な病態の鑑別と予後予測が重要である．それまで安定していた患者に突然出現した痛みは，腫瘍的緊急症（Oncologic Emergency）の可能性がある．**痛みを伴う腫瘍的緊急症の代表としては，出血，消化管穿孔，脊髄圧迫，病的骨折，感染，脳脊髄圧亢進，痙攣，出血性膀胱炎などがある．**いずれの場合も病態の改善が可能かどうか，予測された経過の一部といえるか，予後から考えて処置は必要か，本人・家族からの事前指示はあるか，など医療チームで評価し，対応を考えていきたい．

死が1週間程度に迫っている時期であっても対応可能な痛みの原因も存在する．代表的なものとして，**尿閉による下腹部痛**や，**皮膚・筋骨格系の痛み（褥瘡，関節痛，筋疲労，有痛性筋攣縮など），免疫能低下による感染症（皮膚感染症，唾液腺炎，齲歯など），帯状疱疹，義歯不適合による口腔痛**などがある．これらの可逆的な痛みを見落とし，適切な対処を行わないことは，極力避けたい．愛する人と過ごす時間を痛みと不安に奪われる

ことは，患者と家族双方にとって取り返しのつかない喪失につながる．

終末期の痛みのマネジメントには
どのような注意点があるか？

　上述のアセスメントが重要であることは，がん以外の病態(心不全や慢性呼吸不全，神経筋疾患など)による痛みにも共通する．ただし非がん疾患の場合には，より病態の不可逆性の見積もりが難しい．心不全や呼吸不全などでは，病態を改善する治療が症状緩和にもつながりうるため，原疾患への対応も行いながら，状況に応じた終末期の痛みのマネジメントを行うことが重要である．

患者ごとに最適な薬物投与経路を選択する/ 薬物吸収・代謝・排泄機能の低下による鎮痛薬の副作用発現に注意する

　死が1週間程度に迫った時期は徐々に錠剤などの嚥下が困難になることが多い．この時期には，それまで定時内服していた徐放性オピオイド製剤や突出痛に使用していた速放性製剤を非経口投与に変更することが必要になるが，そのタイミングや経路は患者の選好や価値観にあわせて個別に検討したい．患者には，「なるべく口から薬を飲み続けたい」と希望する人もいる．また，点滴ルートによる拘束感や体動の制限が患者の苦痛となり，自立の低下，せん妄悪化の環境要因につながることもある．そのような場合には，経皮フェンタニル貼付剤やモルヒネ坐薬の定時投与も選択可能である．

　末梢静脈の確保や24時間の持続点滴が適さない場合には，オピオイド鎮痛薬の持続皮下注射(continuous subcutaneous infusion：CSCI)が有用である．CSCIのメリットとして①手技が簡便，②静脈路確保や24時間の持続点滴が不要，③0.05〜0.8 mL/ 時程度までの幅広い用量調節が可能，④持続点滴よりも薬液の交換頻度が少なくて済む，などがある．

　デメリットとしては①専用シリンジポンプの必要性，②浮腫や炎症，末梢循環不全のある場合に吸収が安定しない，③皮膚刺入部の硬結・発赤，などがある．あらかじめ中心静脈の皮下埋込み型ポートがある場合はポー

トからの鎮痛薬投与もよい選択である．鎮痛薬の投与経路として筋肉注射を指示することは，処置自体が痛みを伴うため原則的に推奨されない．

終末期には肝腎機能障害による薬物の代謝排泄の遅延が生じる．そのため，オピオイド鎮痛薬の活性代謝産物による傾眠やミオクローヌスなどの副作用が強く生じうる．ミオクローヌスは不随意な筋収縮によって快適さが妨げられ，体動による痛みの原因ともなる．透析患者を含む腎不全患者はオピオイドの神経毒性により，ミオクローヌスが生じやすい．肝不全患者も同様である．オピオイドを増量しても鎮痛困難な場合や，副作用が生じたときは，ほかのオピオイドへの変更を行うか専門家へのコンサルテーションを考慮する．経口モルヒネ換算 120 mg/日（経口オキシコドン80 mg/日）以上の高用量からのオピオイド変更にあたっては，専門家へのコンサルテーションが望ましい．NSAIDs やアセトアミノフェンも内服困難な際は中止もしくは非経口投与(坐薬または静注製剤)への切り替えを検討する．

死を前にした患者のすべてが，鎮痛薬の定時投与を必要とするわけではない．穏やかな傾眠の先に自然な死が予測される場合は，それまで使用していた鎮痛薬を徐々に減量し中止することも検討可能である．ただし原則として鎮痛薬は痛みの悪化に備え，副作用が出ない程度に継続することが望ましい．また，鎮静を意図してオピオイド鎮痛薬を開始すべきではない．オピオイドには良好な鎮静作用はなく，副作用により患者への悪影響が危惧される〔本章「鎮静」(144 ページ)参照〕．この時期の痛みの治療において重要なことは，痛みの強さに応じた適切な種類，投与量の鎮痛薬が可能な範囲で患者の選好にあわせて選択され，迅速に投与されることである[2]．

非薬物アプローチやケアを重視し，患者の選好・個別性，家族の感情に配慮する

薬剤による介入は時に意識を低下させ投与経路を複雑にするが，患者にあわせた非薬物アプローチやケアは終末期の痛みの緩和において常に有用である．

具体的には痛みがある部位を温めたり(逆に冷罨法が有用な場合もある)

痛み　111

さすったりすることが多くの痛みに有用である。また親しみやすい環境整備や，好きな音楽を聴くこと，アロマセラピーなどの嗜好にあわせたリラクセーションを検討する。

麻痺や筋力低下により動かすことができない関節の重苦しさに対しては，他動的な屈伸運動が拘縮の予防と不快な感覚の緩和にもつながる。浮腫に対する徒手ドレナージや軽い圧迫は，浮腫自体の著明な改善をもたらすことは難しいが，症状を緩和し悪化を予防することができる。

患者本人や家族がそれまで痛みに対処してきた行動を評価し，それをケアに取り入れることも非常に有用である。 リハビリテーションスタッフの協力を得て，痛みの少ない姿勢や動作をとれるよう環境を整えたり，関節の不安定性により生じる痛みに対し，クッションや装具を工夫して支えたりすることで，痛みが軽減することもある。

自力で寝返りがうてない患者には，自らの体圧による苦痛が生じ，時に身体の下にある寝衣の乱れやシーツの「しわ」すらも不快につながる。このような場合，身体の下に介護者が上腕を差し入れ（摩擦抵抗を軽減できるスリーブや，ビニールなどを簡易的に用いてもよい）マットレスを下に押し下げるなどして一時的な除圧を図る（「背抜き」とも呼ばれる）ことも有用である。シーツのしわをきれいに整えただけで苦痛の表出がおさまり，穏やかに休めることもある。これらの方策は医療者だけでなく，愛する人の苦痛を和らげたいと考える付き添いの家族にも可能なケアである。家族の不安の強いなかでの介護をねぎらいつつ，抵抗なく参加・実施できるケアを提案していくことは，家族のつらさの軽減につながる。医療者からも，「ご家族の付き添いで痛みが和らいでいるようですよ」と伝えたり，「このようになさると，心地よく感じられますよ」と提案することは，介護者でもある家族の不安軽減や自信向上になる。

一方で患者本人の「お世話されている」負担感から生じるスピリチュアルペインや，家族と本人の距離感にも十分な配慮が必要である。過剰なケアの押しつけにならないよう，患者と家族の物語を尊重した対応をとることが重要である。

処置による痛みの悪化が認められる場合，処置方法の変更や差し控えも検討する/患者や家族のケアに携わる多職種スタッフでよく話し合い，情報や思いを共有する

　短い期間に死が避けられない状況と判断されたとき，それまでのケアや医療行為が目標としていた快適さをもたらさず，逆に苦痛につながることもある．例えば，体位変換による皮膚ケアや気管吸引による気道浄化は死が近い時期においては十分な効果が期待できず，処置自体が患者や家族を悩ませることがある．

　死が近い患者では，「快適さ」を最大限に優先し，処置を差し控えることが苦痛の緩和になりうる．しかし，例えば体位変換を差し控えれば体動による苦痛は緩和されるが，それまで優先してきた皮膚のケアや褥瘡の予防は困難になり，別の苦痛が悪化するのではないかという懸念もある．

　それらの方向性を決めるにあたっては，ケアにかかわってきた多職種のチームで検討することが重要である．**話し合いのポイントは，患者の快適さと苦痛からの解放が優先される状況に，ケアの目的が一致しているかである．**病状評価と予後予測のほか，患者・家族の個別性を踏まえた倫理的な検討を行う．

　そのプロセスにおいては，医師だけでなく，看護，介護，リハビリテーション，ソーシャルワークなどの多職種スタッフの意見を尊重した選択をするべきである．患者や家族の生活や感情，症状をよく知るスタッフを信頼し，医師も交えて積極的にカンファレンスをもつことで，患者の全体像を把握し総合的な判断をする助けになる．

　また，それまで心を込めてケアに携わってきたスタッフにとっては，それぞれの情報や思いのすり合わせなしに急に医療チームの目標が変更・終了されることは大きな喪失であり，不全感につながる．それは「スタッフの痛み（staff pain）」であると近代ホスピスの創始者の一人であるシシリー・ソンダース（Cicely Saunders）医師は自著のなかで述べている[5]．

　痛みのアセスメントからマネジメント，ケアの目標設定や変更など，すべての過程においてチームアプローチが重要である．医師は，多職種間の良好なコミュニケーションを促し，同時にチームのメンバーであり続ける必要がある．

すべての患者がいのちの終わりに痛みを伴うわけではないことを理解する

すべての患者が痛みを抱えて苦しみながら去っていくわけではなく，すべての痛みを排除することが適切でないこともまた事実である．死の過程は生誕と同じく，医療が介入する余地はあるものの，基本的に自然な生の過程として尊重されると考えられる．

医師は，死の過程で起こりうる激しい苦痛に対して適切に備える一方で，自然な経過のなかで尊厳をもって見守ることを患者に保証することもできる．また，目の前で身体的苦痛に耐えている患者にも，もし自然な経過を望むならば多くの医療処置を行わず，その患者の力を信じて寄り添う態度も重要である．すべての人に等しく訪れる死と死の過程について，立ち会う医師は患者の慎ましい同伴者である．敬意と慈愛をもっていのちの終わりに臨みたい．

本症例にどう対応したか

痛みの原因である膵癌・がん性腹膜炎と肝転移の増大が著明であり，鎮痛薬の経口内服が困難と考えられた．家族の不安に対して支持的な傾聴を行いつつ，現在の優先事項が終末期の痛みの緩和であることを確認した．「痛みを和らげるための薬剤を使用しながら，一緒にできるケアや工夫を考えていきましょう」と伝えたところ，積極的な痛みの緩和を希望された．

それまで経口内服していたオキシコドンを持続皮下注射(オキファスト®注)に切り替えた．切り替えにあたっては換算表を参考にし，さらに傾眠や肝予備能低下をふまえ，少量からの開始(経口 120 mg/日⇔非経口 90 mg/日，実際には 60 mg/日)とした．また，肝不全に伴うせん妄が痛みに関与していると考え，ハロペリドール(セレネース®)2.5 mg(0.5 A)＋生理食塩水 50 mL 点滴を眠前に追加したところ，翌日から徐々に痛みの表出が軽減し，夜間も休めるようになった．痛みが落ち着くと患者は短いながらも家族との会話を楽しみ，気がかりについて伝え，今後のことを託すなど，よい時間をもつことができた．家族は本人の痛みにあわせて鎮痛薬の臨時使用を依頼したり，四肢のマッサージを行うなどケアに参加して

過ごされた.

　入院2週間目に急激な痛みの悪化とともに大量の下血があり，同日夕に永眠された．妻は動揺しつつも「よく頑張ったね，やっと痛みがなくなったね」と患者に声をかけ，号泣しながら担当看護師に感情を表出された．

　後日病棟で行った振り返りでは，担当看護師から患者の身体的な痛みが十分に緩和できなかったのではないかという反省の一方で，痛みが緩和した折にみられた患者と家族の交流などのエピソードが語られた．ほかのスタッフからは，担当看護師を中心とした病棟チームが，常に患者と家族の痛みに向き合い対処を考えてきたこと，急変に際しても家族の思いを受け止めようとしたことが語られ，それらの姿勢が患者・家族の支えになっていたのではないか，とケアを評価する言葉が聞かれた．

Clinical Pearls

- 死が近づいたときの痛みは言語表現だけでなく多面的・総合的に評価する．
- 可逆的な痛みの要因を見逃さず可能な対応を検討する．
- 精神症状は痛みの認知と表出にも関与するため，痛みと同時にせん妄や不眠への対処も行うとよい．
- 非薬物アプローチや本人・家族なりの対処法を重視し，「痛みに対処できる方法」を共有するとよい．
- 家族やスタッフの痛みにも配慮し，情報や思いの共有がチームで促進されるよう働きかける．

文献

1) Craig D, et al：Comfort Care for Patients Dying in the Hospital. N Engl J Med 373 （26）：2549-2561, 2015.〈病院で死を迎える患者に対する症状緩和のエッセンス．一般医師に伝えることを目的とした系統的レビュー〉
2) National Institute for Health and Care Excellence：Care of dying adults in the last days of life（NG31）. 2015.〈英国で専門家でない医療従事者や地域コミュニティに向けて推奨される，死にゆく人への快適ケア〉
3) Connors AF Jr, et al：A controlled trial to improve care for seriously ill hospitalized

痛み　115

patients. The study to understand prognoses and preferences for outcomes and risks of treatments(SUPPORT). The SUPPORT Principal Investigators. JAMA 274(20)：1591-1598, 1995.〈米国の5つの教育病院に入院した，死が近い患者9,105人について，問題と介入可能性を検討した観察＋介入研究〉

4) Wright DK, et al：Delirium as letting go：An ethnographic analysis of hospice care and family moral experience. Palliat Med 29(10)：959-966, 2015.〈死を前にして生じたせん妄が，看取った家族にとってどのような意味をもつかを調査した民俗誌学的研究〉

5) Saunders C, et al：Living with Dying. A Guide to Palliative Care, 3rd ed. Oxford University Press, 1995.〈緩和ケアを専門としない医療者に向けて書かれた，死を前にした患者ケアの基本．ポケット版を好む人にもお勧め〉

（神谷浩平）

死の1週間前に起こる症状とその対応

呼吸困難

Case

患者 75歳男性.

現病歴 肺扁平上皮癌,間質性肺炎の患者.X年3月に呼吸困難で発症.近医を受診し,肺扁平上皮癌cT3N1M0と診断され根治術が施行された.術後の補助化学療法は行われなかった.同年11月のフォローアップCTにて縦隔リンパ節再発,多発骨転移が判明した.全身状態は良好で,身のまわりのことや外出は一人でできていた.化学療法を行うも,徐々に病状が進行し,身のまわりの動作を行うにも"息苦しさ"を感じるようになった.また,左胸背部の痛みに対し,NSAIDsおよびオキシコンチン® 10 mg/日投与されていた.

さて,この患者の呼吸困難をどのように評価し,マネジメントするのがよいだろうか?

亡くなる1週間前頃にみられる呼吸困難に対する評価

終末期の呼吸困難

終末期の呼吸困難は患者のQOL低下を引き起こす複雑な問題で,不安や不眠,倦怠感とともに生じる[1].最後の2週間で39%に呼吸困難を認めると報告されているが,報告により幅がある[1].死期が近づくにつれて呼吸

困難の頻度は増加し，呼吸困難を認める場合，平均生存期間は 30 日間という報告もある[1]．

　呼吸困難は主観的な症状である．患者は呼吸困難を「息苦しい」「息が切れる」「息ができない」「窒息する感じ」などと訴えることがある．呼吸困難にはさまざまな定義があるが，「質的にはっきりとした感覚からなり，その強さが変化する，主観的な呼吸困難感の体験」という American Thoracic Society（ATS）による定義が用いられることが多い[2]．

呼吸困難のリスク

　がん患者では，非がん患者と比べて呼吸困難を起こしやすい[1]．がんの原発部位に関しては，食道癌，肺癌，乳癌，頭頸部癌で多く，脳腫瘍および食道癌を除く消化器系の癌では少ない[1]．また，肺転移のある症例では呼吸困難の発症リスクが高い[1]．肺転移をきたしやすいがんには乳癌，大腸癌，皮膚癌などがある．

　悪液質や筋萎縮，倦怠感は，終末期の呼吸困難の発症に寄与している可能性がある．

呼吸困難の評価法

　呼吸困難はその重症度のみならず，苦痛の頻度，機能的影響，心理的・社会的・スピリチュアルな健康に対する影響を評価する必要がある．

　呼吸困難の評価法としては，さまざまな評価尺度が用いられている[3]．

　一次元スケールとしては，Numerical Rating Scale（NRS），修正 Borg スケールが知られている[3]．NRS は，0 を全くない，10 を最大とした 11 段階の尺度で，呼吸困難の強さをみるための尺度である．修正 Borg スケールは，垂直に引かれた線上を 0〜10 まで分類し，アンカーとなるポイントには，その状態を示す用語が記載され，呼吸努力を評価するために開発されたツールで，検査間の再現性が高く，電話でも聴取可能である[3]．

　息切れに特異的なスケールには，さまざまなものがあるが，疾患によって妥当性が証明されているものが異なる[3]．

● Feinstein Index of Dyspnoea：慢性心不全患者に対して妥当性が証明されている

- Cancer Dyspnoea Scale（CDS）：がん患者に対して妥当性が証明されている
- 修正 MRC 呼吸困難スケール：慢性閉塞性肺疾患（COPD）患者に対して妥当性が証明されている

　CDS は本邦で開発され，呼吸努力感，呼吸不快感，呼吸不安感に関する合計 12 項目の質問からなり，2 分ほどで調査できる．息切れに特異的なスケールは，疾患特異的呼吸困難スケールよりも短時間かつ簡便に使用できる[3]．

　疾患特異的呼吸困難スケールは数多く存在し，感情，精神機能，自制，コーピングスキル，心配事，抑うつ，不安，身体症状，身体活動，日常生活への影響，セルフケア，家事，娯楽，社会活動とその限界，性機能，環境刺激，治療満足度，生活の質といった幅広い領域にわたる患者の状態を評価できる[3]．なかでも，Chronic Respiratory Disease Questionnaire（CRQ）が，慢性呼吸器疾患患者において最もよく用いられている[3]．CRQ は患者の観点からみた呼吸困難および生活の質に対する影響に焦点をおき，日常生活動作を行うことにより自覚する呼吸困難を 7 段階で評価する．20 分ほど調査に時間を要するのが欠点である．疾患特異的呼吸困難スケールのうち多くは，呼吸リハビリテーションや気管支拡張薬の治療効果を COPD 患者で評価するために開発されたものであり，がん患者を対象とした妥当性検証はなされていない[3]．

　CDS は緩和ケア現場で妥当性が証明されているが，がん患者においてしか評価されていない[3]．

　まとめると，簡便に評価するうえでは，NRS や修正 Borg スケールなど一次元スケールを用い，QOL を含めた評価を行ううえでは息切れに特異的なスケールや CRQ など複数のスケールを組み合わせて用いてみるのがよいと考える．

亡くなる 1 週間前頃にみられる
呼吸困難に対するマネジメント

　呼吸困難のマネジメントとしては，疾患に対する治療と呼吸困難そのもの

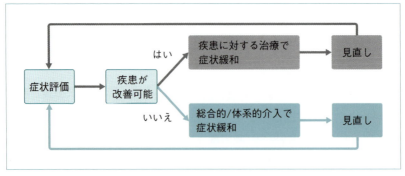

図1 生物心理社会学的呼吸困難マネジメントモデル
〔Kamal AH, et al：Dyspnea review for the palliative care professional：treatment goals and therapeutic options. J Palliat Med 15(1)：106-114, 2012 より〕

の症状緩和を並行する，生物心理社会学的呼吸困難マネジメントモデルが提案されている 図1[4]．亡くなる1週間前頃には，症状に対するマネジメントが中心となる．

非薬物的マネジメント

扇風機で風を顔に当てることにより呼吸困難が改善する．また，胸壁をタッピングで振動させることで，気道分泌物を喀出できない患者の呼吸困難の改善に役立つ．

オピオイド

モルヒネの全身投与は進行期肺癌や COPD 患者，終末期がん患者において呼吸困難を緩和することが明らかとなっている[5,6]．症状が軽いうちは間欠投与によりその効果を試してもよいが，症状が強い場合ははじめから持続投与を行うことが望ましい．オピオイドをネブライザー投与しても全身投与と比較して有益ではないため，モルヒネの吸入投与は行わない[6]．

オピオイド投与に伴い，悪心・嘔吐や便秘，傾眠のリスクが増加することは，肝に銘じておくべきである[5,6]．

> オプソ®(5 mg)1 包頓用あるいは徐放製剤(MS コンチン®錠 10 mg)10〜20 mg/日で開始，適宜増量(MS コンチン®錠を用いる場合は 10 mg 12 時間ごと投与)
> モルヒネ塩酸塩注(10 mg/1 mL)5 A＋生理食塩水 45 mL/合計 50 mL として 2 mL(2 mg)を静注または皮下注あるいは 0.2 mL/時(0.2 mg/時＝4.8 mg/日)より持続静注/持続皮下注を開始し適宜増量

ベンゾジアゼピン

ベンゾジアゼピンをオピオイドに追加すると呼吸困難の緩和に有用であるとされている[7,8]．

> セルシン®(2 mg)1 錠を 1 日 2〜4 回投与

気管支拡張薬

長時間作用性 β_2 刺激薬は，COPD 患者の呼吸困難の緩和には有用である[5]．

> スピリーバ®吸入用カプセル(18 μg)1 吸入 1 日 1 回
> あるいは
> オンブレス®吸入用カプセル(150 μg)1 吸入 1 日 1 回

利尿薬[4]

末期心不全やがん性リンパ管症の患者において有用な可能性がある．

副腎皮質ステロイド

COPD 急性増悪や腫瘍関連上大静脈症候群，腫瘍関連上気道閉塞，放射線肺臓炎，化学療法による肺臓炎，がん性リンパ管症においては有益な可能性がある．

呼吸困難

酸素投与

低酸素血症のある患者においては，血中酸素飽和度や呼吸困難を改善することが証明されている[5, 9, 10]．低酸素血症のない患者において酸素投与の有益性を報告した研究はない．

がん患者において，高流量鼻カニューレ酸素療法（high flow nasal cannula oxgen：HFNC）が呼吸困難を改善するという報告もあり，低酸素血症のある呼吸困難を有するがん患者に対してHFNCを試みてもよい[11]．

非侵襲的陽圧換気療法（NPPV）

NPPVが，酸素投与と比べて終末期がんや急性呼吸不全患者の呼吸困難をより早く緩和するという無作為化試験もあるが，高CO_2血症を伴わないサブグループでは呼吸困難の改善を認めなかった[12]．実際には，動作音が大きく不快感を伴うため，高CO_2血症を伴う患者に対して，適切なモニタリングを行うことができ，かつ機器管理に習熟している体制下でのみ実施するべきである[13]．

亡くなる前の緩和的鎮静

重度の終末期呼吸困難の場合には，緩和的鎮静を考慮する．緩和的鎮静の要件として，まずは，苦痛緩和のために相応の薬物，投与量，投与方法が選択されている必要がある[14]．次に，患者の明確な意思表示がある，あるいは意思決定能力が患者にない場合には患者の価値観や以前の意向に基づいて，患者が鎮静を希望することが推測できることが望ましい[14]．耐え難い苦痛があり，ほかに苦痛緩和の方法がなく，数日から2〜3週間以内に死亡が予測される場合には，鎮静が相対的に最善と判断される[14]．鎮静で予後が短くなることはないことが報告されており，そのことを家族と医療スタッフに伝えるとよい．鎮静を開始すると意識レベルが低下し，精神活動やコミュニケーション，食事ができなくなる可能性があることや，興奮や鎮静の効果が不十分となる可能性，一般的には予後を短くしないが，深い鎮静により鎮静中に死にいたる可能性があることを患者および家族に説明する[14]．

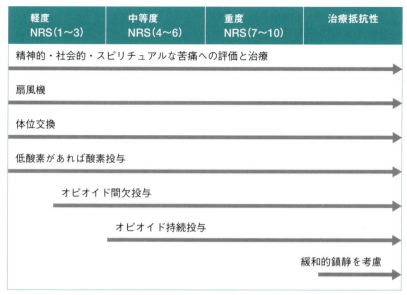

図2 呼吸困難の程度に応じて行う総合的マネジメント

　鎮静薬としては，短期作用性のベンゾジアゼピンであるミダゾラム（ドルミカム®）を用いるのが一般的である[14]．静脈注射，皮下注射，どちらの経路からも投与が可能である．間欠的鎮静の場合は，ミダゾラム 10 mg を生理食塩水 100 mL に溶解し，患者の状態を観察しながら投与量を調整する．一般的に持続的鎮静の場合には，ミダゾラム 0.2〜1 mg/時にて持続皮下・静注で開始する．緩和的鎮静開始後には，苦痛や意識レベル，有害事象の評価を行い，投与量を調整する．また，家族やスタッフに対するケアを行う[14]．
　最後に，呼吸困難の程度に応じて行う総合的マネジメントを 図2 に示す．

本症例にどう対応したか

　本ケースは，肺癌患者で呼吸困難リスクは高いものと判断した．受診時，NRS 8/10 の呼吸困難を認めた．CDS は 43/48 点であった．CRQ は時間がかかるため評価できなかった．室内換気下で SpO_2 86％，呼吸数

36回/分, 左下肺野に肺雑音を聴取した. 胸部X線上では, 両下肺野に浸潤影を認め, 心不全の合併と考え利尿薬を投与したところ, 安静時SpO₂ 93％に改善した. しかし, 更衣や入浴, 会話時にSpO₂ 86％と低酸素血症を認めた. 胸部X線上では, 陰影の改善を認めず, CTを撮影したところ原発巣の拡大およびがん性リンパ管症を認めた.

呼吸困難に対して, 扇風機による空気の流れの確保とタッピングを用いた喀痰ドレナージを主とした非薬物的介入を行った. また, オピオイドをMSコンチン®40 mg/日とオプソ®5 mgレスキュー投与に変更したところ, NRSは4/10, CDSは22/48点となった. 第15病日, NRS 10/10の呼吸困難となった. 本人も家族も鎮静を望んでおり, 鎮静で予後が短くなることはないこと, 鎮静の副作用について家族に説明し, ミダゾラム持続投与による鎮静を開始することとなった. ミダゾラム(10 mg)3 A＋生理食塩水24 mLで合計30 mL(ミダゾラム1 mg/mL)とし, 0.5 mL/時より持続静注を開始した. Richmond Agitation-Sedation Scale(RASS)－1(傾眠状態)で鎮静を調整し, 呼吸困難を訴えることなく経過した. 第20病日, 家族に見守られて永眠された.

Clinical Pearls

- 呼吸困難に有効性が示されているのは, 酸素投与とモルヒネ全身投与, COPD患者に対する気管支拡張薬である.
- 耐え難い呼吸困難, 治療抵抗性, 予後が2〜3週間以内の場合には緩和的鎮静を考慮する.

文献

1) Guirimand F, et al：Sequential occurrence of dyspnea at the end of life in palliative care, according to the underlying cancer. Cancer Med 4(4)：532-539, 2015.〈がん患者における終末期の呼吸困難が, がんの種類や時期によりどのように生じるかについて示されている〉

2) Paula M, et al：Dyspnea. Mechanisms, assessment, and management：a consensus statement. American Thoracic Society. Am J Respir Crit Care Med 159(1)：321-340, 1999.〈呼吸困難の評価とマネジメントに関する米国胸部疾患学会のコンセンサスステートメント〉

3) Bausewein C, et al：Measurement of breathlessness in advanced disease：a systematic review. Respir Med 101(3)：399-410, 2007. 〈がん患者における終末期の呼吸困難の評価法について示されている〉

4) Kamal AH, et al：Dyspnea review for the palliative care professional：treatment goals and therapeutic options. J Palliat Med 15(1)：106-114, 2012. 〈緩和ケアにおける終末期の呼吸困難のマネジメント法について示されている〉

5) Qaseem A, et al：Evidence-based interventions to improve the palliative care of pain, dyspnea, and depression at the end of life：a clinical practice guideline from the American College of Physicians. Ann Intern Med 148(2)：141-146, 2008. 〈終末期の呼吸困難に関する米国内科医会によるガイドライン〉

6) Barnes H, et al：Opioids for the palliation of refractory breathlessness in adults with advanced disease and terminal illness. Cochrane Database Syst Rev 3：CD011008, 2016. 〈終末期患者における呼吸困難の緩和目的でのオピオイド使用に関するコクランレビュー〉

7) Navigante AH, et al：Midazolam as adjunct therapy to morphine in the alleviation of severe dyspnea perception in patients with advanced cancer. J Pain Symptom Manage 31(1)：38-47, 2006. 〈モルヒネにミダゾラムを追加することで呼吸困難をコントロールしやすくなることが示されている〉

8) Gomutbutra P, et al：Management of moderate-to-severe dyspnea in hospitalized patients receiving palliative care. J Pain Symptom Manage 45(5)：885-891, 2013. 〈緩和ケア病棟患者の呼吸困難のマネジメント法について示されている〉

9) Philip J, et al：A randomized, double-blind, crossover trial of the effect of oxygen on dyspnea in patients with advanced cancer. J Pain Symptom Manage 32(6)：541-550, 2006. 〈緩和ケアにおける終末期の呼吸困難のマネジメント法について示されている〉

10) Bruera E, et al：Effects of oxygen on dyspnoea in hypoxaemic terminal-cancer patients. Lancet 342(8862)：13-14, 1993. 〈緩和ケアにおける呼吸困難の緩和において、酸素投与は空気投与と同様の有効性であったことが示されている〉

11) Hui D, et al：High-flow oxygen and bilevel positive airway pressure for persistent dyspnea in patients with advanced cancer：a phase II randomized trial. J Pain Symptom Manage 46(4)：463-473, 2013. 〈終末期がん患者における呼吸困難の緩和において、BiPAP と HFNC の有効性について示されている〉

12) Nava S, et al：Palliative use of non-invasive ventilation in end-of-life patients with solid tumours：a randomised feasibility trial. Lancet Oncol 14(3)：219-227, 2013. 〈終末期がん患者の呼吸困難の緩和における非侵襲的換気法(NIV)の有効性について示されている〉

13) 日本緩和医療学会 緩和医療ガイドライン作成委員会(編)：がん患者の呼吸器症状の緩和に関するガイドライン 2016 年版. 金原出版, 2016. 〈がん患者における呼吸困難に関する日本緩和医療学会によるガイドライン〉

14) 日本緩和医療学会 緩和医療ガイドライン作成委員会(編)：苦痛緩和のための鎮静に関するガイドライン 2010 年版. 金原出版, 2010. 〈がん患者における鎮静に関する日本緩和医療学会によるガイドライン〉

(石丸直人)

死の1週間前に起こる症状とその対応

せん妄

Case

患者 72歳女性.

現病歴 腎細胞癌,肝転移,腹膜転移あり.再発腎細胞癌に対しての2nd line化学療法としてソラフェニブ(ネクサバール®)を施行するため入院した.入院2週間後には肝転移の増大による急速な肝不全の進行と,がん性腹膜炎の増悪により倦怠感が強く,化学療法の継続が困難な状況になってきた.入院4週間後,主治医は,肝不全の進行と,腫瘍増大から化学療法の継続は困難と判断し,さらに予後が1〜2週間であると判断した.

疼痛に対しては緩和ケアチームから塩酸モルヒネ120 mg/日内服が処方されており,日中ウトウトしている状況だった.数日前から,食事量が極端に減少し数口の食事と水分摂取のみ可能となった.自分でトイレに行けず,リハビリテーションを促すものの,「つらい,しんどい…もう終わりにしたい」などと話すようになった.日中はほとんど寝ていて,表情の変化がほとんどない.夜間は急に覚醒して「仕事に行かなければ…」などと話し,またウトウトしてしまうという状況が続いた.面会に来ている夫は,「なんとかもう少し話ができるようにすることはできないのでしょうか」と心配している.

さて,この状況をどのようにアセスメントし,今後どのように対応したらよいだろうか.

終末期せん妄のアセスメントについて

低活動型せん妄を見逃さないための重要ポイント
- 意識の問題,知能の問題,気分の問題,適応の問題の順番に評価する 図1 [1].
- せん妄の中核症状である注意障害を見逃さない.
- せん妄は,認知症やうつ病と混同しやすいことを意識する.

身体症状の存在が背景にあるせん妄
■ 認知症やうつ病と混同しやすいことを意識する

「精神症状」と「精神疾患」にはいくつもの組み合わせが存在し,不眠という症状でいえば不眠を呈さない精神疾患などほとんどないに等しい.そこで,症状からの病態の鑑別にはある一定の手順を踏むことがきわめて重要となる.

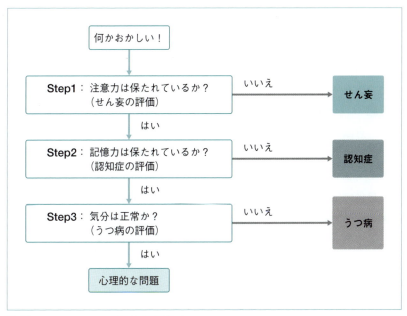

図1 アセスメントで重要な評価順序
〔上村恵一:がん患者の精神症状 アセスメントの現状と課題.上村恵一,他(編):がん患者の精神症状はこう診る 向精神薬はこう使う,p6,じほう,2015より一部改変〕

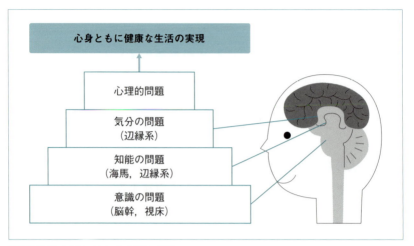

図2 精神症状と対応する脳の構造
〔上村恵一：がん患者の精神症状　アセスメントの現状と課題．上村恵一，他（編）：がん患者の精神症状はこう診る　向精神薬はこう使う．p4，じほう，2015 より一部改変〕

図2¹⁾に示すように，精神症状を呈する背景にある病態生理は「意識の問題」「知能の問題」「気分の問題」「心理的問題」とさまざまである．それぞれを司る脳の部位も異なっている．冒頭のケースはまさに鑑別に苦慮する例である．

図3¹⁾に示すように，せん妄，認知症，うつ病の3つの病態鑑別においては，意識の問題を最初に見極めることが最も重要な点である．人のすべての脳機能のなかで「意識が脳全体の働きを制御する最も重要な機能」であるためである．次に認知機能，とりわけ知能の問題を評価する必要がある．最後に気分の問題と，適応の問題などの心理的要因について見分けることが肝要である．意識，知能の問題は脳の機能のなかではことさらに上位に位置づけられている機能であるため，そこが障害されているせん妄においては，それより下位のすべての脳機能が障害されていても何ら不思議ではない．

■ せん妄によくみられる症状

せん妄というと，興奮，拒否，不眠などケアに苦慮する症状がまずイメージされるが，進行がん患者のせん妄においては睡眠-覚醒リズム障害

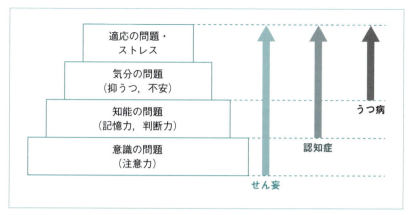

図3 問題の階層と主要な病態の対応
〔上村恵一：がん患者の精神症状　アセスメントの現状と課題．上村恵一，他(編)：がん患者の精神症状はこう診る　向精神薬はこう使う．p5，じほう，2015 より一部改変〕

と注意力低下が97％に起こることから，これらの症状は必発と考える．さまざまな症状がせん妄によって出現するが，幻覚妄想・見当識障害の頻度は必ずしも高くはない．「今まで睡眠障害がなかった人が眠れなくなり，注意が散漫になった」というのが最も大切な症状への気付きである．ほかの症状の出現頻度では短期記憶障害88％，見当識障害76％，多動・寡動62％，情動不安定53％，幻覚50％であると報告されている[2]．

せん妄となった患者とその家族に対して，せん妄から回復直後に，せん妄体験を思い出してもらい，苦痛の程度を調査した研究がある．これによると，54〜74％の患者がせん妄を想起可能だったが，本人にとっても，介護に当たる家族にとっても強い苦痛があり，それは過活動型でも低活動型でも同様だった[3]．

■ **注意障害を見逃さない**

興奮が強く，幻覚もあり，不眠が目立つ症例はまず見逃されることはない．せん妄の見逃しを減らし介入しようとするためには，軽度でも注意力の低下を見抜くことが大切である．それは同時に本来もっているその人の脳機能が相対的に低下していることをつかむことにつながる．具体的には，入院する前にはなかったような人物の誤認，言い間違いなどである．

表1 注意力の検出をより正確に

- 数字の順唱（覚醒水準と近時記憶）
  - ・6桁以上：正常
  - ・4〜5桁：ボーダーライン
  - ・3桁：異常
- 数字の逆唱
  - ・順唱より3桁以上少ない
  - ・若年だと3桁で異常

特に，簡単な「はい」「いいえ」などで終わる短い会話ではわからなくても，経過のある比較的長い話をしていると途中から辻褄が合わなくなるといった所見は，集中力の低下を示唆する．普段は間違わなかったトイレの場所や自室を間違う，食事をしていて食べこぼしが多くなる，すぐに物を落とす，日常的に使用していた歯ブラシ，髭剃り，ドライヤーなどの使用方法がわからなくなるなどの変化は注意力低下の所見として重要である．

さらに **表1** に示したように，軽い注意障害を検出するには患者の尊厳に配慮しながら，数字の順唱と逆唱を行うことが有用な場合がある．会話をしていても気が付かなかった注意障害を検出することができる．

■ せん妄の回復可能性を評価する

終末期に近ければ近いほど，せん妄の回復可能性を評価することが最も重要である．終末期のせん妄における回復可能性は研究によって異なるが20〜40％程度であると推測される **表2** ．進行終末期のがん患者にせん妄が生じた場合は，複数の要因が原因となっていることが多い．本邦における緩和ケア病棟での観察研究において，せん妄の回復率は，その原因がオピオイドを主とする薬物で37％，高カルシウム血症で38％であったが，感染症では12％，肝不全などその他の原因では10％以下であった[4]．つまり，終末期であっても回復する可能性のあるせん妄の要因として，高カルシウム血症，薬物（オピオイドなど）を除外することは，終末期せん妄を判断する際に重要である．

表2 終末期のせん妄の回復可能性

調査報告論文	対象数	回復率
Lawlor PG, et al：Occurrence, causes, and outcome of delirium in patients with advanced cancer：a prospective study. Arch Intern Med 160(6)：786-794, 2000.	94	49%
Bruera E, et al：Cognitive failure in patients with terminal cancer：a prospective study. J Pain Symptom Manage 7(4)：192-195, 1992.	66	33%
Pereira J, et al：The frequency and clinical course of cognitive impairment in patients with terminal cancer. Cancer 79(4)：835-842, 1997.	87	29%
Morita T, et al：Underlying pathologies and their associations with clinical features in terminal delirium of cancer patients. J Pain Symptom Manage 22(6)：997-1006, 2001.	245	20%

終末期せん妄のマネジメントについて

薬物療法による介入をし過ぎないための重要ポイント

- せん妄の回復可能性を十分に検討する.
- せん妄を生じることで患者と家族にどのような不利益があるかをアセスメントする.
- 生活環境への介入は必ず行うが, 薬物療法は慎重に行う. 終末期に生じるのはほぼ全例が低活動型せん妄であり, 現時点で低活動型せん妄の治療選択肢として推奨される薬剤はない. 薬物療法の効果判定は数日で行い, 無効と判断した場合は中止する[5].
- 終末期に生じたせん妄が治療抵抗性であり, 耐え難い苦痛と判断された場合は鎮静の適応を判断する.

原因と推定された要因について介入できるか検討する

　終末期にせん妄が生じ回復可能性ありと推定された場合, その要因が治療可能であるか, また想定された治療が行われた場合の利益と不利益(有害事象や治療に伴う負担など)のバランスを医療チームで総合的に評価することが重要である[6]. なお, 死亡前24〜48時間に出現するせん妄は不可逆的であることが多い.

せん妄　**131**

表3 せん妄回復可能性とケアのゴール

	回復可能性が高い	回復可能性が低い
典型的な原因	薬物, 高カルシウム血症	低酸素血症, 臓器不全
ケアのゴール	せん妄からの回復	せん妄症状の緩和
薬物療法	抗精神病薬を主	抗精神病薬にベンゾジアゼピン併用
ケアの内容	・見当識障害の回復 ・生活リズムの補正 ・家族へのケア	・不穏症状の緩和 ・睡眠確保 ・家族へのケア

終末期せん妄の位置づけと鎮静の判断

　終末期せん妄は, terminal delirium の和訳であり, 緩和医療において習慣的に用いられている用語である. ほかのレビューなどを参考にすれば, 「死亡前24～48時間の状態で腎不全を含む不可逆的な多臓器不全の状態や, 不可逆的な代謝性障害を生じ全身状態の改善が困難となった結果, 改善の見込みのなくなったせん妄」を指すと考えられる.

　回復可能性が低いと判断された場合は, 「せん妄の回復」という視点から「せん妄症状の緩和」という視点に切り替え, 薬物療法ではベンゾジアゼピンを併用する(単独ではせん妄の増悪をきたしてしまうため抗精神病薬と併用することが望ましい)ことが重要である **表3**.

　終末期せん妄が見逃されていることが, がん患者に苦痛を強いているケースがあるならば, 人生の終焉である終末期に苦痛を強いている可能性がある. そのため終末期せん妄の評価は極めて重要と思われる. 実際に鎮静の開始となる耐え難い苦痛であり治療抵抗性である症状のなかで最も多いのがせん妄である **図4**[7]. しかし, 終末期せん妄であると判断されたからといってすぐに鎮静を行うべきではない. 鎮静は, 緩和困難な苦痛に対する専門的治療の1つであり, 高度な医学的・倫理学的判断が求められる. それは精神科・心療内科医, 緩和ケア医, がん治療医単独の判断で行われるべきではないし, 家族の判断に委ねるべきでもない. 実際の鎮静判断と鎮静方法は日本緩和医療学会『苦痛緩和のための鎮静に関するガイドライン』(145ページ図1参照)が遵守されるべきであり同書を参照されたい[8].

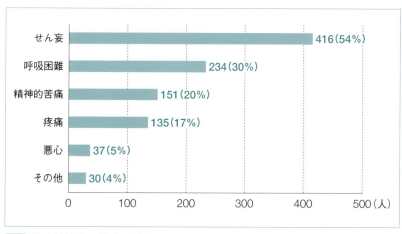

図4 治療抵抗性の苦痛の種類(N=774)
〔Maltoni M, et al：Palliative Sedation in End-of-Life Care and Survival：A Systematic Review. J Clin Oncol 30(12)：1378-1383, 2012 より〕

回復可能性による本人・家族とのコミュニケーション

　回復困難であれば，治療よりも苦痛緩和を優先することは明らかである．患者・家族の意向を把握して柔軟に判断する．

　せん妄を呈した患者であっても必ず1日のなかで意識が清明である時間帯が存在する．その時間を逃さずにケアの方法についての希望を聞いておくことが重要である．家族の精神的つらさを和らげるケアとして，鎮静開始後であったとしても苦痛緩和効果を定期的に評価し，苦痛緩和が達成されるよう迅速に修正を行う．また，病状の経過にしたがって患者・家族に必要と考えられる情報を十分に提供する．内容としては「鎮静以外の手段について十分に検討し施行したが有効ではない」こと，「鎮静によって予後が短縮する可能性は一般的に少ない」ことは繰り返し丁寧に説明するようにする．さらに，家族に決定を一方的に委ねることはせず意思決定過程を共有し，家族の心配や不安を傾聴し，悲嘆や身体的・精神的負担に対する十分な支援を行うことが肝要である．

本症例にどう対応したか

　注意障害の有無について留意した面接を行うと，患者は質問に対して同じ答えを繰り返し，自覚的に「集中が持続できなくて…ぼーっとしてつらい」と話した．また，時間帯によってすごくすっきりした様子で話せることもあるとの情報を入手した．注意・反応ともに障害されており，低活動型せん妄として矛盾しない病態であることが推測された．せん妄の可逆性について評価したところ，急速な食事と飲水の低下により脱水傾向になったこと，肝不全の進行，発熱が原因として考えられた．このうち脱水傾向については少し改善の余地があることが推測された．本人と家族に，せん妄という病態であること，完全に回復することは困難だが，日中ぼーっとしてつらいこと，コミュニケーションがとりづらいことの一部は改善する可能性があることを伝えた．そのために脱水を補正するべく少量の補液を検討してみることを提案し，心負荷，浮腫に留意しながら 250 mL/日の補液を施行することにした．また，病室内のカーテンが引かれている時間が多く，日差しが入りにくい環境であったので積極的に光を取り入れた．そのほか本人の外出希望があったため，身体的に許す場合は車椅子に移乗し庭に散歩に出ることとした．翌日から 10 日程度は家族と昼間，談笑できる時間が増え，夜間は寝たり起きたりの状況であったが，自覚的にも苦痛は緩和されたとの評価だった．

Clinical Pearls

- せん妄は認知症やうつ病との鑑別が必要であることを意識する．
- 低活動型せん妄を見逃さないと肝に銘じる．
- 終末期に起きたせん妄は，その回復可能性を評価することが何よりも大切である．
- せん妄の体験が患者と家族にどのような不利益を生じているかを検討する．
- 生活環境への介入は必須だが，薬物療法はきわめて慎重に行う．抗精神病薬などせん妄の回復を目指した介入を行ったとしても，数日で効果判定を行い継続可否を判断する．

134　第5章　死の1週間前に起こる症状とその対応

文献

1) 上村恵一：がん患者の精神症状 アセスメントの現状と課題. 上村恵一, 他（編）：がん患者の精神症状はこう診る 向精神薬はこう使う. pp2-6, じほう, 2015.〈がん患者の精神症状のアセスメントにおける, 一般病院における課題とそのアセスメント方法についてのポイントを概説している〉

2) Meagher DJ, et al：Phenomenology of delirium. Assessment of 100 adult cases using standardised measures. Br J Psychiatry 190：135-141, 2007.〈せん妄の100症例から, せん妄の際に出現した精神症状を分類調査し, その症状の頻度について調査している〉

3) Breitbart W, et al：The delirium experience：delirium recall and delirium-related distress in hospitalized patients with cancer, their spouses/caregivers, and their nurses. Psychosomatics 43(3)：183-194, 2002.〈せん妄の体験について, 患者がその体験を想起できるか, 想起できた場合はどのような体験として記憶されているかを調査し, その体験は家族や遺族, 介護者にとってどのような影響があったかを調査している〉

4) Morita T, et al：Underlying pathologies and their associations with clinical features in terminal delirium of cancer patients. J Pain Symptom Manage 22(6)：997-1006, 2001.〈終末期のせん妄の原因についてその頻度とともに回復可能性が高い要因と低い要因について調査している〉

5) 上村恵一：いつまで治療を続けるか―抗精神病薬の中止基準. 精神科 27(1)：88-91, 2015.〈せん妄における抗精神病薬の使用方法について, その中止する際の基準と留意点についてレビューしている〉

6) 上村恵一：終末期せん妄―終末期における治療抵抗性のせん妄への対応. 精神科治療学 29(4)：495-500, 2014.〈回復が困難と思われる, がん患者の終末期に近い時期のせん妄について, その回復可能性と回復困難な場合の対処についてレビューしている〉

7) Maltoni M, et al：Palliative Sedation in End-of-Life Care and Survival：A Systematic Review. J Clin Oncol 30(12)：1378-1383, 2012.〈終末期の鎮静が必要と判断された, がん患者の苦痛の要因についてその頻度とともに調査している〉

8) 日本緩和医療学会 緩和医療ガイドライン作成委員会（編）：苦痛緩和のための鎮静に関するガイドライン2010年版. 金原出版, 2010.〈日本緩和医療学会が苦痛緩和のための鎮静の基準と実際について, ガイドラインとしてまとめたもので, 本邦における鎮静の唯一の指針とされており, その倫理的妥当性や, 話し合いの論理についても解説されている〉

（上村恵一）

死の 1 週間前に起こる症状とその対応

倦怠感

がん関連倦怠感を中心に

Case

患者　65 歳男性. 自営業.

現病歴　膵体部癌. 化学療法を繰り返していたが, 多発性肝転移が増大し無効となり, 6 か月後に中止. 膵体部癌による痛みは, オキシコドン徐放錠により緩和されていたが, 化学療法を中止後も, Numerical Rating Scale (NRS) で 3/10 程度の倦怠感が持続していた. 化学療法終了から 1 か月後, 倦怠感の NRS は 6/10 まで増強. ECOG の PS が 0 から 2 となり (69 ページ脚注参照), 何をするにも億劫となっていた. 自営の仕事は息子に引き継ぐことを決めていたが, 倦怠感のために, 思うようにできない状態が続いていた. 食欲も低下したが, 体力を維持しようと頑張って通常の半分程度の食事を摂取している. 体重は 1 か月で 5 kg 減少. 化学療法が中止となったことでの気持ちの落ち込みや不眠は一時的にあったものの, ひどく落ち込むことはなく経過していた. 血液検査上, アルブミン 3.0 g/dL と低下, ヘモグロビン 11.8 g/dL と軽度の貧血を認めた.

　本人は, 倦怠感が軽減できるのであれば, 改善し, 息子への仕事の引継ぎを済ませたいと希望している.

　さて, この倦怠感に対して, どう対応したらよいのだろうか?

がん関連倦怠感とは？

　がん患者の倦怠感はがん関連倦怠感（cancer related fatigue：CRF）といわれ、「苦痛を伴う持続性疲労の主観的感覚、あるいは、がんやがん治療に関係した、行った運動に比例せず、通常の運動機能を妨げるような極度の疲労」と全米総合がん情報ネットワーク（National Comprehensive Cancer Network：NCCN）によって定義されている．倦怠感は化学療法や放射線療法中でも高頻度にみられ、終末期においては、ほぼすべての患者で倦怠感を生じるといわれている．倦怠感は特に予後数週間以内になると、食欲不振とともに最も頻度が高くなり、その程度も急速に増強する特徴がある 図1 [1]．

がん関連倦怠感を評価するには？

　倦怠感は痛みなどに比較して、過小評価されやすい．多くのがん患者は倦怠感があるのは当然だと考え、自ら医療者に訴えないともいわれている．また医療者も倦怠感を治療すべきものと考えていないため、倦怠感に

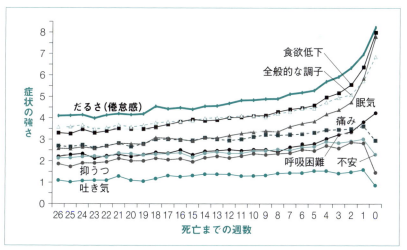

図1 がんに伴う症状の経過
（森田達也，他：死亡直前と看取りのエビデンス．p5，医学書院，2015より一部改変）

ついて尋ねることが少ないといわれている．まず日常的に倦怠感を尋ねる必要がある．

倦怠感の表現は多様である．単に「だるいですか？」と尋ねてもスクリーニングできないことがある．このスクリーニングにおいて，がん関連倦怠感の多次元的な表現に注目した Cancer Fatigue Scale(CFS)を参考にするのも一法である〔国立がん研究センターのホームページ(http://pod.ncc.go.jp/documents/CFS-Manual.pdf)よりダウンロード可能〕．CFS は全部で15 項目の質問からなり，すべてを尋ねることは終末期においては患者の負担になるため，臨床ではいくつかの項目を念頭に質問する．例えば，「だるくはないです」と答える患者に対して，CFS の身体的倦怠感の項目にある「疲れやすいですか？」「横になっていたいと感じますか？」あるいは「億劫に感じますか？」と尋ねると，患者の倦怠感の表現に当てはまり，倦怠感があると診断できることが多い．そのうえで倦怠感の程度を「億劫さの程度はどれくらいですか？」などと尋ね，表現にあわせて簡便な NRSで評価する．

なぜ，がん関連倦怠感が生じるのか？

がん関連倦怠感の病態には複数の要因が関連していることが多い．そして，その病態は病期とともに変化するともいわれている．例えば，がんと診断された当初は，気分が落ち込み，うつ病となり，それが倦怠感の原因となっている場合があるが，化学療法を開始すると化学療法そのものや，貧血などが倦怠感の原因となることが多い．さらに終末期になると悪液質や臓器不全，感染症が主な倦怠感の原因になる．その時々の倦怠感の病態を検討し，対処することが重要である 図2．

がん関連倦怠感は病態から，主に炎症性サイトカインが関連する一次的倦怠感(primary fatigue)と，貧血や感染症，薬剤，うつ病，電解質異常などが原因となる二次的倦怠感(secondary fatigue)に分けて考えるとよい[2]．

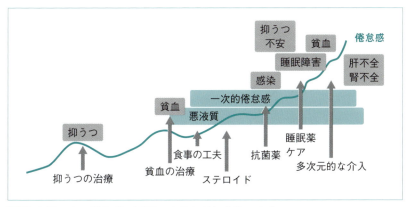

図2 病期による倦怠感の原因の変化と対処方法の変化
〔松尾直樹：倦怠感．薬事 55(10)：1739-1746, 2013 より〕

二次的倦怠感の原因と対応は？

　まず，二次的倦怠感の原因を検索し，改善が可能な病態が同定されれば，その病態に対して適切な治療を行う．しかし，予後が1週間未満と予測される場合には，可逆的な病態でも，病状の進行により治療が困難な場合がある．仮に治療により二次的倦怠感の病態が改善しても，一次的倦怠感が中心となる死亡前の時期では，倦怠感自体は改善しないことが多い．

　二次的倦怠感の原因として，頻度が高い不眠は見逃さないようにする．特に終末期では多くの患者で不眠がみられる．不眠があると倦怠感が増強し，倦怠感が増強すると不眠をきたすという悪循環を形成しやすい．睡眠薬を積極的に使用することで倦怠感が改善するか否かの研究は十分に行われていないが，この時期の不眠に対しては，積極的に睡眠薬の使用を行うことが推奨される．予後数週間以内では衰弱の進行により，睡眠薬の翌日への持ち越し効果(眠気)とせん妄にも注意する．

倦怠感の薬物療法

　倦怠感の薬物療法は限られている．わが国で倦怠感に対して多く使用

されている薬剤はコルチコステロイドである．作用機序は，免疫反応を抑制することにより，倦怠感の原因となるサイトカインの産生を抑制することが推測されており，有効性が報告されている[3]．標準化した投与量はないが，1日量として，0.5～8 mgを経口，または静脈注射，皮下注射で用いる．コルチコステロイドは不眠の原因となるため，朝に投与し，午後の投与は避ける．具体的な投与方法を示す．

> ベタメタゾン（リンデロン®0.5 mg 錠，またはリンデロン®注2 mg）0.5～2 mg を朝1回（内服，または静脈注射，皮下注射）で開始．3～5日で効果をみながら，1～2 mgずつ増量．最大投与量4～8 mg．

特に全身状態が不良な，予後が数週間以内と予測される患者では，コルチコステロイドにより，せん妄を助長させる可能性がある．コルチコステロイドは生命予後1～2か月を開始の目安として使用されることが多い．

倦怠感の非薬物療法

倦怠感の非薬物療法として，エネルギー温存・活動療法（energy conservation and activity management：ECAM）が有効とされている[4]．ECAMではエネルギーの配分と温存が重要である．

エネルギー配分とは，患者が自ら倦怠感の強くない（エネルギーレベルが高い）時間帯と倦怠感の強い（エネルギーレベルが低い）時間帯を日記などを用いて認識するようにし，エネルギーレベルが高い時間帯に優先度の高い活動を行うようにすることである．例えば，午前のほうが倦怠感が強くないことがわかっている患者では，午前に仕事や家事を行うようにして，倦怠感の強い午後に休息をとるようにする．入院中の患者では，倦怠感の強い時間帯を，患者と医療者で共有しておけば，倦怠感の強い時間帯の入浴やケアを避けるようにするなどの工夫が可能である．予測される予後が数週間以内となると思考力も低下してくるため，患者自身がエネルギー配分について考えることが困難な場合が多い．そのため，医療者が多

職種で患者のエネルギー配分について話し合い，それを患者と共有する．その際には終末期のエネルギー配分では，特にエネルギー温存である休息に重点をおき，患者が普段よりも休息する時間を多くとれるように意識する必要がある．

　エネルギー温存とは普段行っている活動をすべて行おうとはせずに，負担の少ない方法に変更したり，他人に任せたりすることである．入院中の患者であれば，必要なものがすぐ手に届くように，ベッドの周りの環境を整えるなどのちょっとした工夫が有効である．

　マッサージ，アロマセラピー，気分転換活動も倦怠感に対して有効性が報告されており，試みるとよい．

倦怠感の緩和の目標は？

　終末期，特に予後数日以内の倦怠感では目標の設定が重要である．そもそも亡くなるまでの期間に倦怠感を完全に取り去ることは困難である．予後1〜2か月と予測される段階では倦怠感をできる限り軽減し，少しでも活動的でいられることを目標とするため，患者の希望によって，コルチコステロイドの使用を検討する．しかし，予後1〜2週以内の段階では，病状の進行とともに衰弱が進行し，活動的であることは困難になる．この点を患者，家族，医療者が共有し，目標を再設定するとよい．終末期になると倦怠感の重症度と生活の質(QOL)の相関は低下する[5]といわれている 図3．すなわち，倦怠感があっても苦痛として感じにくくなる場合がある．倦怠感を取り去ることを目標とせずに，エネルギーを温存しながら倦怠感と上手に付き合うことを患者に提案することが重要である．

　また，終末期の患者においても，健常人と同じように心地よい倦怠感を感じている場合がある．例えば，充実した気分転換活動や，心地よい入浴の後の倦怠感は何ともいえない満足感のある倦怠感の場合がある．「倦怠感はすべて取り去るべきもの」とは考えずに，こういった心地よい倦怠感の体験を家族や医療者と共有する場面も必要かもしれない．

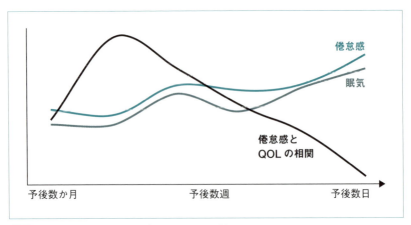

図3 病期による倦怠感と眠気，QOLの関係

本症例にどう対応したか

　このケースでは，症状とPSの変化から，予後は1〜2か月と考えられ，患者は自営の仕事の引継ぎをするために倦怠感の改善を希望していた．まず，倦怠感の原因病態を検討するために血液検査を行ったところ，軽度の貧血は認めるものの，倦怠感の原因となりうる電解質異常，肝機能障害，腎機能障害，耐糖能異常は認めなかった．使用中の薬剤で倦怠感の原因となりうる薬剤の最近の増量はなかった．軽度の不眠はあったものの，抑うつ症状は認めなかった．これらのことから二次的倦怠感は否定的で，がんの進行による一次的倦怠感と判断し，コルチコステロイドであるベタメタゾン2 mgを朝食後に内服することとした．不眠に対しては，ブロチゾラム0.25 mgを開始した．また，ECAMとして，午前中の比較的，倦怠感が強くない（エネルギーレベルが高い）時間帯に仕事の引継ぎを行うこと，仕事場まで行かなくてもできる仕事は自宅で倦怠感の程度をみながら行うことを，患者と家族に説明した．ベタメタゾン開始の2日後から徐々に倦怠感が改善し，食欲も改善した．エネルギー配分を考えながら仕事と休息のバランスを重視した行動により，息子への仕事の引継ぎを終えることができた．

Clinical Pearls

- 倦怠感は頻度が高い症状で，特に死亡前の数週間で急速に増強する．
- 倦怠感の多様な表現に注意しながら，日常的に倦怠感について問診を行う．
- 二次的倦怠感の原因のなかでも特に不眠を見逃さずに治療する．
- 倦怠感の薬物療法として，コルチコステロイドを検討する．
- 倦怠感の非薬物療法として，エネルギー温存・活動療法を患者に提案する．

文献

1) 森田達也, 他：死亡直前と看取りのエビデンス. 医学書院, 2015. 〈死亡直前期の身体状況の変化について，エビデンスに基づいて解説されている〉

2) Radbruch L, et al：Fatigue in palliative care patients—an EAPC approach. Palliat Med 22(1)：13-32, 2008. 〈欧州緩和ケア協会の専門家によるがん関連倦怠感に対するアプローチがまとめられている〉

3) Yennurajalingam S, et al：Reduction of cancer-related fatigue with dexamethasone：a double-blind, randomized, placebo-controlled trial in patients with advanced cancer. J Clin Oncol 31(25)：3076-3082, 2013. 〈がん関連倦怠感を対象としたステロイドのはじめての RCT の論文〉

4) Barsevick AM, et al：A randomized clinical trial of energy conservation for patients with cancer-related fatigue. Cancer 100(6)：1302-1310, 2004. 〈がん関連倦怠感を対象としたエネルギー温存・活動療法(ECAM)の RCT の論文. 実際に行われた ECAM の記載もある〉

5) Hagelin CL, et al：Fatigue dimensions in patients with advanced cancer in relation to time of survival and quality of life. Palliat Med 23(2)：171-178, 2009. 〈倦怠感と QOL の関連が病状とともに変化することを報告した論文〉

（松尾直樹）

倦怠感　143

死の1週間前に起こる症状とその対応

鎮静

Case

患者 78歳男性.

現病歴 非小細胞肺癌で肺内多発転移がある. 診断より3年経過し, 化学療法は3か月前に終了となった. 呼吸困難悪化のため1週間前に呼吸器科へ入院となった. 常に臥床し, 移動するのは介助でポータブルトイレ移動のときのみという日常生活動作の状態で, 経口摂取は数口以下のみ. 下肢浮腫著明で, 安静時呼吸困難あり. せん妄はない. 呼吸困難に対して酸素投与, モルヒネの持続皮下投与を開始したが, 呼吸状態は徐々に悪化した. モルヒネを増量したが, モルヒネで眠くなって眠ることで症状が緩和するだけで, 覚醒すると常に呼吸困難が持続した. 患者は,「苦しくないように眠らせてほしい」と繰り返し訴えた. 予後は厳しく, 家族には「急変してもおかしくない状況である」と説明した. 家族は,「苦しくないようにしてあげてほしい」と希望している.

モルヒネを使用してもつらさが緩和しないため, 苦痛緩和のためには鎮静が必要ではないかと考えた. 鎮静するとしたらどのような手順で, 何を行ったらよいだろうか?

終末期に鎮静は必要か?

終末期のがん患者では, 適切に緩和ケアを行っても, 鎮静以外では苦痛

144　第5章　死の1週間前に起こる症状とその対応

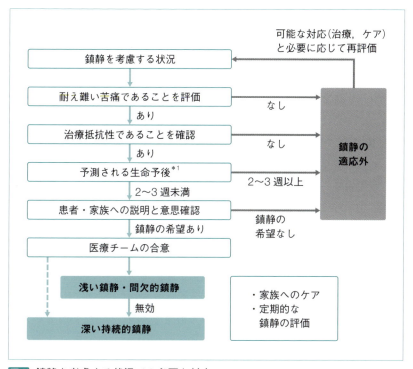

図1 鎮静を考慮する状況での必要な対応
*1 原則的には，鎮静の適応となるのは 2～3 週未満の生命予後の場合である．例外的に 2～3 週以上の予後で鎮静が必要な場合は，間欠的鎮静や浅い鎮静が行われる(146 ページ参照)．

が緩和できない場合がある．終末期の鎮静とは，苦痛緩和のために患者の意識を低下させる薬物を投与することである．専門的緩和ケアを受けている患者の約 15% が苦痛緩和のための鎮静を受けており，鎮静は症状緩和治療の 1 つといえる[1]．鎮静が必要ではないか，と考えた場合には主治医一人だけで決定せず，ほかの医師や，医師以外の多職種(看護師，薬剤師，臨床心理士など)のスタッフともまず相談する．もし必要であれば専門家へのコンサルテーションを行い，『苦痛緩和のための鎮静に関するガイドライン』[2]に沿って医療チームで鎮静を行うかどうかについて，しっかりと検討することが，最期まで患者・家族の QOL を保つために重要である．図1に沿って，鎮静を考慮する状況での必要な対応について，順番に考えていく．

耐え難い苦痛であることを評価する

　耐え難い苦痛とは，患者自身が耐えられないと表現するか，意識障害などで患者が表現できない場合は，患者にとって耐えられないことが推測される苦痛を指す．鎮静が必要となる主な耐え難い苦痛は，せん妄，呼吸困難で，時に消化管穿孔や出血などに伴う激しい痛みである．

治療抵抗性であることを確認する

　治療抵抗性とは，苦痛を緩和するための実施可能な治療が無効であるか，死期が差し迫った患者の状態から考えると，有効な治療がないと予測される場合である．例えば，予後が短くて治療効果が得られる時間がない，何らかの治療を行っても合併症の危険性のほうが高い，治療により逆に苦痛を加える可能性があるような場合は，すべての治療を試していなくても治療抵抗性といえる．表1の治療抵抗性チェックリストを参考にして確認するとよい．もし治療抵抗性かどうかはっきりしない場合は，期間を限定して苦痛緩和に有効な可能性のある治療を実際に行ってみるという選択肢もある．

予測される生命予後はどれくらいか？

　鎮静の実施を考える際に，残されている生命予後がどれくらいであるかは非常に重要である．例えば，予後が1日と1か月では，最適と考えられる対応が異なってくる．終末期に苦痛緩和のための鎮静を考慮するのは原則的には生命予後が2～3週未満と予測される場合であり，深い持続的鎮静は，通常数日以下である．もしも生命予後が2～3週以上で，鎮静が必要な場合(例：全身状態は保たれているが，難治性の著しい痛みが緩和しない)には，間欠的鎮静や浅い鎮静の適応を慎重に検討する．予後を予測するために，緩和版のADL尺度であるPalliative Performance Scale (PPS；47ページ表4参照)，予後を予測する際に用いられるPalliative Prognostic Index(PPI；46ページ表3参照)を用いる[3]．PPIスコアにより，短い週の単位の生命予後かどうか，ある程度予測することが可能である．

表1 治療抵抗性チェックリスト

苦痛症状	確認または考慮すべき対応
せん妄	・治療可能な原因の探索と治療(高カルシウム血症, 低ナトリウム血症, 高アンモニア血症, 脱水, 感染症, 血糖異常, 低酸素血症, 脳転移, せん妄をきたす薬剤) ・環境調整(家族の付き添い, ベッド周囲環境) ・身体的苦痛の緩和(疼痛・呼吸困難・不眠などの苦痛の緩和, 尿閉, 宿便による不快の改善) ・抗精神病薬の投与
呼吸困難	・治療可能な原因の探索と治療(胸水, 心囊水, 腹水, 肺炎, がん性リンパ管症, 気道狭窄, 上大静脈症候群, 気胸, 心不全, 不安) ・酸素投与 ・モルヒネ(オピオイド鎮痛薬)の投与 ・不安への対処(抗不安薬, 精神支援, 環境整備)
疼痛	・治療可能な原因の探索と治療(骨折の固定, 膿瘍のドレナージや抗菌薬投与, 消化管穿孔に対する外科的治療) ・オピオイド鎮痛薬, 非オピオイド鎮痛薬, 鎮痛補助薬の十分な投与 ・神経ブロック, 放射線治療
悪心・嘔吐	・治療可能な原因の探索と治療(高カルシウム血症, 脳転移, 消化管閉塞, 便秘, 消化性潰瘍, 悪心・嘔吐をきたす薬剤) ・制吐薬投与(ドパミン拮抗薬, ヒスタミンH_1拮抗薬, セロトニン5-HT_3拮抗薬, 抗コリン薬, ステロイド) ・消化管分泌抑制薬投与(オクトレオチド, 抗コリン薬, 制酸薬) ・経鼻胃管の挿入
気道分泌過多	・治療可能な原因の探索と治療〔肺炎, 心不全, 食道気管支瘻, 気管支瘻(ブロンコレア), 輸液過多〕 ・喀痰ドレナージ(気道吸引, 体位ドレナージ) ・抗コリン薬投与
倦怠感	・治療可能な原因の探索と治療(高カルシウム血症, 低ナトリウム血症, 感染症, 貧血, 脱水) ・抑うつ, せん妄, アカシジアとの鑑別 ・コルチコステロイドの投与
痙攣・ミオクローヌス	・治療可能な原因の探索と治療(オピオイド鎮痛薬, 脱水, 脳転移) ・抗痙攣薬投与 ・補液

チェックリストがすべての治療を網羅しているわけではない. また, すべてを確認したり, 治療を行わなければならないわけでもない. 患者の希望, 全身状態, 予測される生命予後などから考えて, 負担が大きな検査や, 実行不可能な治療は行わないほうが適切な場合もある.

鎮静

表2 鎮静を行う際の説明の例（持続的鎮静を行うことを想定した説明）

- **耐え難い苦痛があること**
  現在，患者さんには＿＿＿＿＿＿＿による強い苦痛があり，患者さんの訴えや様子から考えると，医療者の立場からも耐え難いと判断されます．

- **治療抵抗性であること**
  苦痛を和らげるために考えられる治療や緩和ケアを行ってきましたが，今の意識を保ったままで十分に苦痛を緩和することは難しく，苦痛を和らげるためには鎮静以外には方法がないと判断しています．

- **鎮静の目的と方法**
  鎮静とは，意識を下げる，あるいはウトウトするような薬を使用することで苦痛を感じにくくすることです．鎮静のために＿＿＿＿＿＿＿という薬剤を投与することを考えています．鎮静のための薬は，苦痛を和らげるためのなるべく少ない量を慎重に投与します．

- **鎮静が与える影響**
  ウトウトする程度で苦痛が和らぐ場合もありますが，結果的に目を開けたり，話をしたりするのが難しくなる場合があります．食事や水分を摂取することも今よりもさらに難しくなることが予想されますが，苦痛が和らいで穏やかに過ごせるようになると期待されます．鎮静により極端に命の長さを短くすることは一般的にはないと考えられています．しかし，鎮静により心臓の働きや呼吸へ影響を与える可能性があるため，鎮静のための薬は慎重に調整していきます．

- **鎮静後の治療やケア**
  鎮静を開始しても，必要な治療やケアは継続されます．また，患者さんやご家族のご希望に沿えるように相談しながら治療をしていきます．場合によっては鎮静を中止したり，薬の量を減らしたりすることも可能です．

患者・家族へ病状や鎮静について説明し，意思・希望を確認する

　患者や家族へ病状や鎮静について説明したうえで，鎮静を行うかどうかの意思確認を行う必要がある．しかし，鎮静を考慮するような状況下では患者自身は苦痛が強すぎる，あるいは意識障害があるなどの状態が多いため，意思確認しながら一緒にどうするか決めることができるのは半数程度である．それ以外の場合は，医療者と家族が鎮静について決定していくことになる．鎮静を行う際の説明の例を **表2** に示す．必要な情報を伝え，鎮静後の治療やケアについて保証し，鎮静開始後の状況をイメージできるようにする．死亡直前期に苦痛緩和のための鎮静を緩和ケア専門施設で行った場合は，鎮静により生命予後が短くならないことが，最近の研究で明らかにされている[1]．個々の患者での鎮静薬による有害事象の影響を考える

必要はあるが，影響が出ないように慎重に鎮静を行うこと，生命予後を極端に短くする恐れは少ないことを，患者・家族へ伝えることが妥当であると考えられる．もし患者に意思決定能力がない場合は，患者の価値観や以前いっていたことを参考にして，現在の状況で患者が何を希望するだろうか，ということを家族と医療者がともに検討することが必要である．時に鎮静を開始するかどうかは，家族にとってつらい選択になる．家族へ選択を丸投げするのではなく，本人にとってはどのような選択が最善だろうか，あるいは本人ならどうしてほしいだろうかということを，医療者が一緒に考え，責任をともに担うことが大切である．

医療チームの合意

鎮静の対象となる患者にかかわる多職種が同席してカンファレンスを行い，前述の事項を十分検討する．また，緩和ケアの専門家へコンサルテーションし，一緒にチームを組んで対応する．患者の状態(苦痛の程度，治療抵抗性であること，予測される生命予後)，予測されるメリット(苦痛緩和)とデメリット(意識低下)を考えた場合に，鎮静がその患者・家族に対する最善と考えられるかどうかについて，チームでコンセンサスを得ることが大切である．

鎮静の施行

■ 鎮静の分類

鎮静方法の選択においては，苦痛を緩和できる範囲で，なるべく意識レベルや身体機能に与える影響が少ない方法を優先する．表3に鎮静の分類を示す．まず間欠的鎮静や浅い鎮静を優先して行い，十分な効果が得られない場合には，深い持続的鎮静を行う．ただし，①苦痛が著しく強い，②治療抵抗性であることが確実である，③生命予後がとても短い(時間単位～短い日単位)，④患者の鎮静に対する希望が明確で強い，⑤間欠的鎮静や浅い鎮静によって苦痛が緩和されない可能性が高い，といった場合は，深い持続的鎮静を最初から選択してもよい[2]．

表3 鎮静の分類

- **鎮静様式**
- ・持続的鎮静：中止する時期をあらかじめ定めずに，意識の低下を継続して確保する鎮静
- ・間欠的鎮静：一定期間意識の低下をもたらした後に薬物を中止・減量して，意識の低下しない時間を確保する鎮静
- **意識水準**
- ・深い鎮静：言語的・非言語的コミュニケーションができないような，深い意識の低下をもたらす鎮静
- ・浅い鎮静：言語的・非言語的コミュニケーションができる程度の，軽度の意識の低下をもたらす鎮静

■ 使用薬剤と投与方法

　第一選択薬は，最もよく使用されており，効果発現が早く，静注でも皮下注でも投与可能なミダゾラム(ドルミカム®)である．ミダゾラムを長期間使用すると耐性が生じるため，その場合はフルニトラゼパム(ロヒプノール®)またはフェノバルビタール(フェノバール®)を使用する．注射が使用できない場合は，ブロマゼパム(セニラン®)坐薬やフェノバルビタール(ワコビタール®)坐薬を用いる．**表4**に鎮静薬の処方例を示す．モルヒネなどのオピオイド鎮痛薬は，意識低下作用が比較的弱く，代謝産物の蓄積でせん妄，ミオクローヌス，呼吸抑制を生じるため，深い持続的鎮静を目的としては用いない．

　鎮静開始後は，苦痛の程度，意識水準，有害事象(呼吸抑制，循環抑制，せん妄，誤嚥)について定期的に評価を行う．評価頻度としては，症状が軽減するまでは20分毎以上，症状が軽減してからは8時間毎以上行い，十分な苦痛緩和が安全に行えるようにする．鎮静薬の必要量は，患者の全身状態や苦痛の程度などにより幅があるため，患者ごとの調整が必要である．もしも鎮静薬が過少投与されると，鎮静開始後も苦痛が緩和されない可能性がある．逆に過剰投与されると，苦痛を緩和するために必要とされる以上に過剰な意識低下をきたしたり，呼吸抑制や循環抑制などの有害事象を引き起こす恐れがある．このため，鎮静開始後の継続的な評価と，それに基づく鎮静薬の調整が重要である．

表4 鎮静薬の処方例

鎮静の分類	投与経路	薬剤
間欠的鎮静	点滴静注	・ドルミカム®(10 mg/A)1 A+生食100 mL を患者の状態を観察しながら苦痛がとれるように投与量を調整する
	点滴静注	・ロヒプノール®(2 mg/A)0.25〜1 A+生食100 mL を患者の状態を観察しながら苦痛がとれるように投与量を調整する
	坐薬	・セニラン坐薬®(3 mg/個)0.5〜1 個を挿肛する
持続的鎮静	持続皮下注	・ドルミカム®(10 mg/A)5 A(50 mg/10 mL)を，小型シリンジポンプを用いて苦痛の程度と患者の状態に合わせて0.05〜0.2 mL/時(6〜24 mg/日)で開始．患者の状態を観察しながら苦痛がとれるように投与量を調節 ・苦痛悪化時は1時間分を早送りする ・維持投与量は，0.05〜1 mL/時〔6〜120 mg/日(通常は20〜40 mg/日)〕
	持続静注	・ドルミカム®(10 mg/A)4 A+生食32 mL/合計40 mL を，輸液ポンプを用いて苦痛の程度と患者の状態に合わせて0.2〜1 mL/時(4.8〜24 mg/日)で開始．患者の状態を観察しながら苦痛がとれるように投与量を調節 ・苦痛悪化時は1時間分を早送りする ・維持投与量は，0.2〜5 mL/時〔4.8〜120 mg/日(通常は20〜40 mg/日)〕
	坐薬	・ワコビタール®坐薬(100 mg/個)1〜2 個/日で開始．患者の状態を観察しながら苦痛がとれるように投与量を調節 ・苦痛悪化時は，ワコビタール®坐薬50〜100 mg/回を1日1〜2回追加する

患者の年齢，全身状態，苦痛の程度などにより，鎮静薬の必要量が大きく異なる．処方例の投与量を参考にしたうえで，患者ごとの調整が必要である．

家族へのケア

　鎮静により患者の苦痛を緩和することはできるが，同時にコミュニケーションをとることが難しくなる場合もある．多くの家族は患者とコミュニケーションがとれないことや，患者の状態の変化に気持ちがついていかないこと，鎮静を行うかどうかを決めることにつらさを感じる．**表5** に家族の精神的つらさを和らげるケアを示す[4]．まずは鎮静により本人の苦痛が十分和らぐことが，家族のケアにもつながる．そして，家族が心の準備をできるように説明するのと同時に，つらい思いに対する傾聴を行うことが

鎮静　　**151**

| 表5 | 家族の精神的つらさを和らげるケア |

- 鎮静開始後，効果を定期的に評価し，苦痛緩和が達成されるよう迅速に修正する
- 病状の経過に従って患者・家族が必要とする情報を十分に提供する
  - 鎮静以外の手段について十分に検討し施行したが有効ではないこと
  - 鎮静によって生命予後が短縮する可能性は一般的に少ないこと
- 意思決定過程を共有し，家族に決定を一方的に委ねない
- 家族の心配や不安を傾聴し，悲嘆や身体的・精神的負担に対する十分な支援を行う

大切である．鎮静実施の決定については，医療チームが責任を共有することを家族に明確に示す必要がある．鎮静を行うことで，本人の苦痛を和らげるのと同時に，家族への配慮を十分に図っていくことが家族へのケアへつながる．

本症例にどう対応したか

鎮静の適応について，緩和ケアチームへ介入を依頼した．呼吸困難の緩和については，これ以上のモルヒネ増量では効果が乏しいことが予想され，治療抵抗性であると判断した．本人の訴えや状況からは，耐え難い苦痛があると考えられた．PPIを使用して予後を予測すると，PPSは20（常に臥床，著明な症状があり仕事ができない）＝4点，経口摂取数口以下＝2.5点，浮腫あり＝1点，安静時呼吸困難あり＝3.5点，せん妄なし＝0点より合計11点＞6点であり，3週間以内の予後が予想され，臨床症状からはさらに厳しく日単位の予後と考えられた．患者には明確な鎮静の希望があり，家族も同意していることから，緩和ケアチームを含む多職種での病棟カンファレンスを行った．まず浅い持続的鎮静を行い，効果が不十分な場合は，深い持続的鎮静も必要であることを本人・家族へ提案することとなった．病状や鎮静について詳しく本人・家族へ説明したうえで，まずミダゾラム持続皮下投与による浅い持続的鎮静を開始した．効果不十分であったため，翌日からミダゾラムの増量を行い，深い持続的鎮静による苦痛緩和を行った．2日後，家族に見守られながらおだやかに永眠された．

Clinical Pearls

- がんの終末期には鎮静でしか緩和されない耐え難い苦痛を生じる患者がいる.
- 苦痛の程度と治療抵抗性，生命予後を適切に判断する.
- 患者・家族の意思確認を行うことと，適切な説明が鎮静を考慮するうえで必要である.
- 緩和ケアの専門家を含む多職種チームで検討する.
- 患者の十分な苦痛緩和，家族への適切な説明，家族の気持ちへの配慮が，家族のつらさを和らげる.

文献

1) Maeda I, et al：Effect of continuous deep sedation on survival in patients with advanced cancer (J-Proval)：a propensity score-weighted analysis of a prospective cohort study. Lancet Oncol 17(1)：115-122, 2016.〈緩和ケアを受けているがん患者に対する 2,000 人を超える大規模観察研究で，背景因子を調整したうえで鎮静を受けた患者と受けなかった患者を比較したところ，生命予後に差がなかった〉

2) 日本緩和医療学会 緩和医療ガイドライン作成委員会(編)：苦痛緩和のための鎮静に関するガイドライン 2010 年版．pp6-57，金原出版，2010.〈成人，治癒の見込めないがん患者とその家族を対象として，緩和ケア病棟や緩和ケアチーム，緩和ケア専門家の診療・助言のもとで診療を行っている医療チームを使用者としたガイドライン〉

3) Morita T, et al：The Palliative Prognostic Index：a scoring system for survival prediction of terminally ill cancer patients. Support Care Cancer 7(3)：128-133, 1999.〈終末期がん患者の生命予後が 3 週間未満であることを予測する指標である PPI について述べている〉

4) Morita T, et al：Family experience with palliative sedation therapy for terminally ill cancer patients. J Pain Symptom Manage 28(6)：557-565, 2004.〈日本の 7 つの緩和ケア病棟で鎮静を受けた患者の遺族を対象とした質問紙調査で，鎮静に関する家族の低い満足度に関係していた要因，家族の精神的つらさに関係していた要因について明らかにしている〉

（今井堅吾）

死の 1 週間前に起こる症状とその対応

急性増悪時の可逆性の見積もり

①感染症

Case

患者 65 歳男性.

現病歴 肺癌 IV 期で入院中である. これまで化学療法を行ってきた
ものの, 進行し, 右主気管支は閉塞しかかっている. 呼吸困難があ
り, モルヒネを使用している. 病状は悪化傾向で, 慢性に経過する発
熱と, 痰の喀出困難を訴えている. 予後は数日〜1 週間程度の予想で
ある. 肺炎の合併を疑って, 抗菌薬を投与すべきだろうか?

感染症は, ある患者のある臓器にある菌が感染して起こる. それによっ
て発熱のほかに, 臓器特異的な症状も発現する. 例えば, 尿路感染症では
排尿障害, 頻尿, 下腹部痛, 呼吸器感染症では咳, 呼吸困難, 痰, 口腔咽
頭の感染症では粘膜障害・疼痛, 嚥下困難などである. そのほか, 意識障
害, 低血圧をきたすこともある. 治療の原則は, 抗菌薬と source control
(ドレナージ, 手術)である. 抗菌薬は, 投与経路として静脈注射, 筋肉内
注射, 内服, 外用の選択肢がある.

感染症治療の目的は, それを根治して生命予後を改善することである.
死ぬ前 1 週間を考えるとき, この目的の重要度は下がり, 感染症の治療
が症状を緩和するかどうかが重要になる. そこで, 抗菌薬を投与すること
で患者にどのようなメリット, デメリットがあるか考えてみる.

154 第 5 章 死の 1 週間前に起こる症状とその対応

抗菌薬投与のエビデンス

　システマティックレビューで2001〜2011年に発表された8編の論文が抗菌薬投与による症状の反応をみていた。症状の改善は21〜56%でみられた。経静脈投与のみの研究2編ではそれぞれ52%，75%だった。感染巣ごとにみた2編の研究では，尿路感染症(60〜92%)のほうが呼吸器感染症(0〜53%)よりも症状の改善を認め，菌血症では改善がみられなかった。発熱を抗菌薬の適応とした研究では，それぞれ47%，54%で解熱効果を認め，抗菌薬なしでは7%だった[1]。

　外来ホスピスケアを受けている進行がん患者を対象にした前向き研究では，2年間で1,598人中632人に抗菌薬が投与された。尿路感染症では79%，呼吸器感染では43%，皮膚軟部組織感染では41%に症状改善がみられたのに対して，菌血症では症状改善がみられたのは0%だった[2]。

　このように，抗菌薬の使用は，特に尿路感染症の症状緩和に意味があるかもしれない。「かもしれない」の表現にとどまるのは，この分野の研究の難しさからである。すなわち，これまでの研究では抗菌薬投与の有効性あり/なしを論じているが，抗菌薬投与なしのコントロール群をおいていない。死に直面した患者をランダムに割り付けるのは倫理的に困難だろう。また，症状の評価は患者の主観であり，それが感染症の症状であるかどうかもわからない。ほかの薬剤が交絡因子として症状緩和に影響しているかもしれない。感染症の診断自体も確実でない。また抗菌薬が有効でなかったとする論文は発表されにくいという出版バイアスがあるかもしれない[1]。

　では，抗菌薬を投与することのデメリットは何であろうか。

　まず投与経路の問題がある。効果が確実な経静脈投与を行うには静脈ラインの確保が必要であり，そのためには定期的な静脈穿刺という苦痛が伴う。特に終末期の患者では静脈ラインの確保が困難であることが予想される。内服であれば負担は少ないが，効果に差が出るかもしれない。

　次に問題になるのは，副作用やアレルギーであろう。中毒性表皮壊死剥離症(toxic epidermal necrolysis：TEN)やアナフィラキシーといった致死的な病態を惹起する可能性もゼロではない。さらに発熱と頻回の下痢をきたすクロストリジウム・ディフィシル(*Clostridium difficile*)腸炎(CD腸炎)

急性増悪時の可逆性の見積もり　①感染症　　155

のリスクも上昇する．これらの発生により，抗菌薬の投与はより有害になりうる．

抗菌薬投与の現状

　米国のホスピスケアにおける研究では，患者3,884人のうち，27％が死亡前1週間に抗菌薬投与を受けていた．抗菌薬の種類で多いのは，マクロライド系49％，フルオロキノロン系26％であった[3]．米国の大学病院で，5か月間に緩和ケアのコンサルテーションを行った131例のうち70例で92件の感染症があり，抗菌薬が投与されていた．そのうち58％は経験的治療で，ピペラシリン/タゾバクタム（PIPC/TAZ）が37％で投与され，バンコマイシン（VCM）が32％で使われていた．22％は院内で死亡し，40％がホスピスケアに移行した臨死期の患者だった[4]．

　抗菌薬は，症状緩和に一定の効果を示す可能性があり，現状では広く使われている．しかし，ルートの確保や副作用，アレルギーといったリスクがあり，ほかに症状緩和の方法があることを考えると，症状緩和が目的のケースにおいては，その投与は得策ではないかもしれない．治療のゴールを見据えて，患者・家族・医療スタッフと抗菌薬投与の意味を検討する必要がある．

本症例にどう対応したか

　これまで述べたような抗菌薬のメリット，デメリットを本人・家族に説明した．この状態から抗菌薬を投与しても生命予後の改善は見込めないことと，痰の喀出困難・呼吸困難や不安といった症状の緩和としては，輸液の減量，麻薬性鎮痛薬の増量，ブチルスコポラミン投与などを十分に行っていくことを伝えた．抗菌薬は投与せずに，そのほかの手段で症状緩和に尽力することとした．

Clinical Pearls

- 感染症に対する抗菌薬治療は，症状緩和になるかもしれないし，ならないかもしれない．
- 予後が1週間前後であり，菌血症を伴う場合，抗菌薬を投与して症状緩和が得られる可能性は低い．
- 投与経路の確保，副作用・アレルギー・CD腸炎など，抗菌薬治療のデメリットを考える．

※本項や，他項で述べられたような医学的観点，患者の価値観，環境(病院設備，医療チーム，家族，法律，宗教など)を踏まえて，治療・ケアのゴールと方針を設定することが望ましい．

文献

1) Rosenberg JH, et al：Antimicrobial Use for Symptom Management in Patients Receiving Hospice and Palliative Care：A Systematic Review. J Palliat Med 16(12)：1568-1574, 2013.
2) Reinbolt RE, et al：Symptomatic treatment of infections in patients with advanced cancer receiving hospice care. J Pain Symptom Manage 30(2)：175-182, 2005.
3) Albrecht JS, et al：A nationwide analysis of antibiotic use in hospice care in the final week of life. J Pain Symptom Manage 46(4)：483-490, 2013.
4) Chun ED, et al：Antimicrobial use among patients receiving palliative care consultation. Am J Hosp Palliat Care 27(4)：261-265, 2010.

(五十野博基)

死の1週間前に起こる症状とその対応

急性増悪時の可逆性の見積もり

②電解質異常

> ### Case
>
> **患者** 89歳女性.
> **既往歴** 大腿骨頸部骨折と認知症.
> **現病歴** 施設入所中で,見守り歩行可能,食事・排泄は一部介助,着替え・入浴は全介助である.徐々に認知症の進行を認め,意思疎通は自分の欲求を伝えることが可能な程度,排泄は失禁状態となった.発熱を主訴に,病院を受診し,尿路感染症の診断で入院となった.入院後,身体抑制をしながら何とか点滴での抗菌薬治療は終了したものの,経口摂取が進まない状態が続いた.採血を行ったところNa 160 mEq/Lと高ナトリウム血症を認めた.

電解質異常に伴い種々の症状が出ること,その多くは可逆的であることから,長期的な予後が見込める患者では,包括的なアセスメントと治療が求められることに疑問はない.では,終末期の場合はどうであろうか?

終末期の血清ナトリウム値異常は多い

低ナトリウム血症の有病率は,米国の一般人口で1.72%と推定されているが,担がん患者では2.5倍とそのリスクが上昇する[1].米国のがんセンターに3か月間に入院したがん患者3,357人のうち,低ナトリウム血症(<135 mEq/L)は47%にみられ,その内訳は軽度36%,中等度(Na 120〜

158 第5章 死の1週間前に起こる症状とその対応

129 mEq/L）10%，重度（＜120 mEq/L）1%だった．低ナトリウム血症は入院期間の長さと死亡率に関連していた．ただし，ナトリウム値の補正が，死亡率低下や入院期間の短縮に寄与するかは不明だった[2]．

わが国の 125 人の消化器がん患者を対象とした多施設研究では，死亡前 1 週間の評価で 145 mEq/L 以上の高ナトリウム血症を輸液群の 6.8%，非輸液群の 4.9% に，低ナトリウム血症（＜130 mEq/L）を輸液群の 27%，非輸液群の 14% に認めた．また，高カリウム血症（＞6.0 mEq/L）を輸液群の 0%，非輸液群の 4.9% に認めた．

血清ナトリウム値異常の原因

血清ナトリウム値は，体内の溶質と総体液量の相対的なバランスによって決まる．血清ナトリウム値異常の原因を **表1** に挙げる．

血清ナトリウム値異常の症状

高ナトリウム血症では，無気力，脱力，神経過敏，痙攣，昏睡などがみられる．

低ナトリウム血症では，倦怠感，悪心，めまい，頭痛，健忘，昏迷，無気力，筋痙攣，歩行障害，痙攣などがみられる．

では，血清ナトリウム値の異常があって，これらの症状があれば，補正すればよいのであろうか．そう単純ではない．

まず第一に，これらの症状が本当にナトリウム異常から来ているのかわからない．症状の多くが非特異的で，終末期患者によくみられるものだから

表1 血清ナトリウム値異常の原因

	体液量減少	体液量正常	体液量増加
低ナトリウム血症	嘔吐・下痢，利尿薬使用	SIADH（原因として例えば肺癌），心因性多飲，副腎不全	心不全，肝硬変，腎不全
高ナトリウム血症	嘔吐・下痢，利尿薬使用，尿崩症		高ナトリウム輸液の過剰

である．また，終末期に限らず日常診療で，電解質を補正してみたら症状が治まったので電解質異常が原因だったと推定できることもある一方で，補正をしても症状は不変だった，ということもよく経験する．終末期患者の血清ナトリウム値と，自覚症状は無関係だったとする報告もある[3]．

　次に，ナトリウム値の補正は容易ではない．ナトリウム異常はバランスの異常であるため，体内のナトリウム量が多くても少なくても起こりうる．低ナトリウム血症だから塩化ナトリウムを足せばよいといった安易な対応は事態を悪化させうる．また，ナトリウムの補正速度は，急性の異常でも 12 mEq/L/日，慢性では 8 mEq/L/日以下にしなければならない．低ナトリウム血症をこれ以上急速補正すると橋中心髄鞘崩壊症(central pontine myelinolysis：CPM)をきたし，中枢神経症状(反射亢進，錐体外路症状，昏睡)が出現する可能性がある．本気で医学的に適切な補正をするならば，鑑別診断を挙げて，必要な診察と検査(超音波，採血・尿検査など)を行い，原因に応じた水制限や輸液，利尿を行い，連日・時には 1 日複数回の採血をしつつ，補正速度を調整しなければならない．終末期患者の負担を考えれば，検査などの負担を抑えた治療も考慮してよいかもしれない．例えば，Na 125 mEq/L と低ナトリウム血症があり，体液量が多くはなさそうな場合，連日の採血は患者にも医療者にも負担になるので，生理食塩水を 1 L/日くらいずつ投与し，ゆっくり補正を行い，5 日後に採血をして確認するという方法もある．しかしながら，終末期がん患者に対して死亡直前 1 週間の輸液は症状緩和や生存期間延長に寄与しない[4]，生食 1 L を 4 日間投与してもしなくても，脱水症状，ナトリウム，カルシウム値に変化がなかった[5]，といった終末期の輸液療法に否定的な意見もあるので，この厳格でない補正を行うことに本当に意味があるのかどうかは不明である．

　そして，終末期の患者にナトリウム値の補正をして，自覚症状や QOL・生存期間が改善したという質の高い研究が，今のところ存在しない．このように診察と検査で病因を評価して，こまめに採血データを再検しながらナトリウム値を補正したとしても，結局のところ，患者の症状が改善するかは現在のところ不明である．

カリウム異常の原因

カリウム異常は，摂取量，細胞内外のシフト，排泄量の異常で起こる．新たに発症したカリウム異常の多くは医原性(薬剤性)である．高カリウム血症の原因として，ACE 阻害薬/ARB やスピロノラクトン，利尿薬，ST合剤，NSAIDs，カリウム含有輸液，濃厚赤血球輸血が挙げられる．そのほかに，採血検体が溶血していた場合は偽性高カリウム血症をきたすため注意が必要である．低カリウム血症の原因としては，下痢・嘔吐，利尿薬，甘草を含有する漢方薬，インスリンが挙げられる．浮腫をとるための利尿薬の使用は，カリウム排泄の増加のために低カリウム血症をきたすこともあれば，腎前性腎不全を経て高カリウム血症をきたすこともある．

カリウム異常の症状

低カリウム血症では，悪心・嘔吐，食欲低下，イレウス，筋痙攣，脱力，横紋筋融解症，ミオグロビン尿，心電図異常，呼吸障害をきたす．

高カリウム血症では，脱力，麻痺，感覚障害，嘔吐，動悸，心電図異常をきたす．

カリウム異常の補正

低カリウム血症のカリウム補充は，緊急性がなく，可能であれば内服のカリウム製剤で行う．概ね40〜60 mEq の内服で1〜1.5 mEq/L 上昇し，細胞内に移行するために数時間で再度低下する．血清カリウム 2.0 mEq/L の患者で 400〜800 mEq のカリウム欠乏と考えられる[6]．

高カリウム血症では，カリウムの体外への排出を促進する手段としてケイキサレート® による腸管からの排泄，利尿薬による尿排泄，血液透析がある．

ナトリウム異常と同様に，厳密な補正には連日の採血が必要となる．カリウム異常がナトリウム異常と異なるのは，心臓に伝導障害(完全房室ブロックなど)をきたし，「突然死」の危険があることである．一般入院患者に

おける高カリウム血症（＞5.3 mEq/L）の頻度は約10％と高く，その35〜70％が薬剤性といわれている．例えば，浮腫の改善目的にフロセミドを投与して，気づいたら急性腎不全・高カリウム血症6.0 mEq/Lになっていた．よかれと思った自分の介入の結果，医原性高カリウム血症をきたしてしまった．このまま放っておいたら死期を早めるかもしれない．そんな事態が発生しうる．カリウム異常をみて補正するかどうかを悩むより以前に，終末期に向かってカリウム異常をきたさないように薬剤を調整すること，また自分の介入により医原性にカリウム異常をきたした場合にどうするかを想定しておくことが重要である．

まとめ

　死ぬ1週間前の電解質の補正にはどのような意味があるのだろうか．例えば，患者・家族が最後まで輸液の継続を希望しており，普段から採血データを細かくチェックしていて，電解質補正の中止が「治療してもらえない」「医師に見放された」と受け取られる場合には，それを否定する根拠もなく，補正を続けていく選択肢もとりうる．一方で，治療・ケアのゴールが「苦痛なく最期を迎える」ことであることが本人・家族と話し合えており，予後が1週間と予測できているとしたら，症状緩和に全力を尽くし，「採血をしない」という選択肢があってよいように思われる．生化学検査を提出して電解質の値をみること自体が，医療者側・患者側双方に余計な不安や葛藤を生むだけでかえって有害になることもあるからだ．死ぬ1週間前に電解質異常の補正をするか否かの判断の拠り所にするために，補正が症状緩和につながるのか，新たな研究が望まれる．

本症例にどう対応したか

　血管の確保が難しく，電解質補正には，採血とライン確保で頻回の穿刺が必要だった．これまでの経過からナトリウム異常を補正しても，全身状態の改善や，QOLの向上にはつながらないと考えた．本人は明確な意思表示はできず，苦痛を伴う処置は拒否していた．家族は，死期が近いこと

を理解しており，苦痛なく過ごすことに重きをおいていた．家族と相談のうえで，ナトリウムの補正をせず，経過観察のための採血も行わない方針とした．

Clinical Pearls

- 電解質異常の症状は非特異的であり，終末期の症状が電解質異常に由来しているかどうかはわかりづらい．しかしながら，補正をすれば症状がとれるかもしれない．
- 電解質異常を補正したら，症状やQOLが改善されたという質の高い研究は存在しない．
- 電解質異常の補正は，値がいくつだったら何の製剤をどれくらい投与するといった標準的な方法はなく，補正には診察と検査による診断，頻回の採血フォローが必要である．

※本項や，他項で述べられたような医学的観点，患者の価値観，環境（病院設備，医療チーム，家族，法律，宗教など）を踏まえて，治療・ケアのゴールと方針を設定することが望ましい．

文献

1) Mohan S, et al：Prevalence of hyponatremia and association with mortality：results from NHANES. Am J Med 126(12)：1127-1137, 2013.〈米国の全国調査をもとに，低ナトリウム血症の頻度と，そのリスクが高い集団を検討している〉

2) Doshi SM, et al：Hyponatremia in hospitalized cancer patients and its impact on clinical outcomes. Am J Kidney Dis 59(2)：222-228, 2012.

3) Vullo-Navich K, et al：Comfort and incidence of abnormal serum sodium, BUN, creatinine and osmolality in dehydration of terminal illness. Am J Hosp Palliat Care 15(2)：77-84, 1998.〈終末期患者31人における血清ナトリウム値と自覚症状（comfort scores）の関連を示している〉

4) Raijmakers NJ, et al：Artificial nutrition and hydration in the last week of life in cancer patients. A systematic literature review of practices and effects. Ann Oncol 22(7)：1478-1486, 2011.〈がん患者の最後の1週間における人工栄養と輸液の頻度とその効果を検討したシステマティックレビュー〉

5) Bruera E, et al：Parenteral hydration in patients with advanced cancer：a multicenter, double-blind, placebo-controlled randomized trial. J Clin Oncol 31(1)：111-118, 2013.〈6つのホスピスの担癌患者129人を，1Lの生食群と0.1Lの生食群に割り付けて，4日間投与した後の脱水症状，電解質をみたランダム化比較試験である〉

急性増悪時の可逆性の見積もり　②電解質異常　163

6) Sterns RH, et al：Internal potassium balance and the control of the plasma potassium concentration. Medicine（Baltimore）60（5）：339-354, 1981. 〈血清カリウム値と体内カリウムバランスの関係を示している〉

（五十野博基）

死の 1 週間前に起こる症状とその対応

急性増悪時の可逆性の見積もり

③貧血

Case①

患者　85 歳女性.

現病歴　全身状態の悪化・貧血精査の目的で緊急入院となった. 上部消化管内視鏡検査で進行胃癌と診断され, 病変部位からの活動性出血を認めた. 意思表示はできるものの, 栄養状態は不良, PS 4(69 ページ脚注参照)でほぼ寝たきりの状態であった. 周術期リスクが高く, 止血目的の手術を含めて手術や血管内治療(interventional radiology:IVR), 化学放射線療法の適応はないと判断された. Hb 値は 6 g/dL まで低下している. 赤血球輸血の適応をどう考えたらよいだろうか?

Case②

患者　70 歳女性.

現病歴　進行大腸がんの診断を受けている. 手術や化学放射線療法は行わず, 外来で緩和ケアを中心とした治療を行っていた. 全身倦怠感が強くなり入院となった. 採血検査では Hb 7 g/dL の貧血を新たに認めた. 赤血球輸血の適応をどう考えたらよいだろうか?

輸血の基準と症状, 合併症

一般的な輸血の基準は, 赤血球輸血, 血小板輸血でそれぞれ Hb<7 g/dL,

Plt＜1万/μL であり，急性出血時は Hb＜8 g/dL，Plt＜5万/μL，PT-INR＞1.5 が目安となる．心疾患では貧血が心不全の原因となるため Hb 値を高めに設定することがある．緩和ケア領域における明確な基準は存在しない．

貧血でさまざまな症状が出現するのは，組織への酸素運搬量が減ることと，急激な出血では循環血漿量の減少を伴うためである，とされている．貧血の症状は，初期には易疲労感，倦怠感，筋痙攣が代表的で，進行すると立ちくらみ，失神などがあり，さらに低血圧，ショックをきたし，最終的に死に至る．

輸血の合併症には，急性溶血性輸血副作用，発熱反応，アナフィラキシー様反応，輸血関連急性肺障害(transfusion-related acute lung injury：TRALI)，輸血関連循環過負荷(transfusion-associated circulatory overload：TACO)，輸血後移植片対宿主病(graft-versus-host disease：GVHD)，輸血関連ヘモジデローシス，高カリウム血症などがあり，投与する際には観察が必要である．

終末期の患者への赤血球輸血

赤血球輸血は終末期の患者においても倦怠感の緩和などを目的によく行われている．しかしながら，終末期患者への輸血に関するエビデンスは不足している．ガイドラインやコンセンサスはなく，輸血の効果を非輸血群と比較したランダム化比較試験はない．

貧血は，がん治療中の患者の倦怠感の重要な原因である．4,382 人の化学療法中の貧血を有するがん患者でエリスロポエチン製剤を投与した研究では，Hb 値の上昇と，倦怠感の改善，QOL 向上に相関がみられた[1]．終末期がん患者への輸血に関するレビューでは，赤血球輸血の頻度は 5～17.5％で，血液腫瘍や滲出血性の固形癌，入院患者，急性期病院で多かった．6 編の研究が赤血球輸血と QOL または気分改善の関連をみており，60％の患者では輸血に効果があった．この効果は，年齢や輸血前の Hb 値，ECOG の PS，輸血前の貧血症状の重篤度とは無関係で，どのような患者でより輸血の効果がみられるのかは不明であった．輸血の効果は，早

期に(2日後には)みられ，3週間以上は続かなかった[2]．

　このように効果がみられる集団もあるが，輸血の効果があるかどうかを事前に予測するのは難しい．終末期に向かって，倦怠感の原因としての貧血はその重要性が低下していくと考えられる．終末期患者では，倦怠感の原因は多元的であり，主として悪液質，薬剤，不安や抑うつなどの精神症状，疼痛，身体障害，感染症がその原因として挙げられる（139ページ図2参照）．よって，これらの要因が増悪するとともに，相対的に貧血と倦怠感の因果関係は弱くなる．輸血を行うかどうかの判断には，Hb値のみならず，輸血をする場所と所要時間，臨床症状，患者・家族の価値観，輸血による症状の改善度合い，輸血に必要なライン確保に伴う苦痛を考慮する必要がある[3,4]．

血液製剤は貴重な資源

　血液製剤は，献血から得られる有限で貴重な資源である血液からつくられており，その取り扱いには倫理的観点からの配慮も必要である．2015（平成27）年度は488万人の献血者から193万Lの血液が確保されている．これでも供給は不足しており，2027年には約85万人の献血者が不足することが予想されている．赤血球製剤のなかには，血液型によってさらに希少な抗原陰性血（不規則抗体陽性例で使用）のような製剤も存在する[5]．

本症例にどう対応したか

　さて，実際にどう対応したかを一例として示す．
　ケース①は，止血が困難なことから，大量に輸血をしても救命は困難であることや，血液製剤が有限であることを本人・家族に説明し，意向を確認した．本人・家族からは突然のことで，近親者に会う時間が欲しいとの希望があった．貧血の進行が緩徐にとどまる可能性もあり，止血効果を期待してプロトンポンプ阻害薬を投与しつつ，赤血球濃厚液4単位を輸血して，経過を観察することにした．翌日には近親者に面会することができたものの，2日後にはHb値6g/dLに再度低下し，本人の全身状態も

急性増悪時の可逆性の見積もり　③貧血　**167**

さらに悪化した．再度家族と面談を行い，輸血はこれ以上行わない方針とし，採血検査も以後行わなかった．翌日静かに息を引き取った．

このケースでは無益性（futility）について考えた．終末期にあるものの輸血治療の継続を望んだ場合には，自己決定権を尊重し，連日の輸血をし続ける限りはある程度生きられるのかもしれない．しかし，その先に病変が止血され，治癒して輸血を行わずに長く生きられるようになるというゴールは想定できない．無益性とは，医療行為を行っても望まれる効果が期待できないことを示す．医学的に根拠のない治療法や心肺停止に対する長時間の心肺蘇生の継続を本人・家族が希望する場合は，望まれる効果は全く期待できず，無益と医学的に判断する．ある程度の効果は見込める治療法を，社会的資源の観点から無益と判断する場合には，週に何単位以上なら無益というのか，遠方から来る近親者のために数日引き延ばすための輸血は無益なのか，明確な線引きがない．医師一人の価値観で決めずに，患者・家族との話し合い，多職種カンファレンスで合意形成を行っていく．

ケース②ではこれまで診てきた医師が，単回の輸血をすることで患者のつらさが緩和され，QOLが改善されると判断した．本人と相談のうえで，2単位の輸血を行った．輸血の反応を観察しながら，倦怠感に対してコルチコステロイドの投与をあわせて開始した．

Clinical Pearls

- 貧血を伴う倦怠感に対する赤血球輸血は，症状緩和になるかもしれないし，ならないかもしれない．また，輸血以外の手段で緩和できるかもしれない．
- 合併症の発生や，血液製剤が有限で貴重な資源であることを考慮する．時には無益性の議論が必要になる．

※本項や，他項で述べられたような医学的観点，患者価値観，環境（病院設備，医療チーム，家族，法律，宗教など）を踏まえて，治療・ケアのゴールと方針を設定することが望ましい．

1) Crawford J, et al：Relationship between changes in hemoglobin level and quality of life during chemotherapy in anemic cancer patients receiving epoetin alfa therapy. Cancer 95(4)：888-895, 2002.
2) Uceda Torres ME, et al：Transfusion in palliative cancer patients：a review of the literature. J Palliat Med 17(1)：88-104, 2014.
3) Munch TN, et al：The association between anemia and fatigue in patients with advanced cancer receiving palliative care. J Palliat Med 8(6)：1144-1149, 2005.〈緩和ケアを外来で受けているがん患者147人で，貧血と倦怠感の関係を検討している〉
4) Smith LB, et al：How do I allocate blood products at the end of life? An ethical analysis with suggested guidelines. Transfusion 53(4)：696-700, 2013.〈終末期における輸血療法を4つの症例をもとに倫理的に検討している〉
5) 厚生労働省：平成28年版血液事業報告. http://www.mhlw.go.jp/stf/seisakunitsuite/bunya/0000154567.html（2017年9月30日現在）〈献血量や国内自給率の推移，血液事業の制度を紹介している〉

（五十野博基）

死の1週間前に起こる症状とその対応

死前喘鳴

Case

患者 75歳男性.

現病歴 肺癌. 検診で肺腺癌, 多発骨転移と診断され, 二次化学療法まで行われたが, 呼吸状態が悪化し抗がん剤治療は終了となった. 残された時間を自宅で過ごしたいと希望したため, 呼吸困難に対し在宅酸素療法(HOT)を導入し, 在宅サービスを調整し, 在宅療養を行うこととなった. もともと妻と二人暮らしであったが, 娘が介護休暇を取得し, 妻と一緒に介護していくこととなった.

在宅療養を開始して2週間後には食事量が低下し, 1日中ベッド上で過ごすようになった. 娘は食事がほとんどとれなくなったことを心配し, 点滴を行うことを希望したため, 連日1,000 mLの輸液が行われることとなった. 呼吸困難も次第に強くなってきたため, モルヒネ10 mg/日の持続皮下注射が開始された.

数日前からは1日中傾眠傾向となり, 食事摂取はできず, 両下肢や体幹背側に浮腫もみられるようになった. この頃から, 呼吸に伴って, 喉の奥がゴロゴロと鳴るようになり, 妻や娘は「お父さんが苦しそう」と感じるようになり, 何とかならないかと相談があった.

死前喘鳴とは？

死期が迫った患者において, 呼吸に合わせてゴロゴロと喉の奥が鳴る音

が聞かれることがある．呼吸に合わせて音が鳴るため，症例のように，周囲でみている介護者は，患者が苦しんでいるのではないかと心配になることが多い．

この不快な音のことを「死前喘鳴（death rattle）」といい，意識混濁，下顎呼吸，四肢のチアノーゼ，橈骨動脈の触知不可と並んで，死が間近に迫っていることを示す5つの徴候のうちの1つとされている．

どうして死前喘鳴が生じるのか？

気道分泌物は唾液腺および気管支粘膜で産生され，その量は1日あたり2,000 mLとされている．通常その大部分は自然に嚥下されるため，口腔内に蓄積することはない．しかし，全身の衰弱によりこの気道分泌物を嚥下したり喀出したりすることが困難になると，上気道部に蓄積し，これが呼吸に応じて振動することによって，ゴロゴロとした音が生じるようになる．これが死前喘鳴である．

死前喘鳴には，真性死前喘鳴（1型死前喘鳴）と，偽性死前喘鳴（2型死前喘鳴）の2つのサブタイプがある．真性死前喘鳴は，上記で説明したような唾液分泌が原因と考えられるものであり，死期が差し迫っている徴候といえる．一方，偽性死前喘鳴は，感染症などによって，主として気管支粘膜から産生された気道分泌物が，患者の衰弱によって有効に喀出できず蓄積することによって生じる病態であるため，必ずしも死期が差し迫った状況ではない場合もある．このため，狭義の死前喘鳴は真性（1型）死前喘鳴のことを指す．

死前喘鳴は苦しい症状なのか？

通常，死前喘鳴は，死期が差し迫り，意識障害が出現しているときに生じる症状であるため，患者本人は苦痛ではないと考えられている．しかし，呼吸に応じて「ゴロゴロ」と喉が鳴るのをみている，付き添っている家族にとっては，患者が苦しんでいるように感じられ，差し迫る死が連想させられるため，恐怖と不安の原因となる．このため，死前喘鳴は，付き

死前喘鳴　171

添っている家族にとっては，とても苦しい症状といえる．したがって，死前喘鳴に対しては，患者への対応以上に，付き添っている家族への十分な説明が重要である．

死前喘鳴に対するマネジメント

家族に状況を説明する

まず，この症状が出現している原因について説明し，喉がゴロゴロしていても，患者自身が苦痛を感じることは多くなく，患者にとっては苦痛とはなっていないことを繰り返し説明する．「これからの過ごし方」のパンフレットなどを用いて説明をすると，家族の理解がより深まり，後でほかの家族に説明するときの助けにもなるかもしれない．

さらに，次に述べる体位の工夫や，口の中にたまったものを綿棒などでそっと拭ってあげることなどは，付き添っている家族にもできることである．何もできずみているだけにさせるのではなく，家族ができるケアを探し，伝えていくことも重要である．

体位の工夫や口腔ケア

死前喘鳴がみられる場合には，側臥位や半座位への体位変換を行い，分泌物のドレナージが促されるようにするとよい．口腔内の分泌物を綿棒やスポンジブラシなどでそっと拭うことも有効である．病棟では，喉がゴロゴロしていると，すぐに吸引をすることを考えるが，吸引によりいったん分泌物を取り除くことができても，しばらくするとまた同じ状態になってしまうことも多い．このように吸引の効果は限定的であり，さらに吸引自体が，患者に，そしてそれをみている家族にも苦痛を与えてしまうことが多い行為であるため，効果とのバランスを考えて行う必要がある．

輸液量を見直す

輸液量が多いと，気道分泌物は多くなるとされている．特に浮腫などの体液過剰所見がみられる場合には，輸液を中止したり減量したりすることで気道分泌物が減る可能性がある．ただし輸液は，医療行為の象徴のよう

なところもあり，「点滴を減らしたり，やめたりすること」で，医療者に見捨てられたように感じたり，患者の衰弱を進めてしまう(「餓死」してしまう)などといった否定的な感情をもったりする家族も多い．点滴に対する家族の思いをよく聴いたうえで，「点滴を行うことで，(身体のむくみや喉のゴロゴロが強くなり)かえって苦しみが増すかもしれない」「点滴をやめることでより楽に(苦痛なく)過ごすことができる」といった説明をしっかりと行い，家族も納得したうえで，輸液の減量や中止を行うようにする必要がある．

薬物的介入

死前喘鳴は気道分泌物の蓄積により生じるため，気道分泌物産生を抑制する抗コリン薬を使用することで症状緩和を図ることができる可能性がある．通常よく用いられる薬剤はスコポラミン(ハイスコ®)である．スコポラミンは血液脳関門をこえ，意識レベルを低下させる作用もあるため，意識レベル低下を避けたいときには，代替薬として血液脳関門をこえず鎮静作用の副作用の少ないブチルスコポラミン(ブスコパン®)を使用してもよい．スコポラミン，ブチルスコポラミン，アトロピンの3剤での効果の差はないとされている．

標準化された投与量はないが，いずれも1日量として2〜4Aくらいを持続皮下注射もしくは持続静注で開始し，効果をみながら増量を検討する．具体的な投与方法の例を以下に示す．

> ハイスコ® 10 A (5 mg/10 mL) を 0.1 mL/時で持続皮下注射を開始．効果をみながら，0.1 → 0.15 → 0.2 → 0.3 → 0.4 mL/時と増量．

在宅で，持続皮下注射を行うことが難しい場合には，ハイスコ®を舌下投与する方法もある．あらかじめ2 A (1 mg/2 mL)をシリンジに吸ったものを患者宅に用意しておき，これを喘鳴が強くなったときに，0.3〜1.0 mLずつ口腔内(できれば舌下)に投与する．1日に4回程度であれば問題なく使用することができる．

このほか，保険適応外の使用方法ではあるが，アトロピン点眼液を舌下投与するという方法もある．注射液であるハイスコ®の舌下投与よりもより簡便に使用することができるため，在宅においては使用を検討してみてもよいだろう．具体的な使用方法の例を以下に示す．

処方例　アトロピン点眼液2〜3滴を口腔内に滴下．

これまで報告された複数のRCTでは，抗コリン薬はプラセボと比較して有意な有効性が認められていない．このため『がん患者の呼吸器症状の緩和に関するガイドライン2016年版』では，死前喘鳴を有するがん患者に対する抗コリン薬の投与は推奨しない(エビデンスレベル2B)とされている[1]．しかし，2型死前喘鳴と比較して1型死前喘鳴では抗コリン薬が有効であるという報告もある．薬物療法以外のマネジメントを十分に行ったうえで，「苦しそうにみえる患者の苦痛を少しでも和らげようと努力する手段の1つ」として薬物的介入を検討するのがよいだろう．

本症例にどう対応したか

このケースでは，全身状態から，日単位の予後と考えられた．喉の奥のゴロゴロがどうして生じているのかについてと，意識レベルも低下しており，家族が感じるように本人が苦しく感じていることはないことを説明した．さらに，全身の浮腫も出現しており，輸液量が多すぎると考えられたため，「これまで点滴を行ってきましたが，むくみが強くなったり，喉の奥がゴロゴロするようになり，身体にとってはかえって負担になっているようです．楽に過ごすためには点滴は中止したほうがよいと思います」と説明し，家族も納得されたため，点滴を中止することとした．さらにハイスコ®2Aを2mLのシリンジに吸ったものを用意し，家族がみていて，喉の奥がゴロゴロしたり，苦しそうな表情をしているときには，1回0.3mLを患者の口腔内(できれば舌下)にそっと注入するように指導した．最初の1回は訪問看護師と一緒に行い，その後は適宜家族が行うこととした．次第に喉のゴロゴロする感じは少なくなり，3日後に自宅で永眠された．

Clinical Pearls

- 死前喘鳴は死期が差し迫っていることを示す徴候である.
- 患者自身にとっては苦痛ではないと考えられているが，付き添っている家族にとってつらい症状であるため，家族に対する十分な説明が重要である.
- 輸液量の減量・中止を検討し，必要があれば抗コリン薬の持続皮下注射や舌下投与を検討する.

文献

引用文献

1) 日本緩和医療学会 緩和医療ガイドライン作成委員会(編)：がん患者の呼吸器症状の緩和に関するガイドライン2016年版. pp100–103, 金原出版, 2016.〈内容はホームページでも公開されている(https://www.jspm.ne.jp/guidelines/respira/2016/index.php)〉

参考文献

1) 日本緩和医療学会：専門家をめざす人のための緩和医療学. 南江堂, 2014.〈死前喘鳴について疫学・病態生理からマネジメントまで詳しく記載されている〉

2) Wee B, et al：Interventions for noisy breathing in patients near to death. Cochrane Database Syst Rev：CD005177, 2008.〈死前喘鳴に対するコクラン・レビュー. これまでのRCTの結果がまとめられている〉

3) Shinjo T, et al：Atropine eyedrops for death rattle in a terminal cancer patient. J Palliat Med 16(2)：212–213, 2013.〈注射液である抗コリン薬の舌下投与の代替薬としてアトロピン点眼液が簡便に使用できることを報告した論文〉

(山本　亮)

第6章

Last 48 hours

Last 48 hours

これから起こること

　本章では最後の48時間(last 48 hours)について述べることになる．これは正確に最後の48時間というわけではなく，看取りまで数日〜数時間と判断される時期として理解していただきたい．そのため，本章ではこの時期を「看取りが近い時期」として表現する．

　看取りが近い時期に入ったときに患者の身体に起こることとしては，患者にとって苦痛となる身体症状と臨終に向けての身体徴候が挙げられる．看取りの時期においては患者が罹患している疾患にかかわらず，これらの症状および徴候は共通してみられるものである．身体症状に対しては苦痛を緩和する目的での対処(投薬，ケア)が必要となるが，その具体的な方策については別項(188ページ)で解説することになる．身体徴候は看取りの時期を判断するうえでの指標となるものであるが，一般に患者の苦痛とは関連しないために医療的な対処は必要とはならない．しかし，見守っている家族・関係者にとっては「患者が苦しがっている」と感じてしまう徴候も多いことから，これらの出現についての正しい理解を医療者がもつ必要がある．本項では看取りのパスであるLiverpool Care Pathway(LCP)日本語版[1]を中心に看取りの時期に起こることをまとめて述べる．

看取りが近い時期に現れる身体症状

　予後が時間単位になる頃には原疾患にかかわらず同じような症状が出現し，同じような経過をたどることが知られている．Ventafriddaらは死の直前に現れる身体症状として呼吸困難，疼痛，せん妄，嘔吐を[2]，Lichter

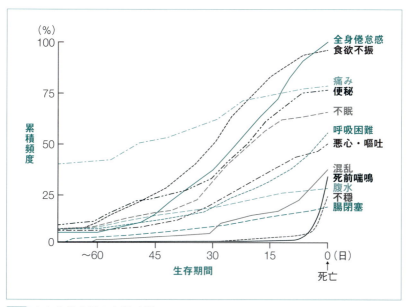

図1 主な身体症状の出現時期
〔淀川キリスト教病院ホスピス(編):緩和ケアマニュアル 第5版. p2, 最新医学社, 2007 より〕

らは死前喘鳴,疼痛,不穏・興奮状態,尿失禁,呼吸困難,尿閉,悪心・嘔吐,発汗を[3]挙げている.恒藤らはホスピス入院患者において出現する症状を後ろ向きに調査している **図1**. この結果によると出現頻度としては全身倦怠感,食欲不振,疼痛,便秘,不眠,呼吸困難の順となるが,看取り直前の時期に死前喘鳴(気道分泌過多),不穏症状が急速に出現している点も注目すべきである.いずれの研究でも看取りが近い時期に起こる症状には共通項が多い.看取りが近い時期に起こる身体症状の多くの知見から,LCP 日本語版では,この時期に現れることが多く,対処の準備が必要な身体症状として疼痛,不穏・興奮,悪心・嘔吐,呼吸困難,気道分泌過多を挙げている.また,この時期には意識レベルが低下し寝たきりの状態になるため,自力で排泄することが困難となる.そのため,便秘症状や尿閉・排尿困難が苦痛症状の原因となりうる.寝たきりの状態では褥瘡が出現しやすい.LCP 日本語版ではこれらの症状に対しても注意を喚起するとともに,これらに対する対処方法を示している.それぞれの身体症状

に対する具体的な対処方法は別項（188ページ）で述べる.

看取りが近い時期に現れる身体徴候

　看取りの経験が多い臨床家は「この症状が起こるといよいよ看取りが間近に迫っている」と判断することが経験的にできているであろう. 実際, 看取りが近い時期の身体徴候については経験的に知られていることが多くある. しかし, 実際には看取りが近いことを医療者が正確に把握することは難しい. 英国の病院においては看取りが近いことを正しく判断できたケースは45％と半数以下であるとの調査結果もある[4]. 現在, いくつかの予後予測ツールが臨床で使用されているが, 看取りが近いこと, すなわち予後が数日であることを客観的に予測できるまでのツールはいまだない. そのため, 看取りの時期が近いことを予測するためには, この時期に起こる身体徴候が確認されることを手掛かりに判断することになる. これまでのいくつかの知見により看取りが近い時期の身体徴候についてはある程度の共通認識が形成されつつある. いくつかの成書を紐解くと看取りが近い時期の身体徴候が示されている. ベリーらはエンドオブライフ・ケアの成書のなかで死の数日前に現れる徴候を 表1 のようにまとめている. カナダでの看護師に対するエンドオブライフ・ケアのガイドラインでは最後の数

表1 死が近いときに現れる患者の変化

- ・衰弱
- ・寝たきり
- ・全介助
- ・食事・飲水の減少
- ・嚥下困難
- ・傾眠
- ・注意力障害
- ・見当識障害
- ・呼びかけに対する協力困難
- ・顔色不良

〔P. H. ペリー, 他：死へのプロセス. K. K. キューブラ, 他（編）, 鳥羽研二（監訳）：エンドオブライフ・ケア—終末期の臨床指針. pp25-33, 医学書院, 2004 より〕

表2 看取りが近い時期の徴候

- ・衰弱の進行
- ・臥床状態
- ・傾眠傾向
- ・水分や食事摂取量の低下
- ・尿量減少と濃縮尿
- ・嚥下困難
- ・不可逆性の原因によるせん妄
- ・明らかな要因のない意識低下
- ・気道分泌
- ・呼吸状態の変化(チェーンストークス呼吸や無呼吸の出現)
- ・四肢の皮膚変化と冷感

（Registered Nurses' Association of Ontario：End-of-Life Care During the Last Days and Hours. p22, 2011 より）

日に認められる徴候を**表2**のように示している．また，2013年にはLCPの提唱者であるJohn Ellershaw教授を中心とした国際的プロジェクトであるOPCARE9[*1]により，死が近いと判断される現象についての研究報告が発表された[5]．これは欧州を中心とした9か国の専門家により，デルファイ法[*2]にて死亡前7日間に現れる現象について検討した研究報告であり，最終的には21項目の現象が専門家の同意として示され，これらを7つのカテゴリーにまとめている**表3**．一方，本邦では池永が最後の48時間に現れる徴候を**表4**のようにまとめている．これらに示されている看取り

[*1] OPCARE 9 は，EUによる基金調達プログラムである第7回フレームワーク・プログラムにより2008〜2011年にわたり行われた，がん患者の終末期ケアについての研究と臨床の国際的共同作業を進めるための他施設共同研究である．リバプール大学のJohn Ellershaw教授を中心に，ケルン大学，ロッテルダム大学，イタリア国立がん研究所などヨーロッパだけでなく，アルゼンチン，ニュージーランドも含めた世界の9機関がパートナーシップを締結し，死が近い時期の徴候と症状，臨死期の判断，症状緩和ケア，患者・家族・介護者の心理社会的・心理的ケア，ボランティアサービスなどについての共同研究を行った．
[*2] 対象となる設問，テーマについて複数の専門家が参加して行う意見収束方法である．具体的には対象となる設問，テーマについて参加する専門家から意見を求め，得られた意見を整理統合したものを再び参加する専門家に投げかけ，回答してもらう．この手続きを数回繰り返すことにより対象となる設問，テーマについての意見を収束させていく方法である．

これから起こること

表3 OPCARE 9 による 7 つのカテゴリー

カテゴリー	死が近いと判断される現象
①呼吸状態	死前喘鳴，呼吸リズムや仕方の変化
②意識状態，認知状態	意識低下，認知力の低下
③情緒の状態	不穏状態
④全身衰弱	全身状態の急速な悪化，臓器不全の進行
⑤水分や食物の摂食状況	水分・食物摂取困難，嚥下困難
⑥皮膚の所見	皮膚の色の変化，まだらな皮膚の色調，末梢の冷たさ
⑦その他	専門家の直感的な印象など

〔Benedetti FD, et al：International palliative care experts' view on phenomena indicating the last hours and days of life. Support Care Cancer 21(6)：1509–1517, 2013 より〕

表4 死亡前 48 時間以内に起こる変化

・1 日中反応が少なくなる
・脈の触知が難しくなる
・血圧が低下する
・手足が冷たくなる
・四肢にチアノーゼが生じる
・顔貌や顔色の変化
・死前喘鳴が出現する

〔池永昌之：死が近づいてから死亡までの病態と症状緩和．柏木哲夫，他(監修)，林　章敏，他(編)：死をみとる 1 週間．pp20–31，医学書院，2002 より〕

が近い時期に起こる身体徴候をまとめると ADL の低下，経口摂取の困難，意識状態の低下とこれに伴うせん妄，呼吸状態の変化と気道分泌，その他の所見となるであろう．LCP 日本語版ではその適応基準の補助項目として，①患者が寝たきりである，②半昏睡/意識低下が認められる，③ごく少量の水分しか摂取できない，④内服ができない，の 4 項目を示しているが，これらの項目には看取りが近い時期の身体徴候の知見が反映されている．

　ここからは OPCARE 9 が示した 7 つのカテゴリーに沿ってそれぞれの身体徴候についての詳細を述べる．

182　第 6 章　Last 48 hours

呼吸状態

　呼吸状態の変化としては死前喘鳴といわれる気道分泌の増加と，呼吸リズムや仕方の変化が挙げられる．

　死前喘鳴は意識の低下や嚥下運動の低下/消失に伴い咽頭部から上気道に口腔や気道の分泌物がたまり発生する喘鳴といわれている．吸引が有効であることが少なく，抗コリン薬の投与で対処されることが多いが，完全に消失させることは難しい．約40%の患者に出現し，看取りが近い時期の比較的早期から出現する．

　呼吸リズムの変化としてはチェーンストークス呼吸や無呼吸の出現が挙げられる．これらは必ず出現するものではないが，呼吸中枢の働きが低下することで生じる変化である．呼吸の仕方の変化として代表的なものは下顎呼吸である．吸気のたびに下顎をしゃくるような動きが出現する状態であるが，下顎呼吸は予後が数時間の状況で出現することが多い[6]．下顎呼吸になる前に浅い呼吸になることも多い．浅い呼吸は呼吸筋力の低下により，1回換気量が減少することにあわせて起こる変化である．下顎呼吸はほとんどの患者に出現するが，患者の状態によって出現から死亡までの時間はさまざまであり，数日〜数分の期間で出現する．

意識状態，認知状態

　看取りが近い時期になると覚醒が困難となり，傾眠傾向が進行していく．言葉での応答が難しくなり，非言語的な受け答えでのコミュニケーションとなっていく．この時期には睡眠覚醒リズムがとれなくなることも重なり，軽度の意識低下に伴う認知力の低下やせん妄症状が出現しやすい．明らかな要因のないせん妄症状は看取りが近い時期の予兆になることが多く，この場合のせん妄は数日で昏睡に移行することが多い．看取りの直前には意識低下が進み，多くの患者が昏睡状態となる．この時期には自発的な応答は困難となるが，呼びかけに対してわずかな反応を示すことは多い．

これから起こること　**183**

情緒の状態

　意識の低下に伴い，情緒面でのコントロールが不良となり，易興奮性を伴う不穏状態が出現しやすい．また，感情面でも不安定になりやすいが，この状態は比較的意識状態の保たれた状況で生じるため，看取りが近い時期の予兆としてとらえるほうがよい．

全身衰弱

　看取りが近い時期には，全身状態の急速な悪化と臓器不全に伴い衰弱が急速に進行する．患者は終日臥床状態になるだけでなく，ベッド上での体動が困難になり，ほぼすべての動作で介助が必要となる．また，労作に伴う疲労感が強くなり，時には呼吸困難の訴えとなって現れることもある．老衰であれば衰弱は早期から出現するが，慢性疾患やがんの末期では看取りが近くなる時期に衰弱が急速に進むことが多い．衰弱に伴い褥瘡が起こりやすくなり，褥瘡の痛みや体動に伴う疼痛も出現しやすくなる．衰弱に伴い低栄養状態や循環動態の変化により浮腫傾向が出現することもあるが，看取りが近い時期においては，不必要な輸液がなされなければ経口摂取の低下に伴い浮腫は消失していくことが多い．

　衰弱に伴い介護内容が変化する．ADL が低下するのに伴いはじめは歩行や移動に対する介助が介護内容の中心になってくるが，看取りが近い時期になると患者がベッド上での臥床状態で 1 日を過ごすことになるため，移動に対する介護負担はかえって減少する．しかし，苦痛のないようにベッド上で体位を変換したり，臥床気味の姿勢での経口摂取の介助をしたり，床上での排泄の介助をしたりすることが必要となってくるため，より専門的な介護の知識が必要になってくる．

　看取りが近い時期には，疾患に侵されていない臓器にも臓器不全の症状が起こる．消化管の機能低下や肝機能の低下は食事摂取量の低下につながり，心肺機能の低下は血圧の低下や呼吸の変化につながる．腎機能の低下により，看取りが近い時期には尿量が減少する．予後が数時間〜24 時間で「無尿」となることが多い．

水分や食物の摂食状況

　看取りが近い時期には，水分や食事の摂取量が低下することと，嚥下自体が困難になることが生じる．これには主に3つの要因がかかわってくる．第一は，全身状態の低下と臓器不全の進行に伴い身体が栄養・水分を必要としなくなるために患者自身が食事・水分を欲しなくなることである．患者が衰弱してくると介護者は「食べられないから衰弱するのではないか？」と不安になることが多い．しかし，代謝性障害や消化管閉塞などの明らかな原因がないときには衰弱に伴い経口摂取量は自然と減少する傾向にあり，患者の状態としては食欲がなくなり，1回の摂食量が減少するようになる．第二には，衰弱に伴い嚥下力が低下して経口摂取ができなくなることである．これは衰弱に伴い嚥下運動が不十分になることで，食欲の有無にかかわらず嚥下ができなくなる状態であり，それにより咀嚼後の食物が口腔内に残るようになる．また，誤嚥が起こりやすくなることで，誤嚥性肺炎や嚥下後の呼吸困難，気道分泌の増加などを併発し経口摂取が難しくなっていく．第三には，意識の低下により食事ができなくなることである．意識の低下に伴い，嚥下能力があるにもかかわらず嚥下時の集中力が欠如することで，嚥下運動が行えなくなったり誤嚥しやすくなったりする．この時期の水分や食事の摂取が困難になること，嚥下が困難になることは異常な症状ではなく，栄養や水分摂取が不要な時期になってきていることの現れであると理解することが重要である．第一, 二の要因である衰弱と嚥下力低下は看取りが近い時期より前から生じるが，第三の要因である意識状態の低下に伴い嚥下ができなくなることは看取りが近い時期に起こる．

皮膚の所見

　看取りが近い時期の皮膚所見としては皮膚の色の変化，まだらな皮膚の色調の出現が認められる．皮膚の色の変化としてはチアノーゼが代表的である．ただし，チアノーゼはさまざまな要因によって起こるため，必ずしも看取りが近い時期の徴候でないこともある．しかし，予後が数時間の患者においてはほぼ8割にチアノーゼが出現するため，チアノーゼも重要な徴候としてとらえる必要はある[6]．また，低酸素に伴い皮膚の色調が

まだらになることも頻繁に認められる．そのほか，皮膚全体がじっとりと湿潤することや爪の色の変化，斑状の色調変化などが起こるともいわれている．また，血圧の低下に伴い他覚的な末梢の冷たさも出現する．末梢の冷たさを伴う血圧の低下が進むと橈骨動脈の触知ができなくなる．橈骨動脈の触知ができなくなってから看取りまでは通常，数時間と考えられている．

その他

　そのほか，看取りの経験が多い医療者が感じている事象から判断される専門家の直感的な印象も挙げられる．顔貌の変化，患者のもつ活力の低下，いわゆる「影が薄くなった」といった独特の印象など，医学的には説明できない直感的な事象も決して無視することはできないのである．

看取りが近い時期の身体徴候のまとめ

　看取りが近い時期には，まず意識の低下が先行して起こることが多い．多くの場合に一時的なせん妄を伴い，その後昏睡へと推移する．患者は終日臥床状態で過ごし，自発的な体動はみられなくなる．経口摂取や嚥下は全くできないため，投与が必要な薬剤は経口以外の経路で投与することになり，栄養や水分摂取も不要となる．皮膚にはチアノーゼなどの変化が現れるようになる．血圧の低下に伴い橈骨動脈は触知できなくなるとともに尿量は減少し無尿となる．呼吸は浅くなり，時に無呼吸を伴うようになる．また，死前喘鳴が出現し，その後呼吸が浅くなり下顎呼吸と変化する．

　以上のような変化を，看取りが近い時期に現れる身体徴候として理解しておくことが重要である．

> **Clinical Pearls**

- 看取りが近い時期の患者に現れる身体徴候は原疾患にかかわらず共通するものが多い.
- 医療者が，看取りが近い時期の身体徴候を理解することで看取りが近い時期をある程度予測できるようになる.
- 看取りが近い時期の身体徴候は呼吸，意識，情緒，全身状態，摂食状況，皮膚に出現する.

文献

1) LCP日本語版普及グループ（編）：Liverpool Care Pathway（LCP）日本語版使用マニュアル．日本ホスピス・緩和ケア研究振興財団，2010.〈LCP日本語版の内容を解説，LCP日本語版本体も掲載〉

2) Ventafridda V, et al：Symptom prevalence and Control during cancer patients' last days of life. J Palliat Care 6(3)：7–11, 1990.〈終末期がん患者に出現する身体症状についての前向き研究結果が示されている〉

3) Lichter I, et al：The last 48 hours of life. J Palliat Care 6(4)：7–15, 1990.〈ホスピス患者200人について最後の48時間で出現する身体症状を調査した研究〉

4) Royal College of Physicians：National Care of the Dying Audit–Hospitals（NCDAH）. Summary Report, 2007.〈2006年の英国におけるLCP使用施設からのデータを集計して報告されたもの〉

5) Benedetti FD, et al：International palliative care experts' view on phenomena indicating the last hours and days of life. Support Care Cancer 21(6)：1509–1517, 2013.〈OPCARE9が行った看取りが近い時期の患者に起こる現象についての研究結果報告〉

6) 森田達也：死にゆく過程における身体兆候，終末期患者によくみられる症状と兆候．木澤義之，他（編）：緩和ケアの基本66とアドバンス44. pp150–151，南江堂，2015.〈看取りが近い時期に起こる症状についてその発症時期も含めてまとめられている〉

（茅根義和）

これから起こること　187

Last 48 hours

身体症状のアセスメント とマネジメント

　本項では，看取りが近い時期の身体症状のアセスメントとマネジメントについて述べる．この時期の身体症状のアセスメントにおいて最も重要なことは「その症状が患者の苦痛の原因になっているか」という視点で行うことである．看取りが近い時期のケアの最大の目標は「患者に苦痛がないこと」である．したがってアセスメントの視点も患者の苦痛に焦点を当てるべきである．身体症状のマネジメントについても同様に患者の苦痛を軽減するための対処が主になる．看取りが近い時期においては予後が非常に短いなかでの対処であるために，症状の原因を診断し，原因治療を行うことは現実的でない．この時期のマネジメントの具体的な方策は自ずと対症療法となる．

　以上を前提として，看取りが近い時期の身体症状のアセスメントおよびマネジメントについて LCP 日本語版に沿って述べる．

これまでに認められた症状を確認する

　LCP 日本語版では，開始時の初期アセスメントのはじめにこれまでに認められた症状を確認するチェックリストを設けている[1]．看取りが近い時期に入るまでに患者に認められた苦痛症状は，今後もマネジメントの対象となる可能性のある症状である．そのため，看取りの時期と判断した時点で一度，これまでに患者に起こった苦痛症状を確認する必要がある．LCP 日本語版では初期アセスメントのはじめに，「身体症状」として 11 の比較的頻繁に認められる症状についてはチェック項目を，それ以外の症状

188　第 6 章　Last 48 hours

については自由記載の欄を設けている[1]．ここに提示された 11 の項目の
うち，意識障害，認知障害は苦痛症状とは意味を異にするため，具体的な
身体症状としては疼痛，呼吸困難，気道分泌過多，悪心・嘔吐，便秘，尿
閉・失禁，嚥下困難の 7 項目が提示されている．また，苦痛となりうる精
神症状としては不穏・興奮，抑うつの 2 項目が提示されている．ここで
提示されている症状のうち，疼痛，呼吸困難，気道分泌過多，悪心・嘔吐，
不穏・興奮は看取りが近い時期に共通して起こりうる症状である．それ以
外の症状としては排泄に関する症状と嚥下に関する症状が挙げられている
が，これらについては適切なケアにより苦痛が緩和される症状である．

　これらの症状は看取りの時期に入る前に何らかの対処が行われていたと
仮定されるため，引き続きこれらの症状への対処を行うことが原則とな
る．

看取りが近い時期に起こりうる主な身体症状

　LCP 日本語版では看取りが近い時期にその症状が認められなくても，
看取りまでに出現する頻度が高い症状として先行研究の結果から疼痛，呼
吸困難，気道分泌過多，悪心・嘔吐，不穏・興奮の 5 項目を挙げており，
これらについては継続的に症状の有無とそれに対して適切な対処がされて
いるかをアセスメントすることを求めている．また，いつこれらの症状が
起こっても対処できるように，これらの 5 項目については症状緩和のた
めの頓用指示と症状緩和のアルゴリズムを提示している[1]．

疼痛[2]

■ アセスメント

　看取りが近い時期にはさまざまな疼痛が出現する．原疾患が原因となる
痛みに加えて衰弱に伴う痛み，関節の拘縮に伴う痛み，全身状態の悪化に
伴う感覚異常と考えられる全身の痛みや，触られることで生じる痛みなど
がある．この時期はどこが痛いのかがはっきりしない痛みの訴えが多くな
る．患者の意識は低下しつつあるため痛みの部位や性質を具体的に訴える
ことが困難となり，痛いのか痛くないのかがわかる程度の訴えのなかで

身体症状のアセスメントとマネジメント　189

疼痛の有無をアセスメントすることになる．したがって，スケールを使う，痛みを詳しく聞くといった，患者の意識がはっきりしているときと同様のアセスメントで対応することは難しい．患者が言葉で「痛い」と訴えられる間は言葉での訴えを頼りにするが，それが困難になった場合には，表情や嫌がる仕草など非言語的な訴えに注意を払いながらアセスメントすることが重要になる．

■ マネジメント

看取りが近い時期には経口摂取，内服薬の服用は基本的に困難であるとの前提で疼痛のマネジメントを考える．すでに疼痛のあった患者では定時投与の鎮痛薬を継続することになるが，投与経路を坐薬/点滴または持続注射に変更する．坐薬の定時投与はその都度患者に体動を強いることになるため，坐薬挿入がさらなる痛みを誘発することも考える必要がある．また，非オピオイドの注射については NSAIDs であるフルルビプロフェンアキセチル注(ロピオン®)またはアセトアミノフェン注(アセリオ®)を使用することになるが，いずれも静脈注射で使用するため，血管確保が投与の前提となる．これらを勘案すると，看取りが近い時期の疼痛マネジメントに最も適している方法はオピオイドの持続皮下注射となる．この方法であれば薬剤投与ごとに患者に負担を与えることが少なく，血管確保の必要もなくなる．オピオイドの持続皮下注射は在宅でも保険適用となる方法であるため，機材の準備が可能であれば在宅でも行える．オピオイドの持続皮下注射または持続静注をすでに行っている患者ではそのまま継続することになるが，疼痛の増強が認められる場合には投与量の増量を行う．増量については一般的な 3〜5 割の増量で構わない．

これまでに疼痛がなかった患者については頓用で鎮痛薬が使用できるように準備をする．非オピオイドまたはオピオイドの坐薬(モルヒネ坐薬)を準備するのが一般的であるが，環境が許されるのならばオピオイド注射が頓用使用できるとさらによい．しかし，オピオイド注射の頓用使用は麻薬管理の問題から現実的でないことが多く，すべての医療環境で可能な方法ではない．頓用坐薬の使用が複数回となる場合や頓用使用だけでは十分に痛みをコントロールができない場合には，オピオイドの持続皮下注射の開始を検討する．そのため，オピオイドの持続皮下注射がいつでも始められる

ようにポンプなど機材の準備をしておく必要がある．病院環境では医師の指示から4時間以内に，在宅環境では24時間以内に持続皮下注射が開始できるような体制を構築することが望ましい．

鎮痛薬の具体的な用量設定については通常の疼痛マネジメントと同様である．フルルビプロフェンアキセチル注（ロピオン®）は1日3回，アセトアミノフェン注（アセリオ®）は1日4回，通常量を投与する．オピオイドは疼痛治療のガイドライン，マニュアルの通りに使用する．開始量も一般の開始量で行う．すでにオピオイドが開始されている場合には，それが注射薬の持続投与であれば疼痛の程度に合わせて適宜3〜5割の増量を行う．オピオイドの定時投与が経口またはフェンタニル貼付剤の場合には次のように考える．

経口モルヒネが定時投与されている場合には換算表に従い持続皮下注射またはモルヒネ坐薬の定時投与に切り替える．オキシコドン経口薬が投与されている場合には①オキシコドン注への変換，②モルヒネ注への全変換のいずれかを検討する．オキシコドン注への変換時には経口オキシコドンの80％を1日必要量として生食で適宜希釈し持続皮下・持続静脈投与する．モルヒネ注への全変換の場合には換算表に従いモルヒネに全量を置き換え，1日必要量を生食で希釈し持続皮下・持続静脈投与するか，1日量を3〜4分割して経直腸投与とする．フェンタニル貼付剤を使用している場合には，①換算表に従いモルヒネを換算使用量の20％上乗せして持続皮下・持続静脈投与する，②モルヒネ注またはフェンタニル注へ全変換する（この場合には換算表に従い全量をモルヒネ注またはフェンタニル注に置き換え，1日必要量を生食で希釈し持続皮下・持続静脈投与する），③フェンタニル貼付剤の定期投与量を3〜5割増量する．ただし，フェンタニル貼付剤の増量による用量調整には即時性がないためこれ以外のものが選択できるときは優先しない．

呼吸困難[3]

■ アセスメント

呼吸困難には低酸素血症を伴うものと伴わないものがある．したがって，血中酸素飽和度の低下だけを頼りにアセスメントすることは十分な

アセスメントにはならない．看取りが近い時期には呼吸筋力の低下や気道分泌の増加などにより低酸素状態になりやすい．しかし，血中酸素飽和度が低下していても必ずしも患者が苦しそうでないときが多い．また，血中酸素飽和度が低下していないにもかかわらず呼吸回数が多く，患者に苦痛表情が残ることもしばしば認められる．完全に昏睡になっていない場合には，呼吸苦があるかどうかを患者に確認することが呼吸困難のアセスメントの基本になる．しかし，応答が困難な状態では呼吸困難の有無を確認することが難しい．この場合，血中酸素飽和度が低下しているようであれば酸素投与を行い，苦痛表情が改善するかを確認することで治療的アセスメントができる．血中酸素飽和度の低下がみられなくても呼吸が平静でなく，患者に苦痛表情がある場合には患者の苦痛原因が呼吸困難であると想定し，呼吸困難を緩和させる方策をとってその効果を確認することも重要である．

■マネジメント

アセスメントでも述べた通り，血中酸素飽和度の低下が認められる場合には酸素投与が第一の方策となる．血中酸素飽和度が低下していない，または血中酸素飽和度が測定できないがすでに酸素が投与されており，酸素吸入量の増量が苦痛緩和に有効ではない場合には薬剤による症状緩和を検討する．

薬剤による呼吸困難改善の第一選択はオピオイドの投与である．さらに呼吸困難の改善に明らかに有効とされているオピオイドはモルヒネである．したがって原則的にはモルヒネを使用する．オピオイドが使用されていない患者に対しては塩酸モルヒネ 2.5〜3 mg を皮下注射するか，モルヒネ坐薬を使用する．最も低容量のモルヒネ坐薬は 10 mg であるが，一回量としては 5 mg が妥当であるため，0.5 個で使用する．モルヒネ投与により重篤な副作用(薬剤投与を契機とする呼吸回数の低下やせん妄の出現/増悪)がなく，呼吸困難の改善が認められるようであれば塩酸モルヒネ注の持続投与(持続皮下注または持続静注)あるいはモルヒネ坐薬の定時投与を開始する．塩酸モルヒネ注の持続投与であれば 1 日 4〜10 mg で，モルヒネ坐薬であれば 1 回 5 mg を 1 日 3 回定時投与とする．

すでにオピオイドを使用している場合は，それがモルヒネであれば 3

割程度の増量とする．経口モルヒネ投与が行われていた場合には換算表に従い塩酸モルヒネ注の持続投与に切り替える．オキシコドンでは換算表に従い塩酸モルヒネ注の持続投与への全変換とする．このときベースの投与量の増量は行わない．フェンタニルでは塩酸モルヒネ注の持続投与の上乗せを行うか，換算表に従って塩酸モルヒネ注の持続投与へ全変換するかを検討する．モルヒネの上乗せは複数のオピオイドの併用となるため緩和ケアに十分な知識をもつ医療者がいる環境で行われることが望ましい．上乗せの場合には前述の開始量を上乗せする．

オピオイドの投与でも呼吸困難が緩和されない場合には苦痛緩和のための鎮静を検討することになる．

気道分泌過多[4)]

■ アセスメント

看取りが近い時期に現れる症状として気道および口腔内の分泌物が咽頭から上気道に溜まり発生する死前喘鳴がある．死前喘鳴の特徴としては吸引により分泌物を解消できない場合が多いことが挙げられる．そのため，頻繁に吸引してもその症状が改善しないことが多い．一方，死前喘鳴自体は患者の苦痛になっていないことも多い．したがって，死前喘鳴が起こったときにはそれが患者の苦痛につながっているかを慎重にアセスメントする必要がある．ただし，死前喘鳴が続くことが，見守っている家族・介護者にとっては苦痛となることが多いこと，口腔内に分泌物が溜まることは患者にとって不快となる可能性が高い点を考慮すると，死前喘鳴を常に放置してよいわけではない．したがって，死前喘鳴が起こったときにアセスメントすべき点はそれが患者の苦痛につながっているかと，分泌物が容易に排除可能かどうかの2点となる．

■ マネジメント

口腔内に溜まった分泌物が容易に吸引できる状態であれば吸引を検討する．吸引ができない，または患者の不快につながる場合には軽い側臥位をとらせて顔を横に向け，口腔内の分泌物が自然に流出しやすいようにする．また，口腔ケア用のスポンジなどを使用して口腔内の分泌物を拭う方法も検討する．患者の意識は低下しているため，自己喀出を促すことは

効率的ではなく，避けるべきである．分泌物が容易に排除できないときには抗コリン薬の投与を検討する．抗コリン薬としてはブチルスコポラミン（ブスコパン®）またはスコポラミン（ハイスコ®）を使用する．ブチルスコポラミンは静注または皮下注で使用される．スコポラミンは皮下注で使用するが，口腔内投与でも効果を現すことが知られているため，口腔内投与を第一選択として準備することが推奨される．スコポラミンの口腔内投与は，0.3 mL 程度をシリンジを用いて口腔内に投与する．在宅でも診療所でシリンジに小分けしたうえで自宅の冷蔵庫で保管し，家族・介護者に必要時に口腔内に投与してもらうことができる．一般的に小分けしてから24 時間は冷蔵庫で保管可能である．

悪心・嘔吐[5]

■ アセスメント

看取りが近い時期においても悪心・嘔吐の原因はさまざまである．そのため，原則としてはその原因に従って薬剤の選択を考えることになる．しかし，看取りが近い時期は原因検索のためにいくつもの検査を行う余裕はない．また，この時期には1つの原因で悪心・嘔吐が起こるわけではない．したがって悪心・嘔吐が出現した場合には，患者の症状，これまでの病態から患者にみられる悪心・嘔吐の原因として中枢性または末梢性いずれの要素が強いのかを検討し，判断することが重要になる．この時期の悪心・嘔吐の原因としては代謝性異常や中枢刺激による中枢性のものが起こりやすい．したがって，考え方としては患者の病状，病態から現在の症状に末梢性の要因があるかどうかを先に検討し，そうでなければ中枢性の悪心・嘔吐であると考えるとよい．

■ マネジメント

末梢性の要素が強い場合には消化管運動低下が主要因か，消化管閉塞が主要因かで使用する薬剤が異なる．消化管運動低下が主要因の場合には消化管蠕動を亢進させるメトクロプラミド（プリンペラン®）を使用する．消化管閉塞が主要因と考えられる場合には，分泌抑制効果を期待してブチルスコポラミンを使用するか，オクトレオチド（サンドスタチン®）の持続皮下注射を行う．これらの薬剤が無効であるか無効であろうと判断される場

194　第6章　Last 48 hours

合には抗精神病薬または抗ヒスタミン薬を選択する．抗精神病薬はハロペリドール(セレネース®)またはプロクロルペラジン(ノバミン®)を，抗ヒスタミン薬はクロルフェニラミン(ポララミン®)またはジフェンヒドラミンとジプロフィリンの合剤(トラベルミン®)を使用する．

　注射が使用できるのであれば制吐薬を皮下注または静注する．効果があれば，24時間持続で，輸液をしている場合にはそれに制吐薬を混注して投与する．輸液をしていない場合には持続皮下注射，または定期的な皮下または静脈注射を行う．注射が使用できない場合にはドンペリドン(ナウゼリン®)坐薬を使用する．

不穏・興奮[6]

■ アセスメント

　看取りが近い時期では肝不全，腎不全，低酸素症，高カルシウム血症，がんの脳転移など除去することのできない原因による不穏・興奮が多くみられる．一方，口渇，尿閉，排便困難による直腸での便の貯留のように除去可能な原因での不穏・興奮も起きやすい．不穏・興奮症状の原因が除去可能なものかどうかをアセスメントすることがこの時期では重要なポイントとなる．

■ マネジメント

　原因を除去できる場合には速やかにそれを行う．口腔ケアや導尿，排便処置など看護ケアで解決するものが多いため，薬剤を使用する前にこれらのケアを検討することが一番はじめにすべきことである．不穏・興奮の原因が除去困難な場合には鎮静薬の頓用使用を行いその効果を確認する．注射であればハロペリドール5 mgまたはミダゾラム(ドルミカム®)2.5 mgを静注か皮下注で投与する．注射が困難な場合にはジアゼパム坐薬(ダイアップ®)6 mgまたはフェノバルビタール坐薬(ワコビタール®)100 mgを投与する．これらの頓用使用が1日3回以上必要であったり，十分に症状が緩和されない場合には，意識をある程度維持した浅いあるいは間欠的鎮静としてハロペリドールの持続皮下注射またはジアゼパム坐薬あるいはフェノバルビタール坐薬の定時投与を行う．この場合の鎮静は精神症状の治療としての鎮静と位置づけられる．浅い，あるいは間欠的鎮静では不穏・

興奮の緩和が困難と判断された場合には，終末期の持続的な深い鎮静を検討する．

Clinical Pearls

- 看取りが近い時期にはその後の症状マネジメントの準備として，これまで患者に認められた身体症状を改めて確認する．
- これまでに認められていない身体症状であっても疼痛，呼吸困難，気道分泌過多，悪心・嘔吐，不穏・興奮は看取りが近い時期に共通して起こりうる症状である．
- 看取りが近い時期に共通して起こりうる身体症状に対しては，アセスメントとマネジメントの方策をいつでもできるようにしておくこと．

文献

1) LCP日本語版普及グループ（編）：Liverpool Care Pathway（LCP）日本語版使用マニュアル．日本ホスピス・緩和ケア研究振興財団，2010．〈LCP日本語版の内容を解説，LCP日本語版本体も掲載〉
2) 須賀昭彦：看取りの症状緩和パス―疼痛．緩和医療学 9(3)：239-244, 2007. 〈LCP日本語版における疼痛緩和のアルゴリズムと頓用指示についての解説が述べられている〉
3) 助川明子，他：看取りの症状緩和パス―呼吸困難．緩和医療学 9(3)：265-270, 2007. 〈LCP日本語版における呼吸困難緩和のアルゴリズムと頓用指示についての解説が述べられている〉
4) 池永昌之：看取りの症状緩和パス―気道分泌．緩和医療学 9(3)：252-258, 2007. 〈LCP日本語版における気道分泌緩和のアルゴリズムと頓用指示についての解説が述べられている〉
5) 八代英子，他：看取りの症状緩和パス―嘔気・嘔吐．緩和医療学 9(3)：259-264, 2007. 〈LCP日本語版における悪心・嘔吐緩和のアルゴリズムと頓用指示についての解説が述べられている〉
6) 明智龍男，他：看取りの症状緩和パス―せん妄．緩和医療学 9(3)：245-251, 2007. 〈LCP日本語版におけるせん妄症状緩和のアルゴリズムと頓用指示についての解説が述べられている〉

（茅根義和）

Last 48 hours

今している治療の
見直し

　LCP 日本語版の初期アセスメントの目標は「現在の投薬/処方を見直し，
必要でない処方を中止する」となっている[1]が，ここで必要な治療の見直
しとしては，①不必要な治療の中止と必要な症状緩和治療の確立，②必要
な治療の投与経路の見直し(内服薬をほかの投与経路に変更する)の 2 点
である．②についてはすでに前項(188 ページ)でその内容を示しているた
め，本項では①について詳細に述べる．

「苦痛が増加するか」で検討する

　看取りが近い時期の治療は，先に述べた通り患者の安楽を目標とした苦
痛症状の緩和が中心となる[2]．同時に，これまで治癒を目標にして行って
きた治療および検査はこの時期には患者の苦痛を助長することになりかね
ないため見直す必要がある．LCP 日本語版では目標 3「不必要な治療・検
査を中止または減量する」に具体的な治療行為としては輸液，抗菌薬，検
査としては血液検査を確認事項として挙げている[1]が，そのほかにも検討
対象となる治療行為，検査は存在する．本項でそのすべてを列挙し解説す
ることは難しいが，考え方としてはこれまで行ってきた治療を中止するこ
とが患者の苦痛に対して不利益にならないか，継続することで患者の苦痛
が増加しないかを検討する．検討の結果，いずれかの要件を満たしている
医療行為については中止を検討する．注意すべき点は，これまでの医療行為
のなかで症状緩和以外のすべての医療行為を中止するわけではない．例え
ば，一般的に看取りが近い時期になった時点でステロイドを中止すること

が多いが，がんの脳転移に伴う脳浮腫に対してステロイドを使用していた場合には，これを突然中止することで頭痛や嘔吐といった苦痛症状が起きやすくなってしまう．このような場合にはステロイドは継続することを選択する．このように患者の状態やその医療行為の目的によって個々に判断することが最も重要なことであり，一律に考えることは患者にとって不利益になる場合があることを心に留めておく必要がある．

見直す治療とその理由

さて，LCP日本語版では不必要な輸液，抗菌薬，血液検査を中止するかどうかを個別に確認しているが，これにはどのような意味があるのであろうか．これらの項目は，看取りが近い時期には継続することが患者にとって苦痛を増やすことになりやすいにもかかわらず，多くの医療現場で看取りの時期においても漫然と継続されやすい治療・検査であるため，項目として提示しているわけである．ここからはそれぞれの項目について解説する．

輸液

看取りが近い時期の過剰な輸液は四肢体幹の浮腫の増加，気道分泌の増加や肺実質の浮腫の原因になること，胸水や腹水の増加の原因になることなどで苦痛の原因となりうる．日本緩和医療学会の『終末期がん患者の輸液療法に関するガイドライン』でも，輸液が患者の苦痛を悪化させる可能性があることが提示されている[3]．また，輸液が口渇を改善しない場合が多いことも提示されているため，口渇の緩和のために輸液量を維持または増量することは妥当ではない．

ただし，すべての輸液を中止することが一律に妥当ではないことにも注意する必要がある．一般的に看取りが近い時期の1日輸液量として許容される水分量は500 mL以下であると考えられている[3]．したがって，四肢体幹浮腫の増加や気道分泌の増加がみられない場合には500 mL/日の輸液については許容されると考えてよい．また，輸液内容についてもそれまで高カロリー輸液を行ってきた場合には輸液量の減量とあわせて輸液濃

度の減量を検討する．看取りが近い時期の輸液の目的は必要最低限の水分補給であり，栄養の補給ではない．したがって輸液内容としては維持輸液または生理食塩水で十分である．看取りが近い時期においては苦痛緩和のための薬剤投与が静脈点滴または皮下点滴で行われていることが多いが，これらの点滴に伴い投与される水分量も加えての1日水分量で考える必要がある．薬剤投与に伴いある程度の水分量が投与されている場合には水分補給目的での輸液に関しては全面的に中止してもよい．また，口渇に対しては輸液ではなく，こまめな口腔ケアが推奨されるが，これに伴い口腔粘膜から水分が吸収されることも見込めるため，場合によっては点滴での水分投与がなくてもよい場合も多い．

　輸液を減量・中止する際には患者を見守っている家族・介護者の心情に対しての配慮も必要となる．別項（210ページ）で詳しく述べるが，輸液を減量・中止することで，死を早めるのではないか，必要な医療行為さえもしてもらえず見放されたのではないかなど，負の感情をもちやすいことに留意すべきである．したがって，輸液を減量・中止する際にはその目的，すなわち漫然とした継続が患者の苦痛につながることと，死を早めることはないことを十分に説明する必要がある[4]．

抗菌薬

　感染症治療は感染症から患者の命を守るための医療行為として行われる．したがって感染症が存在する状態で抗菌薬を中止することは，「患者の死を早める」行為と考えられる可能性が十分にある．しかし，LCP日本語版では看取りが近い時期には抗菌薬は原則として中止の対象と考えている．これは抗菌薬を中止する前提として，感染症治療が無効となって予後が数日以内と判断された状況であるか，合併症としての感染症の治療が，数日と考えられる原疾患による予後に影響を与えない状況であることを想定しているのである．この前提に立って考えると，抗菌薬投与自体が輸液量を増加してしまうこと，不要な薬剤投与によってほかの臓器に余計な負担をかけてしまう可能性があることにより，抗菌薬投与の中止が妥当な行為であるといえる（154ページ）．

　同様の考え方はインスリン投与にも当てはまる．インスリン投与の一次

的な目的は血糖値を正常範囲に維持することであるが，二次的な目的としては高血糖による意識障害，ケトアシドーシスの予防と長期的高血糖に伴う臓器障害の合併症予防がある．看取りが近い時期には，前述のように適切な輸液管理が行われていれば予後を短縮するような高血糖になることは考え難い．また，将来的な合併症予防の意義は全くなくなる一方，インスリンの過剰作用により思わぬ低血糖に陥る可能性が高くなる．したがって，看取りが近い時期にはインスリン投与も中止検討の対象となる．

ここでは感染症治療とインスリン療法を具体例として提示したが，これはあくまでも看取りが近い時期に漫然と継続されることが多い治療として提示したのであり，ほかの治療でもはじめに述べた原則に従って個々に検討することを忘れてはいけない．

血液検査

治癒を目標とした治療においては，治療期に定期的な血液検査によって治療効果を判定することは一般的に行われている．この場合，ある程度先まで検査予定が組まれていることがある．特に感染症治療が行われている場合には血液検査が頻繁に予定されていることが多く，患者が看取りが近い時期に入ったときにもすでに予定されていた血液検査がそのまま行われてしまう可能性があることを考えておくべきである．この採血は看取りの時期の患者にとっては全くメリットのない検査であり，このような検査は看取りの時期が近いと判断した際に中止するように努める必要がある．

これは血液検査だけではなく，画像診断や生理検査にも当てはまる．看取りが近い時期であると判断された場合には，その後に予定されていた画像診断や生理検査についても中止するようにする．先に述べたように，インスリン治療については看取りが近い時期には基本的に中止を考えるため，日々の血糖測定についても中止するようにする．

Clinical Pearls

- 看取りが近い時期になったとき，今している治療・ケアのなかで不必要なものを中止することを検討する.
- 治療の見直しに当たっては，その治療を継続することで苦痛が増加するか，その治療を中止することで苦痛が増加するかを基準に検討する.
- 看取りが近い時期であるからといって一律に治療を中止することは避けるべきである.

文献

1) LCP 日本語版普及グループ(編)：Liverpool Care Pathway(LCP)日本語版使用マニュアル. 日本ホスピス・緩和ケア研究振興財団，2010.〈LCP 日本語版の内容を解説，LCP 日本語版本体も掲載〉
2) 茅根義和：Liverpool Care Pathway(LCP)日本語版—看取りのパス. 緩和医療学9(3)：233-238, 2007.〈LCP 日本語版の解説〉
3) 日本緩和医療学会 緩和医療ガイドライン作成委員会(編)：終末期がん患者の輸液療法に関するガイドライン 2013 年版. 金原出版，2013.〈終末期がん患者における輸液療法の考え方が示されている〉
4) 遠藤理香，他：死が近づいた時のケア. 木澤義之，他(編)：3 ステップ実践緩和ケア. pp114-123, 青海社，2013.〈OPTIM 研究での使用を目的に作成された緩和ケアのマニュアル. そのなかでの看取りが近い時期のケアをまとめている〉

(茅根義和)

Last 48 hours

今しているケアの見直し

必要なのは中止ではなく"工夫"

　看取りが近い時期の患者は，身体の衰弱が進み自力で動くことが困難となり，意識が混濁していることが多い．そのため，現在行われている看護ケアが臨死期の患者の状態に合っているかを検討することが必要になる．この時期においても，患者の意思を尊重することが大切なことはいうまでもないが，病気の進行やそれに伴う身体的・精神的な苦痛・苦悩のため患者自身が意思決定をすることが難しい場合が多い．患者の意向が尊重される方法を家族とともに考え，患者の尊厳が保たれるよう注意を払い，多職種チームで検討していく必要がある．

　そのとき必要なことは「ケアを中止」することではない．可能な限り「ケアを工夫」し，患者の安楽を第一優先として見直していくことが重要である．同じ介入であっても，再評価により目的が変わることで，方法が変わることがある．

　臨死期に携わる医療者として，どのような視点でケアを見直し，提供すればよいかを 表1 [1] の視点から具体的に考えてみたい．なお，各項目の①〜④は，すべて 表1 の視点・考え方である．

見直しを検討すべきケアの具体的な項目

吸引

　喘鳴は，臨死期の患者にしばしばみられる症状の1つである．特に，

表1 評価の視点と根拠の考え方

①そのケア（処置）は何のために行うのか（目的），目標は何か
②そのケア（処置）を行うことで，患者・家族にデメリットをもたらさないか
③患者・家族はどのような思いなのか，患者の推定意思は何かを家族とともに考える
④そのケア（処置）を行う以外に，目的・目標を達成する方法はないか

〔津金澤理恵子：ケアの見直し．岩崎紀久子，他（編）：一般病棟でもできる！　終末期がん患者の緩和ケア 第3版．p189，日本看護協会出版会，2014 より〕

臨死期の喘鳴は死前喘鳴といわれ「死期が迫った患者において聞かれる，呼吸に伴う不快な音」と定義される[2]．

　患者の意識が混濁している場合，患者自身は自分の咽頭がゴロゴロと音を立てていることを自覚しておらず，あまり苦痛を感じていない可能性が高い．吸引行為そのものが苦痛を伴うものであるため，行うかどうかは患者の状態にあわせて検討する必要がある．一方，家族は咽頭部からの音で「患者が苦しいのではないか」「分泌物により気道が詰まるのではないか」などの不安を抱いている．

①吸引を行う目的・目標は何か．

②吸引を行うことで患者にメリットはあるか．苦痛を緩和するか．また，デメリットをもたらさないか．

③患者・家族はどのような思いなのか，患者の推定意思は何かを家族とともに考える．

④吸引を行う以外に，目的・目標を達成する方法はないか．

　頭位や枕を変えて，喘鳴が軽減する体位の工夫をする．輸液量の検討，分泌物を抑制させる薬剤の検討を行う．分泌物を定期的に除去するのではなく，喘鳴の原因を見極め，対応を検討する必要がある．

排泄

　臨死期では，食事・水分摂取量や体動量の減少，全身の衰弱に伴う消化機能の低下，腎機能低下により尿量の減少や便秘のリスクが高い．一方で，定期的な導尿や不必要な膀胱留置カテーテルの使用，浣腸などの処置は，患者に身体的苦痛や負担がかかることが考えられる．

　患者の安楽を最優先に考え，便の停滞や膀胱の緊満によるせん妄の出現

今しているケアの見直し　**203**

や助長に注意が必要である.

「トイレだけは，最後まで一人で行きたい．管だけは入れないでほしい」
など，患者の排泄に対する思いは強い．自然排尿で経過をみていた患者の
排尿回数の低下をどのように評価すればよいだろうか．必ずしも膀胱留置
カテーテルを使用することが必要ではない．できるだけ患者・家族の排泄
に対する思いを尊重し，排泄時の動作をどのように支えていくかを考えた
い．

■排尿について

①膀胱留置カテーテルの使用は何のために行うのか(目的)，目標は何か．
　何らかの理由で尿閉を起こしている可能性はないかなど，排尿回数減少
　の原因をアセスメントする.

②膀胱留置カテーテルを使用することで患者・家族にデメリットをもたら
　さないか.
　排尿間隔8時間を目安とし，導尿をして評価する．尿量により導尿間
　隔を決定する．患者の安楽を最優先とし，間欠的な導尿もしくは膀胱留
　置カテーテルの使用を検討する．カテーテルを使用する場合は，テネス
　ムス(膀胱しぶり)による苦痛やせん妄，不穏の出現に注意する．症状出
　現時には薬剤の使用を検討したり，カテーテル使用の必要性を再評価し
　たりする必要がある.

③膀胱留置カテーテルを使用することについて，患者・家族はどのような
　思いなのか，患者の推定意思は何かを家族とともに考える.

④膀胱留置カテーテルを使用する以外に，目的・目標を達成する方法はな
　いか.

■排便処置をいつまで続けるか

①排便処置は何のために行うのか(目的)，目標は何か.

②排便を促す処置を行うことによる患者のメリット・デメリット.
　直腸内に便塊が停滞していれば，浣腸の効果は期待できる．便塊が停滞
　していると，不快から患者がせん妄を起こす可能性がある．一方，浣腸
　の処置そのものが苦痛であることが多く，また循環動態，呼吸状態に影
　響し患者の身体的負担になる可能性がある.

③患者・家族はどのような思いなのか，患者の推定意思は何かを家族とと

もに考える.

①②をよく検討し，患者の最善を考慮し，家族へ説明し，家族の考えを尋ね考慮する.

④排便処置を行う以外に，目的・目標を達成する方法はないか.

定期的な浣腸を行うのではなく，清潔ケア時に直腸診を行い，便塊の貯留を観察し評価する．便塊が触れた場合には，浣腸や坐薬の使用を検討する.

バイタルサインの測定とモニター類の使用

急性期病院では，医療機器を使用して医療・ケアを行っていることが多く，臨死期の患者においてもモニター類が装着されていることが多い．臨死期のバイタルサイン測定やモニター類の「やめどき・やめ方」は看取りの重要な側面である[3].

意識障害や下顎呼吸，四肢のチアノーゼ，橈骨動脈の触知不可，尿量の低下の徴候は，モニター類を装着していなくても確認できるバイタルサインであり，ある程度の死期の予測は可能であると考える．看護師が触れて確認することで，患者に負担がかからない工夫ができる．家族が希望する看取りに，バイタルサインの測定やモニター類の使用は関係するかも含め考えたい.

①そのケア（処置）は何のために行うのか（目的），目標は何か.

②そのケア（処置）を行うことで，患者・家族にデメリットをもたらさないか.

患者：せん妄でモニター類を外してしまう.

家族：モニター類が隔たりとなり，患者に近づきにくい．モニター類に気をとられ，患者の変化を見逃す可能性がある.

③患者・家族はどのような思いなのか，患者の推定意思は何かを家族とともに考える.

④そのケア（処置）を行う以外に，目的・目標を達成する方法はないか.

体位交換

臨死期は悪液質や低栄養，循環不全などにより褥瘡を発症しやすい状態にある．自力で体位交換が行えないことや，安楽な体位をとるために同一

今しているケアの見直し　205

体位を保持し続けることも多い．長時間にわたり局所に圧迫，摩擦，ずれ
などの外力が加わるため，褥瘡発生のリスクは高まる．

疼痛，呼吸困難，腹部膨満など症状が安定しないことにより，体位交換
やスキンケアが困難になると，褥瘡発生リスクは一層高まる．このような
状況において褥瘡予防と苦痛緩和をいかに行うか，悩む場面は多い．患者
の安楽を最優先に考えながら褥瘡発生をできる限り予防する方法，体位交
換の方法とタイミングの検討，体圧分散マットレスの使用，局所のずれや
摩擦を防ぐ方法について考えたい．

①体位交換は何のために行うのか（目的），目標は何か．

②体位交換を行うことで，患者・家族にデメリットをもたらさないか．

③体位交換を行うことについて患者・家族はどのような思いなのか，患者
　の推定意思は何かを家族とともに考える．

④体位交換を行う以外に，目的・目標を達成する方法はないか．

体位交換による患者の苦痛がある場合には，患者にとって安楽な体位を
優先させる．体位交換を定期的に行うことにとらわれる必要はない．体
圧分散マットレスを使用し，その時々の患者の状態にあわせた方法とタ
イミングで除圧を行うことが大切である．体位交換が難しければ，手を
身体の下へ差し込みマットを沈ませることで除圧する方法もある．柔ら
かめのクッションや安楽枕を用いて，側臥位の角度，腰や手足の位置な
どを微調整する．また皮膚保護の方法として，清拭などのタイミングを
用いて骨突出部分や褥瘡好発部位，浮腫がある部分に保湿剤を塗布した
り，ポリウレタンフィルム材を貼付したりすることも有効である．

褥瘡処置

臨死期は悪液質や低栄養，循環不全などにより発症した褥瘡が悪化しや
すく，治癒しにくいという特徴がある．褥瘡に伴う苦痛の緩和や感染，臭
気による患者・家族の安楽への影響を最小限にすることに着目し考えた
い．

①褥瘡処置は何のために行うのか（目的），目標は何か．

②褥瘡処置を行うことで患者・家族にとってメリットがあるか，デメリッ
　トをもたらさないか．

褥瘡部分の壊死組織を放置しておくと，感染を引き起こしたり臭気が発生したりする．また，感染は，発熱や疼痛，敗血症を引き起こす．褥瘡処置を行うメリットはこれらの症状を予防することにある．反面，褥瘡処置には体位交換することの苦痛を伴い，循環動態，呼吸状態に影響を与えることがある．そのため，適切なドレッシング材の使用，褥瘡処置の方法や頻度，鎮痛薬の使用を検討する必要がある．

③患者・家族はどのような思いなのか，患者の推定意思は何かを家族とともに考える．

④褥瘡処置を行う以外に，目的・目標を達成する方法はないか．

患者褥瘡に対し定期的に処置を行っている場合，その処置が患者に必要であるかを再アセスメントする．目的を現状維持または浸出液・臭気のコントロールに変更し，その患者にあわせた臭気対策を行う．例えば，治癒を目指すために2回/日の軟膏処置とガーゼ交換を行っていた場合，ガーゼ交換を1回/日，清潔ケアのタイミングにあわせて行うように変更する．浸出液が多い場合はガーゼを当て，その下に小さめのオムツを当て吸収させることもできる．活性炭入りのパッドなどの使用も検討する．

清潔ケア（口腔ケア，陰部洗浄，全身清拭，入浴）

臨死期では，セルフケアの全代償が必要となる．清潔ケアは日常生活の援助であるだけでなく，家族とともに実施できるケアの1つであるため，家族ケアにも通じる．家族とケアを実施する場合は，家族の負担に配慮しながら家族が患者のケアに参加できたと思えるようにかかわることが重要である．また，この時期は清潔ケア自体が患者のエネルギー消耗や酸素消費量を高め，かえって苦痛につながることがある．患者の安楽を最優先にし，患者の状態にあわせたケア方法の選択が重要である．

①そのケア（処置）は何のために行うのか（目的），目標は何か．

②そのケア（処置）を行うことで，患者・家族にデメリットをもたらさないか．

③患者・家族はどのような思いなのか，患者の推定意思は何かを家族とともに考える．

④そのケア（処置）を行う以外に，目的・目標を達成する方法はないか．

口腔ケア：基本的に1日3回行う．口腔乾燥や分泌物による汚染は口渇や口臭にもつながるため，こまめな介入が必要である．口腔ケア時に使用する水を患者の嗜好にあわせ，冷水やお茶で行う場合もある．

陰部洗浄：基本的には毎日行い，清潔を保持する．

全身清拭・入浴・手足浴・更衣：全身清拭，更衣は患者にあわせた計画を立てる．患者の意向が尊重される方法を家族とともに考えるのも一法である．例えば，患者は入浴好きであるが，入浴が全身状態に影響を及ぼすことが予想されるときには，家族へその旨を説明し，そのうえで患者の意向を尊重し入浴することもある．入浴しない場合は，手浴・足浴・洗髪などの部分的なケアなどを取り入れる方法もある．

転倒転落対策（体動センサー，ベッド柵などの使用の見直し）

進行したがん患者の7割以上がせん妄になり，そのうち3割は一時的に興奮状態になるといわれている[4]．そのため，転倒転落予防策として4点柵やナースコール連動の体動センサー，ベッドの配置を変更するなど，何らかの対策が講じられていることが多い．対策を講じることで，転倒転落のリスクを減少させることができるメリットがある反面，拘束されている，見張られていると感じる患者や家族もいる．現在の患者の状態を再アセスメントし，患者にとって最善の安全・安楽を考慮しながら患者や家族と話し合う必要がある．

①そのケア（処置）は何のために行うのか（目的），目標は何か．

②そのケア（処置）を行うことで，患者・家族にデメリットをもたらさないか．

③患者・家族はどのような思いなのか，患者の推定意思は何かを家族とともに考える．

患者の体動が多く転倒転落対策を講じる必要があると考えられる場合でも，家族の協力が得られれば，家族がそばにいることで対策が不要になることもある．その場合は，家族の不安や疲労も十分に考慮し協力を得ていく．

④そのケア（処置）を行う以外に，目的・目標を達成する方法はないか．

患者が好んでいたため提供していたことを継続する

　臨死期においても，患者が好きだったこと，気持ちよかったこと(例：マッサージ，好きな音楽を聞く，好きなテレビ番組をみる)などは継続する．患者の日常について家族から情報収集し，いつものように家族で普段の話ができる環境をつくる．患者・家族の好きな音楽を聞く，好きなテレビ番組をみて患者と過ごすことなども重要な看護の1つである．

Clinical Pearls

- ケアの見直しとは「ケアを中止すること」ではなく，「ケアを工夫すること」である．
- 患者の安全・安楽を最優先に考える．
- 現在行われている看護ケアが今の患者状態に合っているかを再評価する．
- 患者の意思が確かめられない場合は，患者の推定意思を家族とともに考える．

文献

1) 津金澤理恵子：ケアの見直し．岩崎紀久子，他(編)：一般病棟でもできる！　終末期がん患者の緩和ケア　第3版．p189，日本看護協会出版会，2014.〈ケアの見直しの考え方が示されている〉
2) 日本緩和医療学会　緩和医療ガイドライン作成委員会(編)：がん患者の呼吸症状の緩和に関するガイドライン2016年版．金原出版，2016.
3) 柏木夕香：看取りの場面でのバイタルサイン測定と，心電図モニター．緩和ケア25(6月増刊)：52-54，2015.〈死期の予測，家族が希望する看取りに関するエビデンスが示されている〉
4) 緩和ケア普及のための地域プロジェクト：OPTIM study(厚生労働科学研究　がん対策のための戦略研究)：これからの過ごし方について．p7. www.jspm-peace.jp/data/v3_a/pamph12 これからの過ごし方について．pdf〈よくみられる症状ごとに，症状の原因，検査，治療，生活の工夫などがパンフレットにまとめられている〉

(平尾牧子)

Last 48 hours

家族への説明

家族の役割

　ケアを中心とした医療のなかで，家族は2つの役割を担うことになる．1つは医療ケアチームの一員として患者にケアを提供する役割，そしてもう1つは患者の側に立って患者が望ましいケアを受けられるように医療ケアチームにはたらきかける役割である．

医療ケアチームの一員としての役割

　医療ケアチームの一員としての家族の役割は入院環境よりも在宅療養環境でさらに大きくなるが，入院環境であっても施設の職員では十分に行いきれないケアを補う存在であるだけでなく，患者の気持ちに寄り添った細やかなケアを提供することは家族にしかできない重要な役割である．家族も医療ケアチームの一員として患者のケアにあたるため，現在の病状や状況を常に理解しておく必要がある．医療者と家族の間で現状認識がずれていることは，それぞれが望ましいと考えて行うケアにずれが生じることになり，それぞれが行うことの差が患者の苦痛につながることもある．そのため，看取りが近い時期には家族の病状認識について医療者側と差異が生じていないかに常に気を配り，必要時に情報を共有することが重要となる．具体的なケアについては患者の状態に関する共通認識をもったうえで，家族が担う部分を明確にできるところはしたほうがよい．身体ケアのうち，医療の素人である家族もできるケアについては医療者側と家族が同じようにケアできるよう話し合いをもち，提供するようにする．しかし，

210　第6章　Last 48 hours

精神症状，特にせん妄や不安などについては医療者とは異なったはたらきが家族に求められることが多い．患者にとって近しい存在であり安心できる家族の声や温もりに接することで患者の精神症状が軽減されることは少なくない．この部分については「家族だからできること」として医療者からある程度家族にケアの主体を委託する姿勢も重要になる．このように医療者と家族が同じ医療ケアチームの一員として協働して患者のケアにあたることは，患者のためであるとともに家族ケアのはじまりでもある．家族も一緒に患者のケアを行うことで患者の看取りにおいて家族が阻害されてしまうことがなくなり，看取り後の家族の心情のなかで，看取り前に自分が行ったケアがその後の悲嘆を軽減させる要因となりうるのである．

患者側からの役割

家族のもう1つの役割として，患者の側に立って患者が望ましいケアを受けられるように医療ケアチームにはたらきかけることが挙げられる．家族は医療に関しては素人である．しかし，患者に最も近しい存在として患者のこれまでのこと，気持ち，考え，信条などを一番よく理解できるという意味において，家族こそ患者に対して最も玄人であるといってよい．特に看取りが近い時期においては患者の意識は低下傾向にあり，十分に意思を表示できないことが増えてくるため，患者のことを一番よく知っている家族が患者の思いや考えを類推し，汲みとって医療者に伝える役割が求められることが多くなる．したがって，医療者としては看取りが近い時期に患者の意思がよくわからないときには，患者にとって望ましいケアを家族と一緒に類推していく姿勢が必要となる．このとき，家族に対しては想像できる患者の希望と家族自身の思いをしっかりと区別できるようにはたらきかける必要がある．当然家族としてのそれぞれの思いがあるわけであり，それを無視することはできない．しかし，一番大切なことは患者自身の思い・希望であり，それを患者自身に確認できないときに家族と協力して一番患者の望みに近いケアを探っていくわけであるから，患者にとって望ましいことが何かを常に意識し，家族としての希望は別にしっかりと聞くようにすることで，家族の思いが優先されないように配慮する．

病状認識の確認

　先に述べた通り，医療者側が，患者が看取りが近い時期にあると判断した際に，家族との状況認識のずれがないかを確認することは重要である．LCP日本語版でも初期アセスメントのなかで患者・家族の病状認識を確認する項目を挙げている[1]．患者だけでなく，家族の病状認識を確認することはこれからのケアにとって非常に重要である．それは先に述べたように看取りが近い時期には患者の意識は低下していき，時には看取りが近いと判断した時点で患者が昏睡に陥っていることも少なくないため，これからの患者にとって望ましいケアが提供されるために家族と相談していくことが重要になるからである．また，次に述べるように家族が誤った認識をもったままでは，患者の変化やそれにあわせて提供される医療ケアの変更を十分に理解して安心して患者を見守ることができないからである．

　LCP日本語版ではこの時期の病状認識の確認を2つのステップに分けている[1]．第一のステップはそもそもの病気についての認識である．LCP日本語版の項目としては「診断」として挙げているが，これは看取りが近くなっている状況の原因となる病気が何であるか，それが患者を死に至らしめる要素をもつ病気であり，その病気によって患者は看取りが近い状況になっていることが十分理解できているかを確認することを求めている[2]．

　第二のステップは「死が近いこと」の理解を確認することである．これは単に「あと数日以内に死を迎える」であろうことを伝えてあるかではなく，病状として死が避けられないものであり，かつ，死が間近に迫っている状況であることを十分に納得・理解できるように説明がされているかを問うている．患者に対しては，患者によって詳しいことを聞きたい，聞きたくないといった個々の希望があるため，ここまで詳しい説明がなされることが常に求められるわけではなく，おおよそのところで死を自覚しているかどうかを確認できればよいが，家族に対しては，看取りが近い状況であることが納得できるような説明が十分になされていることが「死が近いこと」を認識しているかの確認では必要となる．

　以上のように，看取りが近い時期であると判断したときに家族に状況を説明する際には，まずこの2点が理解できているかを確認しつつ，説明

を行っていくようにするとよい.

　進行肺癌を例にとって具体的な説明の進め方を以下に示す.

伝え方の具体例

　「これまでの患者さんの経過をまず振り返ってみましょう. 患者さんは肺癌で抗がん剤治療を行ってきましたが残念ながら効果がなく, この数か月はつらさを緩和する対処を行ってきました. ここ数日は肺癌の進行で肺に水がたまり, 呼吸の状態が悪くなってきていました. 状況としてはだいぶ厳しいところに来ていると考えられます. ここまでの経過については大丈夫ですか?」

　このように病名を確認するだけでなく, これまでの経過を振り返って病気の経過についても確認するようにする. そして, 看取りが近い時期に来ていることを説明する前にいったん説明を止めて, これまでの経過を理解できているかを確認する. ここまでの説明について家族に十分な理解があると判断したら, 引き続き看取りが近い時期であることを説明する.

伝え方の具体例

　「先ほど呼吸の状態が悪くなり, だいぶ厳しいところまで進行していると説明しました. ここ数日では呼吸の状態が悪くなるだけでなく, 食事も受けつけなくなってきていますし, 1日のなかでうつらうつらとしている時間も長くなってきています. 確かに呼吸の苦しさを緩和するためにモルヒネや一時的に楽に眠れるように安定剤を使用している影響もありますが, お薬を増やしているわけではないにもかかわらずしっかりと覚醒していられる時間は短くなってきています. この状態から考えると, 患者さんに残されている時間はあと数日程度であると判断せざるをえません. 残念なことではありますが, ご家族としても今説明した見通しのなかで, これからの過ごし方を考えるようにしてください. ここまでの説明についてもう少し聞きたいこと, 確認しておきたいこと, 疑問点はありますか?」

家族への説明　213

このように，病名，病状経過の説明を受けて，現状が看取りが近い時期に入りつつあることを説明する．病気の症状だけでなく，本章「これから起こること」（178ページ）で説明した看取りが近い時期に起こる変化のなかで明らかに患者にあらわれている変化を含めながら説明するとよい．また，一方的に説明するのではなく，最後に必ず説明を理解できているかと問うことが重要であるが，その際に，「今の説明でわかりましたか？」といった直接的な聞き方ではなく，具体例に示したように「もう少し聞きたいこと，確認しておきたいこと，疑問点はありますか？」というような質問がしやすい問いかけをすることが肝要である．さらに，ここで看取りが近い時期に起こる変化を説明のなかに入れ込むことで，次に示すこれから起こることの説明につなげやすくなることもポイントである．

これからのこと

先に述べた2つの役割だけでなく，家族は家族としてケアの対象となることも忘れてはいけない．家族にとっては患者こそが近々別れなければならなくなる愛すべき家族なのである．したがって，家族は患者との死別に対する悲嘆をもちつつ患者に寄り添っている存在である．看取りが近づくと，家族は刻々と変化する患者の様子，先に述べたような提供される医療の変化に対して，常に戸惑いと不安をもちつつ患者を見守っている，ということを医療者は認識しなければならない．したがって，看取りが近い時期にあることを家族が十分に認識した後に，これから起こりうること，これから行われる医療内容についての情報をできるだけ家族に提示することが重要となる[2]．

これからのことについては，これまで本章で示してきた内容（178ページ〜）を説明することになるが，言葉での説明だけではなかなか家族の理解を得ることは難しく，患者の死が差し迫ったなかで多くの内容を適切にまとめ，短時間でわかりやすく説明することも難しい．このような問題に対してはパンフレットを作成しておき，パンフレットを提示しながら説明するとよい．既存のパンフレットとしては厚生労働省対がん総合戦略研究事業である「緩和ケア普及のための地域プロジェクト（OPTIMプロジェク

214　第6章　Last 48 hours

ト）」で使用されたパンフレットである「これからの過ごし方について」（『3ステップ実践緩和ケア』/青海社，2013でも入手可能）が，看取りが近い時期に必要な説明をほぼ網羅しており，使用しやすい[3]．このパンフレットは看取りが近い時期に起こる変化を示した①「これからどうなるのでしょうか」，苦痛症状がどの程度現れ，それに対してどのように対処するのかを示した②「苦しさは増すのでしょうか」，せん妄症状の説明とそれに対する対処を示した③「つじつまが合わず，いつもと違う行動をとるとき」，気道分泌/死前喘鳴の説明とそれに対する対処を示した④「のどが『ゴロゴロ』するとき」，看取りが近い時期における輸液に関する考え方を示した⑤「点滴について考えるとき」の5つの項目で構成されている．このパンフレットの構成は，はじめにこれから起こることの全体像を把握してもらうための総論として①がおかれ，その後に苦痛緩和について，せん妄症状について，気道分泌/死前喘鳴について，輸液の考え方についての4項目が各論として準備されている．

　①では死亡までの身体状況のおおまかな変化を意識低下が進行→死前喘鳴の出現→呼吸状態の変化→皮膚状態の変化と血圧低下に伴う変化の順で示している．これを補助する形で経口摂取困難，尿量減少，不穏・興奮がそれ以外に起こりうる変化として示されている．①では以上の内容に従ってこれから起こることのアウトラインが説明できるように作成されているが，あわせて急変が起こりうることが提示されており，さらに同ページ末尾には急変時も含めて心肺停止時の対処（心肺蘇生を行うかどうか）に有用な確認事項が提示されている．LCP日本語版でも初期アセスメントにおいて心肺蘇生をしないことの確認項目が立てられているが，看取りが近い時期に入った時点が心肺蘇生を実施するか否かの最終確認をするタイミングであるため，このような項目が設けられている．

　②〜⑤ではこれから起こりうることのなかで頻度の高い項目についての説明が示されている．内容の構成としては，具体的に起こりうる状況の説明とそれに対する対処方法が述べられているが，あわせてこれらの症状を発症したときに起こりうる家族の感情を肯定し，起こりうることへの心配・不安に対しての説明が提示されている．パンフレットのなかでは「ご家族もつらいお気持ちになられると思います」との見出しで，これらの症状

をみている家族によくみられる感情を具体的に示し，その部分に「このようなお気持ちは当然のことです」とこれらの感情が現れることが普通であることを示している．このように不安や心配に思うことを肯定されることで，家族は自分が感じていることを我慢せずに医療者に伝えることができるようになる．この部分は重要なポイントであり，これからのことについての説明においても常に意識すべき点である．このパンフレットではさらに「ご家族はこんなふうにしてあげてください」との見出しで，家族がどのように対処したらよいか，家族でもできるケアの方法を提示している．この部分も非常に重要である．先に述べたように家族には患者をケアする役割がある．また，患者をケアする役割が全く果たせないままに患者を看取ることは，家族の死別後の悲嘆に対して負の作用を及ぼすことが多い．そのため，看取りが近い時期の患者に対して家族としてどのようなケアができるのかを具体的に提示することは，この時期の家族ケアとして重要なことである．このパンフレットの内容の特徴として，これから起こることについての説明だけでなく，この時期に家族ができること，家族がどのようにしたらよいのかを具体的に提示することに多くの紙幅を割いていることが挙げられる．そして，これからのことを説明するにあたってこの部分が家族ケアの立場からも重要であることを理解いただきたい．

　「これからの過ごし方について」のパンフレットは全体のボリュームとしてはそれほど多いものでないため，すべてを一度に説明することも可能であるが，病名，看取りが近い時期にあることを説明した直後にこれから起こることを説明するのであれば，まず全体的な変化を説明する①の部分だけを説明し，そのほかの説明は次の機会に回すようにしてもよいであろう．患者が看取りが近い時期にあることを説明されたこの時点で家族にどの程度説明を聞くことができる余裕があるのかを見極め，家族の説明を受けるにあたっての許容量を判断したうえで内容を決めていくことも重要である．

しておきたいこと

　「死を前提にするとひとは優しくなれる．離れていた親戚筋にも顔を出

す」―これはとある歌の一節である．死ぬことを具体的に自覚したときに，それまでは意識していなかった「しておきたいこと」が心のなかに湧き上がってくることは，人の心情として起こりうるものである．これは亡くなる当事者である患者だけでなく，患者の死が間近であることを知った家族にも当てはまるであろう．このときにどのような「しておきたいこと」が心のなかに現れるのかは人それぞれである．そのため，看取りが近い時期にあることを説明した際に「何かして差し上げたいことはありますか？」と一度は問うてみるよう心がけることは重要である[4]．そして，それが実現可能かどうかを検討し，実現可能なことについては実現に向けての具体的な準備を早急に行うようにする．ホスピス・緩和ケア病棟では特にこのような事例に遭遇することが多いと思われる．それはホスピスケア・緩和ケアの重要な点として，患者一人ひとりの最期をその人らしく過ごしてほしいという大きな目標があり，そのなかで「最後の望みを口にできる」雰囲気づくりがされているからである[4]．しかし，ホスピス・緩和ケア病棟でなくても，すべての医療環境において医療者がこのような思いをもちつつ患者をケアすることができれば，特別な療養環境でなくても最後の望みを実現できる可能性はないわけではない．「長く療養していたので，一度でよいから自宅の空気を吸わせてあげたい」という家族の希望に対して，途中で呼吸停止が起こりうることを十分に話し合ったうえで介護タクシーを手配し，ストレッチャーベッドのままで自宅に一時外出を行い，自宅でのひとときを過ごした患者さん，「初孫に会わせたい」と通常は病院での面会が困難な生まれたばかりの乳児を連れてきた家族など，それぞれの「しておきたいこと」に対して若干の融通と，何かあったときの覚悟を家族・医療者がお互いに共有することで実現可能なことは実は多いのである．

　このように「しておきたいこと」はさまざまであるが，看取りが近い時期に「しておきたいこと」に関連して医療者が確認しておくとよい項目もいくつかある．

　第一は，最期を過ごす場所の確認である[3]．「最期は自宅で過ごさせたい」「もうだめなのであれば自宅で最期を看取ってあげたい」，あるいは「在宅療養を続けていたが，最期は病院で安心して付き添いたい」「お世話になった主治医に最期を看取ってほしい」といった思いから，現在の療養

環境と異なった「最期を過ごす場所」を希望される家族がある一定の割合でいることは間違いない．したがって，看取りが近い時期になったと判断したときが最期の療養場所を選択する最後の機会となる．希望を叶えることが難しい場合も当然あるが，この時点で最期を迎える場所について確認しておくことが望ましい[3]．

　第二は最期を迎えるにあたっての宗教上の理由，あるいはその家族のなかにある信条によってしておきたいことがあるかどうかを確認することである．日本人の場合にはこのような宗教上のニーズは少ないといわれている．しかし，多くはなくても必ず秘めたニーズをもっていながら，特に入院環境ではそれを言い出せない人がいることも事実である．LCP日本語版でも初期アセスメントの項目として「看取りにあたっての宗教上の要望や信条を確認する」との項目を設けている[1]．特に宗教上の要望は入院環境では言い出しにくいことであるため，具体的に確認をするように心がけるべきである．LCPが作成された英国においてはさまざまな宗教的バックグラウンドをもつ患者が多いため宗教上のニーズを問う形になっているが，欧米と比較して宗教的なバックグラウンドの薄い傾向のある日本においては，宗教上のニーズだけでなく広くスピリチュアル・ニーズ全般についての確認として考えたほうがより現実的である．

　第三は，会わせておきたい人と会えているかを確認することである．特に普段会う機会のない人，残念ながら関係性が悪化して交流が途絶えてしまった人などとは，この時期に会うことを逃してしまうことで強い後悔を残すことがある．ホスピスケア・緩和ケアにおいては，看取りのプロセスの重要なポイントとして「和解」を挙げている．これはスピリチュアルケアのなかでも重要なポイントであり，死にゆく患者だけでなく，残された和解すべき関係性にある人にとっても重要である．特に家族や親族で残念な経過のなかで和解ができないままに患者と疎遠になっている人がいるのであれば，ぜひ患者が存命中に会うことができるようはたらきかけるようにしてほしい．この世での和解によってお互いの魂が救われる貴重な最後の機会が，看取りが近い時期にあるからである．

　以上のように，「しておきたいこと」についてはそれぞれの家族によって異なった要望が現れることを理解しつつ，医療者からの具体的な言葉掛け

によりはじめて気がつくこと，はじめて希望を口にできるケースもあることを理解しておくことが重要である．

Clinical Pearls

- 看取りが近い時期の家族は，患者にケアを提供する立場と患者とともにケアを受ける立場の両方の役割をもつ．
- 家族が患者にケアを提供する立場で十分に働けるように正確な情報を家族に伝えることが大切である．
- ケアの対象としての家族へは家族の気持ちに配慮した説明を行う．
- これから起こりうることについてはパンフレットなどを利用して説明するとよい．
- 看取りが近い時期の短い期間でも叶えられる希望があることを認識し，最後の望みをいつでも口にできる雰囲気をつくっておく．

文献

1) LCP 日本語版普及グループ（編）：Liverpool Care Pathway（LCP）日本語版使用マニュアル．日本ホスピス・緩和ケア研究振興財団，2010.〈LCP 日本語版の内容を解説，LCP 日本語版本体も掲載〉
2) 茅根義和：Liverpool Care Pathway（LCP）日本語版—看取りのパス．緩和医療学 9(3)：233-238，2007.〈LCP 日本語版の解説〉
3) 遠藤理香，他：死が近づいた時のケア．木澤義之，他（編）：3 ステップ実践緩和ケア．pp114-123，青海社，2013.〈OPTIM 研究での使用を目的に作成された緩和ケアのマニュアル．そのなかでの看取りが近い時期のケアをまとめている．本文中で述べたマニュアルの使用方法も解説している．http://gankanwa.umin.jp/pdf/mitori02.pdf からダウンロード可能〉
4) 柏木哲夫：死を看取る医学—ホスピスの現場から．NHK 出版，1997.〈ホスピスケア・緩和ケアの考え方を解説している．主に「しておきたいこと」の項目で参考とした〉

（茅根義和）

第7章

臨終時の対応

臨終時の対応

病院の場合

医療機関で亡くなる人が約8割

　わが国では医療機関で亡くなる人よりも自宅で亡くなる人が多い時代が長く続いた．しかし，戦後1950年代頃から年々医療機関で亡くなる人が増加し，1976年には自宅で亡くなる人を上回っている．人口動態調査[1]によれば，近年は全体の約8割が病院や診療所などの医療機関で亡くなっている 図1．最近，自宅や介護施設で亡くなる人が少しずつ増えてきては

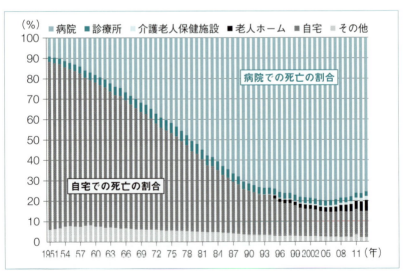

図1 病院での死亡割合
〔内閣府：死亡数の年次推移（http://www8.cao.go.jp/kisei-kaikaku/kaigi/meeting/2013/wg4/kenko/151224/item2-2-2.pdf）より〕

いるが，いまだ少数派である．

　本項では「病院で看取る」ことにフォーカスを当てながら，これからの多死社会において病院が果たすべき役割や可能性，当院での取り組みなどを事例とともに紹介しながら一緒に考えてみたい．

Case

患者　89 歳男性.

現病歴　B 型肝炎による非代償性肝硬変があり，8 年ほど前から食道静脈瘤や肝性脳症，腹水貯留で何度も入退院を繰り返していた．B 型肝硬変に対してはエンテカビル（バラクルード®）内服を継続しながら，外来に継続通院しており，肝細胞癌は出現していないが，Child-Pugh 分類 表1 では 9 点で Grade B だった．この 2～3 年で徐々に認知機能が低下し，半年前に施行した改訂長谷川式簡易知能評価スケールは 14/30 点で認知症と診断された．症状は短期記憶障害が中心で，行動・心理症状（behavioral and psychological symptoms of dementia：BPSD）は認めていない．未婚の長男と二人暮らしで，ADL は何とか自立しトイレには自力で行けていた．昨年ようやく介護保険を申請し，要介護 1 が出ているものの，家族がサービス利用を希望せず，2～3 か月に 1 度入院しながら，自宅での介護を継続していた．日中は息子が仕事に行ってしまうので一人になってしまうが，近所の人が遊びに来て一緒にお茶を飲むのが好きだった．塩辛いものを好んで食べてしまい，浮腫や腹水が悪化する状態を繰り返した．

表1 Child-Pugh 分類

	1 点	2 点	3 点
脳症	なし	軽度（Ⅰ, Ⅱ）	ときどき昏睡（Ⅲ, Ⅳ）
腹水	なし	少量	中等量
血清ビリルビン値(mg/dL)	2.0 未満	2.0～3.0	3.0 以上
血清アルブミン値(g/dL)	3.5 以上	2.8～3.5	2.8 未満
プロトロンビン活性	70%以上	40～70%	40%未満

A：5～6 点，B：7～9 点，C：10～15 点〔リスク別生存率の本邦での検証[2]では 3 年生存率は A：93.5%，B：71.0%，C：30.7%〕.

病院の場合　223

徐々に腹水のコントロールが困難となり，下腿浮腫も改善しなくなり，肝機能も悪化していた．ある日，意識障害の状態で自宅で発見され，当院へ救急搬送された．緊急頭部 CT を施行したところ，巨大な右被殻出血，脳室穿破の状態だった．手術適応について，家族を交えて脳外科医とも相談し，最終的に手術を行わない方針となった．意識障害は遷延し経口摂取は困難となり，経管栄養などの積極的栄養投与について家族と相談したが，本人が元気だったときに「管につながれたような状態では生きていたくない」と言っていたと息子が話し，経管栄養や胃ろう造設は行わない方針となった．末梢点滴を継続しながら，苦痛がないようケアを継続し，入院後 3 週間で永眠された．

病院で看取る患者

　一口に病院で看取るといっても状況はさまざまである．一人ひとり同じ看取りはないのであまりパターン化するのもはばかられるが，疾患カテゴリーで大きく分けると①悪性腫瘍の終末期，②臓器不全の終末期，③認知症の終末期に分けられる．これらの看取りはその経過が特徴的で，第3章の図1のような経過をたどることが知られている(48ページ参照)．在宅でも重なる部分はあるが，特に病院での特徴を踏まえてそれぞれの病態の特徴を確認していく．

悪性腫瘍の終末期

　悪性腫瘍は，当初の診断や治療は総合病院で行われていることが多く，病院で入院治療を受けている患者が多い．つまり，病院との接点をもっている人が多いということである．緩和的アプローチが診断当初から必要とはよくいわれているが，実際にはすべての悪性腫瘍患者に適切な緩和的アプローチが行われているとは言い難い現状がある．

　悪性腫瘍の終末期患者の特徴は，十分な意思決定能力を有しており，本人の意向が最後まで確認しやすい点である．これは具体的な意向を確認する必要がある終末期においては大きなアドバンテージであり，後述する認

知症の終末期のケアとは大きく異なる．意思決定能力があれば，事前に十分な話し合いの機会を設けて，具体的にどのようなケアを希望しており，どのような最期を迎えたいと考えているのかを確認することができる．一方，本人の意思が明確にあるために，治療やケアの方針に迷いが生じることもしばしばある．

ほかの病態の終末期ケアと異なり，PEACE プロジェクト[*1]などの緩和ケア研修会を中心とした周辺の体制強化も特徴である．代表的な症状に対するアプローチや麻薬性鎮痛薬などの薬剤使用法も確立され，多くの病院では緩和ケアチームなどの多職種横断チームを中心にケアを一定レベルに保つための体制強化がなされている．

一方，意思決定能力が亡くなる比較的直前まで保たれるという特徴から，治療適応がなくなった場合に病院側があっさりと関係性を切ってしまうと，患者もしくは家族が「見捨てられた」などの陰性感情をもつこともあり，終末期ケアにおける大きな課題の 1 つとなっている．

臓器不全の終末期

高齢化に伴い，臓器不全の終末期の患者を診療する機会も多くなっている．具体的には慢性心不全や慢性閉塞性肺疾患(COPD)などの慢性呼吸不全，肝硬変，末期腎不全などである．例えば，心不全の終末期ケアについては学会がガイドライン[3]を提唱し，具体的な定義やケアについて提言している．

これらの臓器不全といった慢性疾患は，緩徐進行性に悪化しながら，時折，急性増悪(acute on chronic)をきたすため，急性増悪時には在宅ケアでは対応しきれず病院に入院することが多い．また，基本的には適切な治療を行うことで回復の可能性があるため，どこからを看取り期としてとらえ，対応するかが非常に難しいことも大きな特徴である．残念ながら回復

[*1] 日本緩和医療学会が厚生労働省の委託を受けて緩和ケアの基本教育の普及のために立ち上げたプロジェクトで，「がん診療に携わるすべての医療従事者が基本的な緩和ケアを理解し，知識と技術を習得する」ことを目的として，定期的に緩和ケア研修会などを行っている．

病院の場合　225

可能性を正確に評価する方法はまだ十分検証されておらず，どこかの段階の増悪によって回復可能性がなくなり最期を迎えることが多い．COPDのBODE index[4]や肝硬変のChild–Pugh分類（表1，223ページ）などいくつかの予後予測スコアは提唱されているが，あくまで目安になる程度である．臓器不全の終末期であると認識した場合には，今後の考えうる経過や不確実性について十分な説明と理解を得たうえで，早い段階でアドバンス・ケア・プランニングを行ったり，肝移植や人工透析などの臓器代替療法を行うか否かについて確認したい．

認知症の終末期

認知症患者は増加の一途をたどっており，病院に入院してくる場合でもいわゆるFAST[*2] 6〜7程度の進行期でコミュニケーションがとれなくなり，誤嚥を繰り返すような人が非常に多くなっている．認知症の人の終末期は「食べる」ことといかに向き合うかという部分が特に大きいと思われる．

ほかの病態と比較して看取り期の対応を本人と話し合って決めることができないというジレンマも多くみられ，代理意思決定者が誰なのか，本人の意向をきちんと汲んでいるかなどを常に考える必要がある．

また，認知症の人が食べられないことの背景には，さまざまな要因が関連している．せん妄やてんかん，薬剤性，電解質異常，うつ病など，介入によっては再び食べられるようになる可能性があるものも多く，終末期とみなす前に本人を取り巻く環境や薬剤などを見直す必要があるかもしれない．病院ではどうやっても食事がとれず，看取りを覚悟して施設に戻ったら，その後元気に食べられるようになったというようなエピソードは非常によく耳にする．認知症の人の場合，予測しにくいことも多く，「みなし看取り」にならないように注意する必要がある．また，コミュニケーションがとりにくいと，十分な苦痛緩和がなされない可能性が指摘されている．認知症患者の終末期の苦痛は過小評価される可能性があり，Abbey

---

[*2] Functional Assessment Staging Testの略で，アルツハイマー病の進行度を7段階に分類した指標．主にADL障害によって分類され，世界的に用いられている．

ペインスケール[5]などの非言語的な評価を用いて適切な評価と対処をすることも重要である.

病院での看取りで注意すべきこと

急性期病院で看取りを考えていく場合に考えるべきいくつかのポイントを列挙してみる.

本当に病院でいいのか？

病院で看取る場合には，どんな患者であっても「本当に病院でいいのか？」ということを考えるように注意している．内閣府の「高齢者の健康に関する意識調査」[6]でも，最期を迎えたい場所として54.6％の人が自宅を希望しており，病院などの医療施設を希望しているのは全体の27.7％に留まるとされている.

そのため，「病院で最期を迎えたい」と希望する患者や家族の思いをじっくり聞く必要がある．なかには，家族への遠慮だったり，自宅で過ごすことのイメージが湧かないためだったり，自宅という選択肢を思いつきもしなかったりしたために「病院で」と希望しているケースもある．自宅に戻ることが絶対的に素晴らしいわけではないが，もう一度，本当に病院でいいのか，その理由も含めて本人・家族と相談するようにしたい．また，病院で看取ることを決めた後も，可能な限り外出・外泊などを検討することや，可能な限り個室などを利用して患者と家族のプライベートな空間を確保することも重要である.

揺らぎへの対応

患者・家族の思いは常に揺らぐものである．病院で最期をと決めた後にも，やはり「家に帰りたい」などと気持ちが変わるかもしれない．また，遠くからやってきた親族の意見などで方針がガラッと変わることもしばしば経験する．ともすると，この「揺らぎ」は医療者にとっては面倒だと感じてしまいやすく，また，そのたびにコロコロと方針を変更するわけにもいかないことも現実である.

病院の場合

しかし，患者・家族の揺らぎが不安から生じるものであることを理解するとともに，十分に話を聞いたうえで柔軟に対応することが，患者満足度にもつながっていく．在宅看取り対応を行っている近隣医療機関との連携を普段から密にし，万が一，急な方針変更で「どうしても自宅に帰りたい」という希望がある場合でも対応できる地域連携があると素晴らしい．

普段一緒に仕事をしている在宅医から「帰りたいという希望をもった患者・家族と，帰したいという気持ちをもった医療者がいれば帰せますよ」と言われたことがある．求められるのは「帰りたい」という思いを逃さずにキャッチし，柔軟に対応できる病院スタッフであり，逆説的だが，「在宅，入院，どちらにも対応できます」と伝えることで，現在おかれた場所で安心して過ごすことができるという側面もある．

ケアの差し控え（withhold）や中止（withdrawal）

ケアの差し控えや中止は病態によっても異なるが，看取りケアにおける大きなテーマである．特に，病院に入院しているとあらゆるケアが「できてしまう」．喀痰吸引・酸素投与・モニター装着・点滴・人工栄養などは，終末期対応の患者にも日常的に行われていることが多いと思われるが，これらは，その必要性や侵襲性について深く考えずに開始されてしまうことがよくある．これらの医療行為は一見すると侵襲性は低いような印象があるかもしれないが，実はせん妄発症リスクになったり，患者の苦痛や不眠，不快感の原因になったりすることがある．在宅で療養する場合にはあまり登場しないような，さまざまな医療的ケアについて，本当に必要なのかをよく検討する必要がある．「できるけれどやらない」という判断も可能となる視点を，病院で働いている医療職は再度考える必要があるかもしれない〔第6章「今しているケアの見直し」（202ページ）参照〕．

ケアを差し控えるだけでなく，必要性が少なくなったり，害が出たりした場合には中止を考える必要もある．このあたりは，倫理的な課題も含めて，今後，国民的な議論が必要な部分でもある．

入院期間

病院での看取りを考える場合には，在院日数の問題が課題となる．特に

看取りの時期をなかなか予測しにくい場合，本人・家族が病院での看取りを希望していても急性期病院でそのまま看取れるとは限らない．悪性腫瘍の終末期であれば緩和ケア病棟への転院なども検討されるし，臓器不全や認知症患者の終末期の場合には，療養型病院へ転院していくことも考えられる．

　家族からすれば，療養型病院に看取り目的で移動するのはあまりよい印象でないことも多いかもしれない．こういった場合に望ましいのは，一時的にでも在宅療養を検討し，急変の際に入院で対応するという体制をつくることかもしれない．

家族に対するケア

　病院での家族ケアで意識すべき点として，いくつかのポイントを挙げる．

病院は家族にとってアウェイ

　まず，患者にとっても家族にとっても「病院はアウェイである」ということを意識するのが最も重要である．いかに心地よい環境を整えたとしても，自宅に勝る療養環境を用意することは難しいだろう．本来，家にいればできたことも，病院に入院していると遠慮してできないという場合も多い．家族が連日泊まり込むことの負担や，面会者や面会時間，持ち込みの制限があるかもしれないし，音などに気を遣うこともある．

　家族が遠慮して，本来必要な看取りのプロセスやケアに十分参画できていない可能性について気を配る必要がある．自宅で看取るときには自然とケアの中心は家族になるが，病院で看取る場合には医療者が中心になりがちである．病院で看取ったとしても，家族が「看取った」という感覚をもてるようにサポートすることを心がけたい．

医療従事者の意思統一

　在宅では看取りにかかわるスタッフは比較的少数であるのに対して，病院では交替制の看護師や医師チーム，薬剤師やリハビリテーションスタッフなど多くの職種がかかわっている．多くの人数がかかわることのメリット

病院の場合　**229**

がある一方で，患者や家族と接するにあたっては，情報共有や意思統一をしておく必要がある．

患者や家族の意向がスタッフ側に十分伝わっていないと，無用な摩擦を生むこともあるし，来室するスタッフによって話す内容が異なると医療チームへの不信感につながる．特に看取り期には，本人・家族は非常に神経質になっていることもあり，十分配慮する必要がある．

死に目に会うこと

家族にとって，息を引き取るその瞬間に居合わせたいという思いは医療者が思っているよりも大きいことがある．ドラマや小説のように，最期の瞬間に立ち会えたら素晴らしいのかもしれないが，実際にはその瞬間に居合わせることは少ない．

死に目に会うことを最も優先度の高い目標にしてしまうと，究極的には看取り期に一瞬も目を離せないことになってしまう．例えば，トイレに行っている間に息を引き取ってしまうかもしれないし，一瞬居眠りをしたら呼吸が止まっているかもしれない．死の瞬間への立ち会いにこだわるのではなく，「**看取るプロセスに一緒にかかわれたことがよかった**」と伝えることが大事である．

特に病院では，看取り時期の予測がうまくいかないこともあり，この瞬間を重視すると延々と泊まり込む必要が出てきたり，家族が到着前に亡くなってしまった場合，不要な葛藤を生むことになりかねない．場合によっては，到着までの間，心肺蘇生術を求められることになるかもしれない．事前に十分な説明を行い，家族の意思を十分汲んだ方針決定が必要である．

ただ，どういったプロセスを経ても，死に目に立ち会えなかったことへの悲しみや怒りをぶつけてくる家族はいる．その場合には，「この方にとって，怒りをぶつけることが死を受け入れるための重要なプロセスなのかもしれない」と考えるようにしている．

スタッフに対するケア

　患者を一人看取るというのはとても大きなことである．看取りにかかわったスタッフは一人ひとりがそれぞれの思いを抱えている．例えば，主治医は比較的うまくいったと思っていた看取りが，あるスタッフにとっては非常にもやもやした思いが残っている，ということがあるかもしれない．かかわったスタッフで定期的にカンファレンスを開催し，お互いの思いを共有しておくことは重要である．

　当院では，看取った症例のデスカンファレンスを定期的に開催している．デスカンファレンスは，亡くなった症例にかかわった多職種に声をかけ，院内外から集まって開催する．その方法は，Jonsen の臨床倫理の4分割法[7]を用いて①医学的適応，②患者の意向，③ QOL，④周囲の状況を確認し 図2，それぞれの知っている情報をホワイトボードに書き込んでいくというもので，相手を批判しないこと，すべての参加者が1回は発言することなどをルールにしている．医学的適応だけでなく患者の意向やQOL など，多職種が情報を出しやすい項目について話し合うことで，さまざまな参加者が自身のかかわりから語ることができる．語りを通して，思いの共有や他者の意見への気づきが促されることで，最終的にその後のケアにつながると実感している．

　また，可能であればお悔やみ訪問などを行い，看取り後の家族の思いを確認することにも取り組んでいる．病院内で看取った患者でも，かかわった在宅スタッフがいれば事前に連絡して来てもらうようにしている．病院外のスタッフが参加することで，自宅や施設でどのように過ごしていたのか，どんな人柄だったのか，などを改めて知る機会になる．また，患者の生い立ちから現在に至るまでの歴史を確認することで，さらに振り返りの質が上がっていることを実感している．そして，病院スタッフよりもケアマネジャーなどの在宅スタッフのほうが患者固有の情報をもっていることもよくわかる．看取った症例を定期的に振り返ることで，お互いの死生観の理解や共有も期待でき，チームとして成長していくきっかけにもなる．

病院の場合　**231**

医学的適応（Medical Indications）	患者の意向（Patient Preferences）
善行と無危害の原則	**自律性尊重の原則**
1. 患者の医学的問題は何か？　病歴は？　診断は？　予後は？ 2. 急性か，慢性か，重体か，救急か？　可逆的か？ 3. 治療の目標は何か？ 4. 治療が成功する確率は？ 5. 治療が奏効しない場合の計画は何か？ 6. 要約すると，この患者が医学的および看護的ケアからどのくらいの利益を得られるか？　また，どのように害を避けることができるか？	1. 患者には精神的判断能力と法的対応能力があるか？　能力がないという証拠はあるか？ 2. 対応能力がある場合，患者は治療への意向についてどう言っているか？ 3. 患者は利益とリスクについて知らされ，それを理解し，同意しているか？ 4. 対応能力がない場合，適切な代理人は誰か？　その代理人は意思決定に関して適切な基準を用いているか？ 5. 患者の事前指示はあるか？ 6. 患者は治療に非協力的か，または協力できない状態か？　その場合，なぜか？ 7. 要約すると，患者の選択権は倫理・法律上最大限に尊重されているか？
QOL（Quality of Life）	**周囲の状況（Contextual Features）**
善行と無危害と自律性尊重の原則	**忠実義務と公正の原則**
1. 治療した場合，あるいはしなかった場合に，通常の生活に復帰できる見込みはどの程度か？ 2. 治療が成功した場合，患者にとって身体的，精神的，社会的に失うものは何か？ 3. 医療者による患者のQOL評価に偏見を抱かせる要因はあるか？ 4. 患者の現在の状態と予測される将来像は延命が望ましくないと判断されるかもしれない状態か？ 5. 治療を止める計画やその理論的根拠はあるか？ 6. 緩和ケアの計画はあるか？	1. 治療に関する決定に影響する家族の要因はあるか？ 2. 治療に関する決定に影響する医療者側（医師・看護師）の要因はあるか？ 3. 財政的・経済的要因はあるか？ 4. 宗教的・文化的要因はあるか？ 5. 守秘義務を制限する要因はあるか？ 6. 資源配分の問題はあるか？ 7. 治療に関する決定に法律はどのように影響するか？ 8. 臨床研究や教育は関係しているか？ 9. 医療者や施設側で利害対立はあるか？

図2 臨床倫理の4分割法

〔Jonsen AR, 他（著），赤林　朗, 他（監訳）：臨床倫理学　第5版．p13，新興医学出版社，2006より一部改変〕

本症例にどう対応したか

　冒頭のケースは，肝硬変という臓器不全の終末期患者に脳出血という急性の病態が出現し，最終的に看取りに至った．突然の脳出血という事態にもかかわらず，もともとの関係性から，本人の意思を尊重したケアを提供

することができた．「管につながれたような状態では生きていたくない」という希望から，胃ろうや経鼻胃管などの積極的な人工栄養投与は行わなかったが，末梢点滴により3週間の延命期間があった．

　自宅への退院を考慮してもよかったかもしれないが，脳出血による意識障害から本人が自宅に帰ったということを認識するのは困難であり，家族の強い希望がなければ，現実的には病院で看取るという選択肢になったと思われる．

おわりに

　具体的な事例を紹介しながら病院での看取りについてみてきた．自宅で最期を迎えたいという人が多いなかで，病院で看取ることも多いのが現実である．「自宅での看取りではないけれど，病院での看取りもよかったよね」と言ってもらえるようなケアができるよう，よいチームが病院内外でできることを願っている．

Clinical Pearls

- 疾患カテゴリーごとの看取りの"違い"を意識する．
- 看取りの場の選択にはさまざまな人・思いが関係する．
- 意思決定の結果ではなくプロセスを重視する．
- 看取り症例の振り返りにデスカンファレンスは有用である．

文献

1) 厚生労働省：人口動態調査．http://www.mhlw.go.jp/toukei/list/81-1.html（2017年7月12日現在）〈厚生労働省が毎年行っている人口の動向を恒常的に把握するための統計調査〉
2) 八橋弘，他：肝硬変患者の生命予後の検討．厚生労働科学研究費補助金分担研究，2015．〈肝硬変患者の実態を明らかにするために行われた長崎医療センターの調査．Child-Pugh分類A，B，Cごとに検討された〉
3) 野々木宏，他：循環器疾患における末期医療に関する提言．循環器病の診断と治療に関するガイドライン，2008．〈日本循環器学会が他学会と合同で提唱した提言．循環器疾患の終末期治療がまとまっている〉
4) Celli BR, et al：The-body mass index, airflow obstruction, dyspnea, and exercise

capacity index in chronic obstructive pulmonary disease. N Engl J Med 350(10)：1005-1012, 2004.〈COPD の予後予測として BODE index を検証した観察研究. BODE とは BMI, Obstruction, Dyspnea, Exercise Capacity の頭文字である〉

5) Abbey J, et al：The Abbey pain scale：a 1-minute numerical indicator for people with end-stage dementia. Int J Palliat Nurs 10(1)：6-13, 2004.〈明確な意思疎通が困難な患者のための疼痛評価ツール. うめき声, 表情, 態度, バイタルサインなどをもとに算出される〉

6) 内閣府：平成 24 年度高齢者の健康に関する意識調査. http://www8.cao.go.jp/kourei/ishiki/h24/sougou/gaiyo/（2017 年 7 月 12 日現在）〈内閣府が経時的に行っている高齢者の健康に関する実態と意識を把握するための調査. 平成 8 年, 14 年, 19 年, 24 年と行われ時系列分析がされている〉

7) Jonsen AR, et al：Clinical Ethics-A practical Approach to Ethical Decisions in Clinical Medicine, 7th ed. McGraw-Hill Medical, 2010.〈初版は 1992 年で, Jonsen らが, 倫理的な症例検討のあり方として, 臨床倫理の 4 分割法を提唱した〉

（矢吹　拓）

臨終時の対応

在宅の場合

Case

患者 66 歳女性.

現病歴 直腸癌. X 年 11 月にがん診療連携拠点病院で stage II と診断され高位前方切除術を施行された. 経過は良好で術後の補助化学療法は行われなかった. X + 1 年 8 月に左肺転移が判明し, 左肺部分切除術を施行された. しかし同年 12 月に多発肺転移, 腹膜播種, リンパ節転移が出現したため, 化学療法(XELOX)が 6 コース行われた. X + 2 年 4 月に CT 検査で卵巣転移を認めた. その約 2 週間後に強い腹痛のため緊急入院となり, 卵巣捻転のため両側卵巣切除術が施行され, 術中所見で小腸狭窄も認めたため同時に小腸バイパスも施行された. 同年 5 月に化学療法(イリノテカン)を 6 コース施行したが, 8 月に腰椎転移が出現した. 同部位に対して疼痛緩和のため放射線照射 30 Gy/10 Fr が施行され, これ以上の化学療法は行わないことになった. 同年 12 月に腸閉塞を発症し緊急入院となり, 直腸ステントを留置された. 十分な経口摂取は困難と判断され, 中心静脈ポート植込み術を施行され中心静脈栄養管理となった. 肛門痛と腰痛に対してフェンタニル貼付剤とプレガバリンが投与された. 予後 1〜2 か月と予想され患者・家族に説明がなされたところ, 在宅療養を希望したため X + 3 年 1 月に当院紹介となり, 退院後から在宅緩和ケアを開始した.

患者は夫と次女と犬と一緒に暮らしており, 長女と孫は少し離れたところに住んでいた. 本人には家族と犬とともに暮らしたいという希望があり, できる限りの在宅療養を希望し, 家族もそれを尊重していた.

在宅中心静脈栄養を行いつつ，少量ながらも家庭の味を楽しみながらなんとか経口摂取を続けることができていた．しかし同年2月に徐々に排便量が減少し，悪心・嘔吐が出現した．腸閉塞の再発と診断しステロイドと胃酸分泌抑制薬を使用したが効果は乏しかったため，オクトレオチドの持続皮下注射を開始した．同時に肛門痛も増強したがフェンタニル貼付剤増量では疼痛管理が困難であったため，モルヒネ製剤の持続皮下注射に切り替えた．薬剤の調整や輸液の減量によって消化器症状とがん性疼痛は比較的コントロールできたが，徐々に寝たきり・傾眠状態となった．血液検査では高カルシウム血症なども認めず，血圧の低下や軽度のせん妄状態があることなどから余命1週間前後の最終末期に入ったと推定された．本人に入院について相談したところ，「病院に行っても同じでしょう．このまま家にいたい」という希望であった．家族に対して，パンフレットを用いて今後起こりうるであろうことを説明し，改めて本人の在宅療養継続の意向を家族内で共有した．在宅看取りも含めて本人の意向に沿ってこのまま在宅療養を継続すること，会いたい家族や友人がいれば今のうちに会っておくこと，本人の希望しない心肺蘇生などの延命処置は行わないこと，救急車は決して要請しないこと，などを説明し家族と再確認した．呼吸が止まっていることに気づいたときには，驚くとは思うが少し落ち着いて，救急車ではなく訪問看護師あるいは在宅主治医に必ず連絡することについても説明した．

　その後，訪問看護師による毎日の頻回訪問がなされたが，消化器症状や疼痛などの症状コントロールに特に問題は認めなかった．5日目の土曜日深夜2時頃に呼吸が停止したため訪問看護師に連絡が入り，訪問看護師が心肺停止を確認したうえで在宅主治医に電話連絡をしてきた．

　さて，これから自宅での看取りを行うことになるが，どのように対応するのがよいだろうか？

臨終前の対応

　海外の遺族調査では，家族の考える望ましい死の要因として，「死が差し迫っていても平穏である」「死が差し迫っていることを家族に説明されている」「家族がお別れをいえる」「患者が人として肯定されている」「個別性のあるケア」「家族に対する支持的ケア」が重要な要素であった[1]．もちろん，この調査の対象は海外の病院で亡くなった患者の家族であり，この知見が本邦の在宅患者に対して必ずしも当てはまるとは限らないが，少なくとも参考にはなるであろう．すなわち，**家族（遺族）に対するグリーフ（悲嘆）ケアは，実は看取りの前（臨終前）から始まっている**．在宅での臨終前に家族に説明しておくべきポイントを **表1** に示す．

　臨床的な状況や予後予測ツールを使用して適切に予後を予測し，予後週単位程度と判断した段階で，可能であれば本人の在宅療養継続の意向を確認し，その意向を家族と共有する．患者本人の希望する在宅療養の継続を共通の目標として設定したうえで，パンフレットなどを用いて家族に今後起こりうることについての説明を行う．筆者は「これからの過ごし方について」というパンフレット[2]をダウンロードして印刷し，該当箇所のみを使用して説明を行っている．印刷物を家族に直接手渡して説明することで，患者の死亡前に次々と訪れるほかの家族などにも情報が伝達され，平穏な看取りにつながることが多い．

　DNR オーダーとともに救急要請に関して改めて説明することも大変重要である．患者本人が DNR を希望していることや，延命処置を行っても根本的にもとの病気が治るわけではないことをしっかりと家族に説明する．また，救急車を要請することは延命治療を希望することと同義である

表1 臨終前の家族への説明のポイント

①適切な現状評価（アセスメント）
②可能なら，本人の意思確認
③看取りのパンフレットなどを使用した家族へのコーチング
④DNR[*1] オーダーと救急要請に関する確認

＊1 DNR（do not resuscitate）：心肺蘇生などの延命処置は希望しないこと．

在宅の場合　**237**

こと，救急車が到着したときにすでに死亡している場合は，地域のメディカルコントロール・ルールに則って警察に通報され検視となる場合があること，についても説明を行う．そして，もしも呼吸が止まったら慌てずに訪問看護師あるいは在宅主治医に連絡し，その到着を待つように指示する．

いつ自宅へ看取り（死亡確認）に行くのか？

実際の在宅での看取りでは医師がその現場に居合わせることはほとんどなく，訪問看護師が家族からの報告を受けて患家に訪問し先に心肺停止を確認，その後に医師が訪問して看取り（死亡確認）を行う，というのが一般的である．深夜・休日などに患者が自宅で亡くなった場合，すぐに看取りに行くべきか，朝まで待って看取りに行くのか，は在宅主治医の考え方や患者・家族との関係性によってさまざまであろう．

いよいよ患者が息を引き取ったときに，家族が十分に悲しむ時間を確保することも大切である．医師がすぐに看取りに行くよりも，患者・家族だけの時間を過ごすこと，そこに訪問看護師が寄り添うこと，なども家族のグリーフケアとして必要である．訪問看護師からの報告で特に問題がなさそうであれば，翌朝まで待ってから自宅に看取りに行くことも十分にありうる．

もちろん，家族の不安が強かったり，すぐに医師の死亡確認を希望したりする場合には，できるだけ早く自宅に看取りに行くほうがよい．また，パニックになってしまった家族が誤って救急車を要請してしまい警察へ通報となった場合には，警察は医師から直接の説明を受けなければ事件性の有無を判断できないため訪問看護師のみの対応では不十分であり，ただちに医師が現場に向かう必要がある．

いずれにせよ在宅主治医は，**家族が患者としっかりお別れをすることができ，かつ不安を生じないタイミングで，自宅に看取りに行く**のが望ましい．

臨終後の対応

　自宅に到着したら死亡確認をする前に，まず最初に家族にねぎらいの言葉をかける．はじめて会う家族には自己紹介を行い，その家族が誰かを確認する．その後，前回の診察以降どういう経過であったかを確認する．できるだけ開かれた質問(オープン・クエスチョン)で家族に問いかけ，共感的態度で傾聴に努めるのがよい．沈黙の時間を長くとるように意識し，家族の説明に口を挟まないように心がける．筆者は「あれから，どんな感じでしたか？」と漠然とした問いかけを行うことが多い．そのほうが，家族がそのときに一番気にしていることを表出しやすいのではないかと考えている．

　経験的には「事前に説明を受けたパンフレットの通りの経過でした．最期は喉がゴロゴロいって呼吸が荒くなりました．本人は苦しくなかったのでしょうか？」という家族が比較的多い．そういう場合には，「それはご心配でしたね」と共感的態度を示したうえで，「それは死前喘鳴といって，亡くなる直前の方みなさんに起こる現象です．誰にでも起こることであり，そのときにはご本人の意識は薄れているので苦痛はあまり感じていなかったのではないでしょうか」と説明するのがよい．「何よりご本人の最期まで家にいたいという希望を叶えることができたのですから，きっとご本人は満足されていることと思いますよ」と家族をねぎらうことで，家族の受容も促進される．患者が家に帰ってきた目的を達成できたことや，最後に口にした食べ物など，**よい印象の出来事にフォーカスを当てながら自宅で過ごしてきた日々をともに振り返ることで，家族の笑顔のある看取りを行うことができる．**

　家族が落ち着いていることを確認できれば，死亡確認を行って死亡診断書を発行する．

死後の処置

　医師が死亡診断書を発行すると，亡くなった患者はご遺体となる．その後，死後の処置としての「ご遺体へのケア」をどうするか，を家族と相談する

必要がある．具体的には，訪問看護師によるご遺体へのケアを希望するの
か，葬儀会社による湯灌を含めた処置を希望するのか，もしくはその両方
を希望するのか，を訪問看護師と家族の間で相談してもらう．患者が生活
保護受給者である場合には福祉葬となることがあるため，行政担当者やケ
アマネジャーにも連絡し相談する．

　医師が死亡診断を行う前に訪問看護師が死後の処置を行うことができる
かどうかは，現場の判断に委ねられている．現行法では，死亡したと考え
られる患者の身体には，医師が死亡診断を行うまで，人工的な操作を加え
ることが禁止されており，現状の保存が義務づけられている．しかし，厚
生労働省の「新たな看護のあり方に関する検討会」報告書では，一定の条件
を満たしている場合に限り「点滴の抜去，身体の清拭等の適切な対応を行
うことも考慮する必要がある」という表現で，医師の死亡診断前に看護師
が患者の身体に処置を施すことを認めている[3]．これは，あくまでも「や
むを得ない場合」に家族などへの配慮として行われるべきものとされてい
るが，「一定の条件」や「やむを得ない場合」については明確に定義されてい
ない[4]．

　家族が葬儀会社によるご遺体へのケアを希望された場合には，葬儀会社
は医師の死亡診断書がなければ死後の処置を行うことができないため，死
亡診断書が発行された後に葬儀会社へ連絡するよう説明する．しかし，死
後硬直や腐敗現象は死の2～3時間後よりはじまる．死に顔は残された家
族にとって，その後の亡くなった人の思い出に大きく影響するため，可能
であれば死後の早い段階で，医療用デバイスを抜去する，目を閉じる，タ
オルを巻いて顎の下に挟み口を閉じる，入れ歯を入れる，好きな服に着替
えさせる，などの簡単なケアを行ってもよいと筆者は考えている（明らか
な異状死である場合を除く）．

　もしも家族が訪問看護師によるご遺体へのケア（エンゼルケア）を希望さ
れた場合には，積極的に家族にケアへの参加を促すのもよい．看護師が行
う「ご遺体へのケア」とは，家族が最期の時間を過ごした後，ご遺体を清潔
にし，生前の外観をできるだけ保ち，死によって起こる変化を目立たない
ようにするための処置をいう．これまでに，ご遺体へのケアについて，手
首や顎を紐で縛ることを好まれなかったり，ご遺体に何らかの問題が起き

ることがあったりすることから，ご遺体の容姿・様相を生前のように保つことは終末期ケアの満足度と関連があることが明らかにされている．また，家族にとって，看護師が行ったご遺体へのケアによって得られた満足度の最も大きな要因は，「故人の表情が穏やかになった」と感じられること，「故人が生前と同じような配慮や扱いを受けられた」と感じられること，であり，ご遺体へのケア時の看護師のかかわりが家族の悲嘆を和らげるのに重要な役割を果たしているといえる[5]．家族がご遺体へのケアへ参加することはグリーフケアにつながるといえるが，その一方で「身体の傷や腫瘍，治療の管が入っているところは見たくなかった」「陰部は見たくなかった」という家族も存在することには留意が必要である．家族がご遺体へのケアを一緒に行うことを希望された場合でも，傷の処置やドレーン類の抜去，陰部の処置などは訪問看護師が行ってから，その後で家族と一緒にケアを行うというほうが望ましい場合もある[6]．

自宅を退出する前に

医療用麻薬の充填されたデバイスや点滴・輸液セットなどの不要な物品は回収し，適切に廃棄処分にする．訪問薬剤管理指導を受けていた患者の場合は，薬局に連絡して物品の回収を依頼してもよい．

患者が独居の場合は，医療・介護従事者が心肺停止状態の患者の最初の発見者になる可能性がある．生前からある程度の病状予測を行いながら医療・介護従事者でその情報を共有して対応していくが，やはり最初の発見者となった当事者の心の負担は計り知れないものがある．看取りの際には，その医療・介護従事者に対するケアやサポート，声かけを行うようにするとよい．

また，患者が若年である場合は，その親や子に対するより一層の援助が必要である．看取りの際に，親より先に子が亡くなることに関する苦悩をじっくりと傾聴する．小さな子どもがいる場合には，ともにエンゼルケアに参加してもらうように静かに促すとよい（決して無理強いはしない）．家族に対して看取り直後から細やかな対応を行うことが，よりよいグリーフケアにつながり，家族の悲嘆も少しは軽減されるのではないだろうか．

本症例にどう対応したか

　土曜日深夜の訪問看護師からの報告では，家族も非常に落ち着いており，たくさんの親戚が来てお別れをしている，とのことであった．家族だけで過ごす時間を確保するためにも，今すぐに看取りに行かなくてもよいだろう，という意見で訪問看護師とも一致したため，翌朝に看取りのために訪問することにした．家族は，いつもよくしてくれた訪問看護師によるエンゼルケアを希望した．患者の身体に明らかな異状がないことを訪問看護師に確認してもらい，翌朝訪問したときに改めて医師が異状の確認をすることを伝えたうえで，訪問看護師に持続皮下注射などのデバイスの抜去とエンゼルケアを依頼した．

　日曜日の早朝に自宅を訪問したところ，スッキリした表情の家族が出迎えてくれた．初対面の家族に自己紹介を行ったところ，彼らは遠方から来られた親戚たちや孫であり，「最期に本人と少しお話しすることができてよかった」とのことであった．「あれから，どんな感じでしたか？　大変でしたか？」と家族に伺うと，「あのパンフレットの通りでした．痛みや苦痛は訴えず，だんだんと眠るように呼吸の間隔が開いていき，スーッと息が止まりました．苦しいことはなかったと思います．何より本人は大好きなこの家でずっと過ごすことができたのですから，きっと満足しているはずです」と，犬を抱いていた夫は言った．家族の言葉を傾聴しつつ，「本当にみなさまも頑張られましたね．家に帰ってきて約1か月半でしたが貴重な時間を過ごされたのではないでしょうか．大好きな犬とも過ごすことができましたし，私もご本人はきっと満足されていることと思いますよ」とねぎらいの言葉を述べた．

　本人はきれいな緑色のドレスに着替えてベッドに横たわっていた．「きれいなドレスですね」と言うと，「看護師さんと一緒に家族できれいにしてあげて着替えさせてあげました．生前に気に入っていたドレスです．母はオシャレな人でマニキュアも好きだったので，孫がきれいにマニキュアを塗ってくれました」と娘たちが笑顔で話してくれた．死亡確認を行って死亡診断書を作成し，家族に手渡した．本人と家族に別れを告げ，犬に見送られながら自宅を後にした．

Clinical Pearls

- グリーフケアは臨終前からはじまっているため，適切に患者・家族の不安に対応していく．
- 適切なタイミングでパンフレットなどを使用して今後起こりうることを説明し，延命処置や救急要請についても確認する．
- 家族が患者としっかりお別れをすることができ，かつ不安を生じないタイミングで，自宅に看取り（死亡確認）に行く．
- ご遺体へのケア時の訪問看護師のかかわりが家族の悲嘆を和らげるのに重要な役割を果たしている．
- ご遺体へのケアには，家族に参加してもらってもよい．
- よい印象の出来事にフォーカスを当てながら自宅で過ごしてきた日々をともに振り返ることで，家族の笑顔のある看取りを行うことができる．

文献

1) Witkamp FE, et al：Dying in the Hospital：What Happens and What Matters, According to Bereaved Relatives. J Pain Symptom Manage 49(2)：203-213, 2015.〈オランダの病院で亡くなった患者の家族に，望ましい最期に何が重要であったかを聞いた調査〉

2) 緩和ケア普及のための地域プロジェクト(厚生労働科学研究　がん対策のための戦略研究)：これからの過ごし方について.〈本邦で行われた大規模研究であるOPTIMで作成された看取りのパンフレット. http://gankanwa.umin.jp/pdf/mitori02.pdf からダウンロード可能〉

3) 看護問題研究会：厚生労働省「新たな看護のあり方に関する検討会」報告書. 日本看護協会出版会，2004.〈医師の死亡診断前に，訪問看護師がご遺体へのケアを行うことができるかどうかについて言及〉

4) 石川美智：在宅での看取りに関わる訪問看護師の死亡診断時におけるケアの現状. 2010年度公益財団法人在宅医療助成勇美記念財団完了報告書，2011.〈在宅医療を推進している勇美記念財団の援助を受けた研究報告書. http://zaitakuiryo-yuumizaidan.com/data/file/data1_20110831053923.pdf からダウンロード可能〉

5) 山脇道晴，他：ホスピス・緩和ケア病棟におけるご遺体へのケアに関する遺族の評価と評価に関する要因. Palliat Care Res 10(2)：101-107, 2015.〈本邦のホスピス・緩和ケア病棟での「ご遺体へのケア」についての家族の評価に関する全国調査〉

6) 森田達也，他：死亡直前と看取りのエビデンス. pp174-188, 医学書院，2015.〈患者が亡くなる前後の，臨終前後の，死亡直前から直後の医学的問題についてのエビデンスがまとめられている〉

（清水政克）

臨終時の対応

死亡診断の作法

Case

患者 58歳男性.

現病歴 腎細胞癌. 抗がん剤治療を行っていたが, 多発肺転移, 肝転移が出現したため, これ以上は積極的な治療は行わないことになった. 患者・家族は病状をよく理解したうえで, できる限りの在宅療養を希望したため, 当院に紹介され訪問診療・在宅緩和ケアが開始となった. 繰り返す血尿と尿閉のため尿道カテーテルが留置されており, 肝不全のため黄疸も著明であった.

徐々に経口摂取が低下してきたが浮腫などはなく, 患者・家族は抗がん剤治療のために埋め込まれていた中心静脈ポートからの点滴を希望したため, 訪問薬剤管理指導を行い在宅で中心静脈栄養管理を行った. 肺転移による呼吸困難も増悪したが経口内服は困難であったため, モルヒネ製剤の持続皮下注射を行った.

数日前から傾眠状態となった. 浮腫や腹水などが出現してきたため, 点滴は適宜減量した. 血圧なども徐々に低下してきたため余命1週間以下と判断し, 頻回の訪問看護や訪問診療を行った. 本日早朝に家族からの報告を受けて訪問看護師が訪問し心肺停止を確認, 在宅主治医に連絡してきた. 訪問看護師に尿道カテーテルや持続皮下注射の抜去を指示し, 朝一番で自宅へ死亡確認に訪問することを伝えた.

さて, この後の死亡診断をどのようにして行うのがよいだろうか?

244 第7章 臨終時の対応

死亡診断時の振る舞い

患者が息を引き取った後，患者が亡くなったことを証明する死亡診断が法的にも必要である．また遺族にとっても，愛する人の死後に起こってくる経済的，法的，保険的な問題に関して，正確な死亡診断書は重要である．家族は愛する人の死を前にして深い悲しみのなかにあり，**遺族にとって死亡診断時の医療者の振る舞い方には法的義務をこえた意味合いがある**．そして死亡診断に立ち会うことは，医師にとっても困難で，不安が生じて感情的に緊張する仕事である[1]．しかし，医師は医学教育や卒後研修において，死亡診断の仕方や死亡診断前後の振る舞い方を学ぶ機会はほとんどない．通常，死亡診断は医師一人で行うので，ほかの医師の立ち居振る舞いを見る機会も滅多になく，死亡診断前後の医師の振る舞いは医師個人によってそれぞれである[2]．

海外で専門家の意見に基づいて作成されたレジデント向けの死亡確認ガイドラインを 表1 に示す．ガイドラインに基づいたトレーニングを受けることが，医師が死亡診断を行う際のプロセスの理解や，家族に死亡を伝えること，死亡診断書の発行，家族の悲嘆に対応すること，に有効であったとされている[1]．また，本邦でも「地域の多職種で作る『死亡診断時の医師の立ち居振る舞い』についてのガイドブック」が作成されている[3]．このガイドブックは主に在宅での看取りに関するものであり，本項でも在宅での看取りにおける死亡診断の作法について記載するが，病院での死亡診断時にも参考になるであろう．

死亡確認前の準備

死亡診断を行う医師は，事前に最新版の厚生労働省「死亡診断書（死体検案書）記入マニュアル」[4]に必ず目を通しておく．家族や訪問看護師から呼吸停止の連絡が入ったら，急な容態変化でないことを確認する．家族に慌てた様子があれば，そのまま救急隊を呼ばずに待つように伝える．訪問看護師に連絡していなければ，連絡するよう伝える．家族にねぎらいの言葉をかけ，自宅への到着予定時刻を伝える．深夜・休日などに患者が自宅で亡くなった場合，すぐに看取りに行くのか，朝まで待って看取りに行くのか，

死亡診断の作法　**245**

表1 死亡確認のガイドライン

①死亡確認前の準備
  ・質問に答えられるように準備する
  ・看護師から情報収集する
  ・最近の様子について知っておく
②状況の把握
  ・予測されていたことか，突然か
  ・家族に知らせているか
  ・剖検，臓器提供の意思はあるか
  ・信仰の有無
③部屋に入ってから
  ・落ち着いた態度，敬意を表す
  ・自己紹介をする
  ・立ち会っている家族が誰か確認する
  ・共感的な言葉をかける
④死亡確認の診察
  ・本人を確認し脈をとる
  ・対光反射を確認する
  ・心肺停止を確認する
  ・死亡時刻を確認する
⑤死亡診断書の作成
⑥今後の相談
  ・今後何か問題が起こったり相談があったりするときは，いつでも連絡するよう家
    族へ伝える
⑦後日家族から連絡があったとき
  ・時間を十分にとる
  ・家族の現状を尋ねる
  ・注意深く話を聞く
  ・共感的な対応をする

〔Bailey FA, et al：Preparation of residents for death pronouncement：a sensitive and supportive method. Palliat Support Care 3(2)：107-114, 2005．森田達也，他：死亡直前と看取りのエビデンス．pp174-188，医学書院，2015 より一部改変〕

は医師の考え方や患者・家族との関係性によってさまざまである．

状況の把握（自宅へ向かう前に）

　事前にカルテを確認し，病名，病歴，最近の様子，直前の状況などについて情報収集を行い，家族からの質問に答えられるように準備する．亡くなる直前の情報や家族の死別の受け入れなどについては，訪問看護師からの情報が大変参考になる．また，身だしなみを整えることも大切である．

寝ぐせや眼脂などをチェックし，華美なアクセサリーは避け，メイクは清潔な印象を心がけ，できれば素足は避ける．使用するペンライトの点灯を事前にチェックしておく．死亡時刻を確認するための時計は，できれば携帯電話などではないほうが望ましい．そのほか，必要な物品を忘れないようにする．

自宅に到着してから

初対面の家族がいる場合は自己紹介を行い，その家族と患者の続柄を確認する．落ち着いた雰囲気をつくるよう心がけるとよい．**患者・家族に敬意を表す態度をとり，共感的な言葉をかける**．テレビがついていたら消してもらうなど，環境を整える．

死亡確認の診察

家族が落ち着いていることを確認できれば，死亡確認を行う．頭部や頸部など患者の身体に異状がないことを確認したうえで，聴診器・ペンライトを用いて死の三徴候(対光反射消失・呼吸停止・心停止)を確認する．このとき生前と同じように接して診察し，事務的にみえないように配慮する．診察後に衣服や布団を整える．患者が死亡したことが家族に確実に伝わる言葉を選んで，意識してゆっくりと説明するとよい．**家族が心肺停止を確認した時刻を聞き，それを死亡時刻とすることを説明するが，家族とともに死亡確認した時間を死亡時刻としても差し支えない．**

死亡診断書の作成

死亡診断書に死亡時刻を記載し，家族に手渡す．住所などの記載内容に間違いがないかを家族と確認する．死亡診断書は１通しか発行できず，最終的には役所に提出することになるため，家族の手元には残らない．そのため，生命保険の手続きなどで必要になる場合に備えてコピーをとっておくほうがよいことや，死亡診断書の左側半分は家族が記載する必要があり，その書き方などは葬儀会社が教えてくれること，なども説明する．電子カルテなどに死亡診断書の情報を記録する必要があるため，医師も死亡診断書のコピーを保管しておく．点滴などの医療用デバイスが身体に残って

死亡診断の作法　**247**

いる場合には，それらを抜去する．近年はペースメーカーの取り外しは不要となっているが，ペースメーカーが入っている場合には，一応，葬儀会社にその旨を伝えておくよう家族に説明する．家族が話しやすい雰囲気をつくり，傾聴に努め，家族にねぎらいの言葉をかける．亡くなる直前の下顎呼吸は本人は苦しくないこと，亡くなった場所が病院であれ自宅であれ，患者・家族の選択は間違っていないこと，などを言葉で伝え，患者・家族への尊敬の気持ちを表現しながら，これまでの家族の決断を支持するとよい．医師のほうから「大往生でした」「年齢的にも悔いはない」「苦しまなくてよかった」などの主観的価値観の側面が強い言葉は決して述べないよう，くれぐれも注意を払う必要がある．

今後の相談（自宅を退出する前に）

医療用麻薬の充填されたデバイスや点滴・輸液セットなどの不要な物品は回収し，適切に廃棄処分にする．訪問薬剤管理指導を受けていた患者の場合は，薬局に連絡して物品の回収を依頼する．暑い時期であれば，冷房をつけて室内の温度を低めに保つよう指導する．また，今後何か問題が起こったり相談事があったりするときには，いつでも連絡するよう家族へ伝える．本人・家族に別れの挨拶を行い，自宅を退出する．

後日家族から連絡があったとき

後日家族から電話などで連絡があったときは，時間を十分にとって対応する．家族の現在の状況を尋ね，気持ちのつらさなどに対して共感的に対応するとよい．注意深く用件を聞き，家族からの連絡の目的を明らかにする．生命保険の手続きに伴う証明書などが必要な場合は，できるだけ速やかに発行する．

死亡診断書（死体検案書）の意義と作成交付の義務

死亡診断書（死体検案書）は2つの大きな意義をもっている．1つは，人間の死亡を医学的・法律的に証明することである．死亡診断書（死体検案書）は，人の死亡に関する厳粛な医学的・法律的証明であり，死亡者本人

表2 医師・歯科医師の死亡診断書（死体検案書）作成交付の義務を規定する法律

医師法第 19 条第 2 項（応召義務等）
　診察若しくは検案をし，又は出産に立ち会つた医師は，診断書若しくは検案書又は出生証明書若しくは死産証書の交付の求があつた場合には，正当の事由がなければ，これを拒んではならない．
歯科医師法第 19 条第 2 項（応召義務等）
　診療をなした歯科医師は，診断書の交付の求があつた場合は，正当な事由がなければ，これを拒んではならない．

の死亡に至るまでの過程を可能な限り詳細に，論理的に表すものである．したがって，死亡診断書（死体検案書）の作成にあたっては，死亡に関する医学的，客観的な事実を正確に記入する必要がある．もう 1 つは，わが国の死因統計作成の資料となることである．死因統計は国民の保健・医療・福祉に関する行政の重要な基礎資料として役立つとともに，医学研究をはじめとした各分野においても貴重な資料となる．死亡診断書（死体検案書）は，このような重要な意義をもっており，医師・歯科医師には，その作成交付の義務が法律によって規定されている **表2** [4]．すなわち，医師だけでなく歯科医師も死亡診断を行うことができる．

死亡診断書と死体検案書の使い分け

　次の 2 つの場合には，死体検案を行ったうえで，死亡診断書ではなく死体検案書を交付することになっている．それは，①診療継続中の患者以外の者が死亡した場合，②診療継続中の患者が診療に係る傷病と関連しない原因により死亡した場合，である **図1** [4]．つまり，すでにわかっている傷病による看取りを見越して訪問診療を行っている患者が，その傷病によって死亡したと考えられる場合には，死体検案書ではなく死亡診断書を交付する．またこれは，すでにわかっている命にかかわる傷病で病院に通院中の患者が，同病院に救急搬送された後すぐにその傷病によって死亡した場合でも，同様である．

　また，診療継続中の患者が，受診後 24 時間以内に診療中の傷病で死亡した場合については，異状がない限り，改めて死後診察しなくても，死亡

死亡診断の作法　**249**

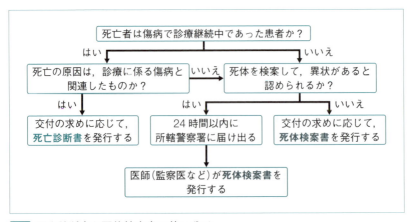

図1 死亡診断書と死体検案書の使い分け
〔厚生労働省医政局/政策統括官(統計・情報政策担当)：平成29年度版死亡診断書(死体検案書)記入マニュアル．pp4-5, 2017 より〕

診断書を交付することが認められている．これは，24時間を超える場合には死体検案書を交付しなければならないとする趣旨ではない．**診療継続中の患者が，受診後24時間を超えている場合であっても，診療に係る傷病で死亡したことが予期できる場合であれば，まず診察を行い，そのうえで生前に診療していた傷病が死因と判定できれば，求めに応じて死亡診断書を発行することができる**[4]．その根拠となる法律と通知を 表3 に示す．くれぐれも医師法第20条と第21条を混同しないように注意が必要である．

死亡診断書(死体検案書)作成にあたっての留意事項

　死亡診断書(死体検案書)作成の詳細については，最新版の厚生労働省「死亡診断書(死体検案書)記入マニュアル」[4]が非常に参考になるため，一度目を通しておくとよい．実際に患家で死亡診断書を作成するにあたって注意すべきポイントについて，いくつか以下に述べる．
- 「死亡診断書(死体検案書)」および「診断(検案)年月日」などについて，不要なものを二重の横線で消す必要がある．二重線で消すところは全部で5か所(上部2か所，下部3か所)あり，押印の必要はない．

表3 医師法第20条と第21条について

医師法第20条（無診察治療等の禁止）
　医師は，自ら診察しないで治療をし，若しくは診断書若しくは処方せんを交付し，自ら出産に立ち会わないで出生証明書若しくは死産証書を交付し，又は自ら検案をしないで検案書を交付してはならない．但し，診療中の患者が受診後二十四時間以内に死亡した場合に交付する死亡診断書については，この限りでない．

医師法第20条ただし書の適切な運用について（通知）（平成24年8月31日付け医政医発0831第1号）（抄）

1. 医師法第20条ただし書は，診療中の患者が診察後24時間以内に当該診療に関連した傷病で死亡した場合には，改めて診察をすることなく死亡診断書を交付し得ることを認めるものである．このため，医師が死亡の際に立ち会っておらず，生前の診察後24時間を経過した場合であっても，死亡後改めて診察を行い，生前に診療していた傷病に関連する死亡であると判定できる場合には，死亡診断書を交付することができること．

2. 診療中の患者が死亡した後，改めて診察し，生前に診療していた傷病に関連する死亡であると判定できない場合には，死体の検案を行うこととなる．この場合において，死体に異状があると認められる場合には，警察署へ届け出なければならないこと．

医師法第21条（異状死体等の届出義務）
　医師は，死体又は妊娠四月以上の死産児を検案して異状があると認めたときは，二十四時間以内に所轄警察署に届け出なければならない．

- 「死亡したとき」は，死亡確認時刻ではなく，死亡時刻を記入する．すなわち在宅療養患者においては，医師が死亡確認をした時刻ではなく，家族などが心肺停止を判断した時刻を記入する．しかし場合によっては，家族とともに死亡確認した時間を死亡時刻としても差し支えない．

- 「死亡したところ及びその種別」については，しばしば保険証などの住所と自宅の住所が異なったり，自宅以外の患者の思い入れのある場所（患者の働いていた店舗やパートナー・友人宅など）での看取りになることがあったりするため，患者の死亡診断書を自宅で作成するときにその住所が正しいかどうかを家族に必ず確認する．また，施設での看取りの場合は，施設の種類によって「死亡したところ及びその種別」が異なることに注意を要する．

　医師，歯科医師本人の署名がある場合は，押印の必要はない．つまり，印鑑を持参していなくても死亡診断書を発行することは可能である．しかし実際には，署名したうえで押印することが多いであろう．

死亡診断の作法　**251**

本症例にどう対応したか

　自宅へ訪問する前に，家族は落ち着いていること，死亡直前に特に苦痛などは増悪しなかったこと，などの情報を訪問看護師より得た．死亡診断書などの準備を行い，自宅へ訪問した．先に到着していた訪問看護師により医療用デバイスなどはすべて抜去されていた．本人は野球が大好きで少年野球の監督をしていたこともあり，訪問看護師と家族が野球のユニフォームに着替えさせていた．家族にねぎらいの言葉をかけ，家族が落ち着いていることを確認したうえで，死亡確認を行った．

　「いつも通りに寝ているみたいですね．ちょっと診させてもらいますね．失礼します」と述べてから，ユニフォームの胸元を開けて死の三徴候を確認した．ユニフォームの胸元を丁寧に元に戻してから，家族が心肺停止を確認した時間を伺ったところ，本日午前 6 時 35 分ということであった．その時刻を死亡時刻とすることを伝え，死亡診断書を作成し家族に手渡した．死亡診断書の住所などの記載内容に間違いがないことを家族とともに確認した．また，死亡診断書は 1 通しか作成できず役所に提出することになるため，必要であればコピーなどをとること，左側半分は家族が記載する必要があり葬儀会社などが書き方を教えてくれること，葬儀会社に連絡して医師の死亡確認がなされたことを伝えてよいこと，を説明した．

　医療用麻薬が充填されているデバイスは回収し，残っている中心静脈栄養輸液セットは後日薬局が回収にくるように調整し，連絡することを伝えた．また，今後何か問題や困りごとなどで相談があるときには，いつでも連絡してきてよいことも家族に説明した．

Clinical Pearls

- 遺族にとって，死亡診断時の医療者の振る舞い方には法的義務をこえた意味合いがある．
- 死亡診断書の記載方法や患者の情報は，死亡確認の前に事前に把握しておく．
- 自宅で死亡確認をする際には，患者・家族に敬意をもって接し，共感やねぎらいの言葉をかける．
- 在宅では，家族が心肺停止を確認した時刻を聞き，それを死亡時刻とするが，家族とともに死亡確認した時間を死亡時刻としても差し支えない．
- 医師だけでなく，歯科医師も死亡診断を行うことができる．
- すでにわかっている傷病による看取りを見越して訪問診療を行っている患者が，その傷病によって死亡したと考えられる場合には，死体検案書ではなく死亡診断書を交付する．
- 今後何か問題が起こったり，相談事があったりするときには，いつでも連絡するよう家族へ伝える．

文献

1）Bailey FA, et al：Preparation of residents for death pronouncement：a sensitive and supportive method. Palliat Support Care 3（2）：107-114, 2005.〈海外のレジデント向けに作成された死亡確認のガイドライン〉
2）森田達也，他：死亡直前と看取りのエビデンス．pp174-188，医学書院，2015.〈患者が亡くなる前後の，臨終前後の，死亡直前から直後の医学的問題についてのエビデンスがまとめられている〉
3）えんじぇる班：地域の多職種で作る『死亡診断時の医師の立ち居振る舞い』についてのガイドブック．2014.〈在宅医療を推進している勇美記念財団の援助を受けたガイドブック．http://www.zaitakuiryo-yuumizaidan.com/docs/booklet/booklet29.pdf からダウンロード可能（2017 年 8 月 7 日現在）〉
4）厚生労働省医政局/政策統括官（統計・情報政策担当）：平成 29 年度版死亡診断書（死体検案書）記入マニュアル．pp3-8, 2017.〈本邦の公的な死亡診断書（死体検案書）記入マニュアル．http://www.mhlw.go.jp/toukei/manual/dl/manual_h29.pdf からダウンロード可能（2017 年 8 月 7 日現在）．必ず最新版を確認されたい〉

（清水政克）

第8章

喪失と悲嘆

喪失と悲嘆

通常の悲嘆

Case

患者　65歳女性，主婦.

家族歴　X−1年6月に夫が胃癌を発病，抗がん剤による治療を行った. しかし，徐々に治療抵抗性となり，X年3月に積極的抗がん治療を中止した. その後いったん自宅退院したが，疼痛などの身体症状が増強したため，X年7月に緩和ケア病棟に入院，2週間後に看取りとなった. 夫とは23歳のときに結婚し，二人の子どもをもうけた. 子どもたちはすでに独立しており，直近10年ほどは夫婦二人で生活してきた. 生前の夫婦関係は良好. X−1年3月に夫が定年退職となり，週末，散歩や買い物に出かけたり，旅行に行ったりする生活をはじめたばかりというタイミングでの発病であった.

現病歴　元来しっかりした性格であり，死別後も各種手続きなど，子どもに頼ることなく自身で対応してきたという. しかし，初七日が過ぎた頃より，気づくと涙が出ている，眠れない，食べられない，などの症状があらわれるようになった. 加えて死別後より，死の直前の夫のつらそうな様子，夫に怒りを向けられたエピソードなど，つらい体験ばかりが思い出されると話す. 現在，死別から約2週間経っており，この1週間，状態は大きく変化していない. こうした状態を体験するのははじめてであり，自分がおかしくなってしまったのではないか，このまま立ち直れないのではないか，という不安を口にする. また，子どもたちはそれぞれ仕事に復帰しており，自分だけが取り残されたような感覚を覚えている.

256　第8章　喪失と悲嘆

| | さて，この女性に対して，どのようにかかわるのがよいだろうか？ |

悲嘆とは

　身近な人との死別は，人にとって最も大きなストレッサーの1つであることが知られている[1]．そのため，身近な人との死別を経験した後，身体的，心理的，社会的な変化が生じる．悲嘆とはこうした，死別から生じるさまざまな反応のことを指す．「悲嘆」という言葉のイメージから，心理的反応に目が向きがちであるが，実際には身体面や行動面にも反応があらわれることに注意したい．

　悲嘆には，「通常の悲嘆」と「複雑性悲嘆」の2種類がある〔後者については次項（264ページ）参照〕．このうち「通常の悲嘆」は，死別に対する一過性の反応であり，不適応症状ではないとされる．通常の悲嘆反応として，表1 に挙げるようなものがある[2]．これらの反応のあらわれ方は人によって異なり，また時間経過とともに変化する．

悲嘆の過程

　これまで悲嘆について，さまざまなモデルが提起されてきた．以前は，悲嘆をいくつかの段階に分けて理解しようと試みられていたが，悲嘆の過程は個人によって大きく異なり，また直線的に進むものではなく，複数の

表1 悲嘆反応

カテゴリー	反応・症状
身体的反応	睡眠障害，食欲低下，易疲労，胸のしめつけ感など
心理的反応	悲しみ，怒り，罪悪感，不安，孤独感，消耗感，無力感，ショック，思慕，解放感，安堵感，感情の麻痺など
認知的反応	非現実感，混乱，故人へのとらわれ，故人がいるという感覚，幻覚など
行動的反応	うわのそらの行動，社会的引きこもり，故人を思い出すものの回避，探索的行動，過活動，泣く，故人の所有物を大切にするなど

（Worden JW：Grief Counseling and Grief Therapy. A Handbook of the Mental Health Practitioner, 4th ed. Springer, 2008 より）

表2 悲嘆の過程とその特徴

悲嘆の過程	特徴
無感覚・情緒的危機	・喪失直後から1週間程度にみられることが多い，急性ストレス反応 ・死を現実として受け止められない ・喪失があたかも夢のなかでのことのように感じられ，信じられない
思慕と探求・怒りと否認	・喪失を事実として受け止めはじめた時期にみられることが多い ・喪失を認識する一方で，十分に認めることは困難で葛藤が生じる ・喪失に対する否認や故人を探し求める行動などもみられる
断念・絶望	・喪失の現実が受け入れられる時期にみられることが多い ・故人との関係を前提とした心のあり方や生活が失われたと認識される ・絶望，失意，抑うつなどの感情が生じ，身体症状もあらわれやすい
離脱・再建	・故人に向けられていた愛着が離れる時期にみられることが多い ・故人との思い出は肯定的なものとなる ・新しい人間関係や環境のなかで，関係性や役割の再建が行われる

〔Bowlby J：Attachment and loss（Vol. 3）：Loss sadnesss and depression. Basic Books, 1980 より〕

段階を行き来するものであることなどから，段階的な理解の限界が指摘されている．上記の限界点をふまえたうえで，遺された人がたどる大まかな過程をイメージするために，「位相説」の枠組みを **表2** に示す[3]．

悲嘆の課題

悲嘆から回復への道をたどるにあたり，死別を経験した人が直面するいくつかの課題があると指摘されている．悲嘆を課題という観点からとらえることで，時間の経過に委ねるだけではなく，遺された人自身が能動的に死別と向き合うことが可能になるといわれている[2]．また，この視点は，遺族への介入を行う医療者にとっても役立つものであると考えられる．以下，4つの課題についてまとめる．

喪失の現実を受け入れる

身近な人が亡くなったとき，その死を現実だと思えないというのはごく自然な反応である．遺された人にとっての最初の課題は，その人の死という現実と向き合うことになる．時には，故人の名前を呼び探し求めたり，他人を故人と見間違ったりする．通常はそうしたときに，「いや，あの人

258　第8章　喪失と悲嘆

はもういないのだ」「あれは別人だ」と認識する作業を重ねることで，少しずつ死の現実と直面していく．

この最初の課題を乗り越えることを困難にするのが，「否認」という反応である．否認はさまざまな表現としてみられる．例えば，故人の所有物や部屋を生前のまま保存し続ける遺族がいる．こうした行動は短期的にはよくみられるが，長期的に継続する場合には，喪失の現実と向き合うことが妨げられる．反対に，故人を想起させる一切のものを早急に処分する人もいる．こうした極端な行動は，喪失の現実と直面させる遺品を処分することで，自身を守ろうとするものであると指摘されている．そのほかにも，故人の存在を記憶から締め出す「選択的健忘」などがみられる場合もある．

この課題に取り組んでいる間，人は喪失の現実を認識し，受け止めたかのようにみえる状態と，故人がまだ存在していると信じたい状態との間で揺れ動く．そのようななか，葬儀をはじめとする死後の儀式は，この課題に取り組むための助けとなることも多い．

悲嘆の痛みを消化していく

喪失の現実と向き合うことで，人は悲嘆の痛みを強く感じることとなる．その苦痛の程度や感じ方は，人によって，また故人との関係性によっても異なる．

こうした苦痛を感じた際，それを認め，消化することができないと，身体症状や行動の変化としてあらわれてくることになり，最終的に悲嘆の過程を長期化させるといわれている．自身の苦痛と向き合うことはつらい体験となるため，この課題をできるだけ短期間で終わらせようとする思考がはたらくことがある．具体的には，つらさを感じないようにするために故人とのよい思い出だけを考えるようにする，アルコールや薬物の力を借りて何も考えないようにする，死に対して肯定的な意味づけをする，といった行動がみられることは珍しくない．こうした行動は，一見適応的にみえるが，喪失によって生じる苦痛を伴う感情を処理しないまま抑圧することで，うつ状態をはじめとする不適応状態に陥りやすくなると指摘されている．死別を経験した人を立ち直らせようと，周囲の人が「悲しんでばかりいてはいけない」「元気を出さないと故人が悲しむ」といった言葉かけを行う

通常の悲嘆　259

ことも，この課題に取り組むことの妨げとなる場合があるため，注意が必要である．

　悲嘆の痛みに向き合い，消化することは，死別から時間が経過し，抑圧した時間が長くなればなるほど困難になるといわれている．したがって，可能であれば死別から時間が空きすぎないうちに，悲嘆の痛みを感じ尽くすことができるようなかかわりをすることが望ましい．

故人のいない世界に適応する

　悲嘆の痛みを十分に消化した後には，故人のいない世界に適応することが求められる．ここでいう「故人のいない世界」には大きく分けて3つのレベルがある．

　まず，日常生活における現実的な変化に対する適応が必要となる．例えば，故人が担っていた役割は，遺された人の誰かが何らかのかたちで担っていかなければならない．死別直後には，故人が生前どのような役割を担っていたか，十分に把握することは難しい．実際に故人のいない生活を送っていくなかで，少しずつ失われたものが認識されていくことが一般的である．故人の担っていた役割を認識することで，「なぜ自分がそれを負わなければならないのか」という怒りの感情が生じることもある．

　加えて，遺された人は，自身の「自己感覚」に適応するという課題も抱えることとなる．例えば，死別は，遺された人に身近な人の喪失だけではなく，役割の喪失をももたらすことがある．故人との関係のうえに成り立っていた，「配偶者/子ども/親としての自己」「誰かを守る存在としての自己」といったアイデンティティの一部が，死別に伴って失われることは少なくない．こうした場合，死別後に新しいアイデンティティを再構成していくことは重要な課題となる．また，死別は遺された人の自尊心や自己効力感にも影響を与えるとされている．故人との関係が密接であればあるほど，自己イメージは死別の影響を受けやすい．

　また，死別はそれまでもっていた世界観や人生観を変えることもある．特に早すぎる死や，事故・事件などによる死の場合には，通常人が有している世界観が覆されやすい．

　多くの人は，悲嘆の過程で試行錯誤しながら，外的・内的に死別後の世

界での新しい役割や生き方，アイデンティティを獲得していく．しかし，この課題を乗り越えられない場合，無力感が生じたり，死別後の人生を前向きに歩んでいくことが困難になったりするとされている．

故人との永続的なつながりを見出し，新たな人生を歩みはじめる

身近な人を失ったとき，故人のことを忘れ，故人への思いを完全に消し去ることは難しい．悲嘆の過程の目標は，故人を忘れることではなく，自身のなかに新しく故人の場所を見出すことであるとされている．死別から長期間経った後にも，仏壇の前で故人に向かって話しかけたり，故人のことを考えたり，故人が見守ってくれていると感じたりしている人は少なくない．これらの行動は決して不適応なものではない．

この課題に取り組むなかで，新しい人と新しい関係を築くことによって，故人に対する罪責感が生じることがある．子どもを失った親が新しい子どもに恵まれたり，配偶者を失った人が再婚したりする場合などが顕著である．新たな人生を歩んでいくためには，新しい人間関係によって脅かされることのない故人の居場所を，遺された人が内的に位置づけることが必要となるのである．

通常の悲嘆への対応

通常の悲嘆に対応する際には，前述の課題への取り組み状況や，その妨げとなっている要因をアセスメントし，必要に応じて援助を行うことが基本となる．その際，表3のような点に留意しながらかかわることが重要であるとされている[2,4]．

実際には，患者の死後，その遺族と医療者がかかわる機会は多くない．看取りのケアをする過程において，事前に死別後に生じると予測されるさまざまな悲嘆反応について情報を提供することは，遺族の適応を促す意味において，有用であると考えられる．

表3 悲嘆反応への対応

・悲嘆の過程には時間が必要であることを伝える
・療養の経過に関する誤解がある場合にはそれを修正し，必要な知識を提供する
・「通常」の悲嘆反応について説明する
・悲嘆の過程には個人差があることを考慮し，伝える
・遺された人のコーピングスタイルを考慮する
・うつ病，PTSD などの精神疾患についてアセスメントし，必要に応じて専門家を紹介する
・複雑性悲嘆についてアセスメントし，必要に応じて専門家を紹介する

〔Worden JW：Grief Counseling and Grief Therapy. A Handbook of the Mental Health Practitioner, 4th ed. Springer, 2008. Ishida M, et al：Psychological distress of the bereaved seeking medical counseling at a cancer center. Jpn J Clin Oncol 42(6)：506–512, 2012 より〕

本症例にどう対応したか

　初診時は，死別からわずか2週間しか経っていなかった．診察中もしばしば流涙していたが，時期を考えるとごく自然な反応であること，不眠や食欲不振も，死別直後にはよくみられる通常の反応であることを伝えた．また，死別後に遺族がたどる一般的な経過について説明するとともに，まずはつらさや悲しみを十分に感じ，表出することが重要であること，単身生活となり話ができる場がないようであれば診察の場を活用してもよいことを伝えた．また，喪失に伴う苦痛の感じ方や表現の方法は多様であるため，子どもたちと比較する必要はないこと，逆に子どもたちがつらさを感じていないわけでもないだろうということを説明した．さらに，夫に怒りを向けられたエピソードについては，せん妄状態であった可能性が考えられたため，その旨を説明し，不必要な罪責感を抱くことにならないように対応した．

　元来，人に弱みをみせることが苦手で，二人の子どもを仕事で多忙な夫に頼らず育てあげた母親としてのプライドがあったこともあり，死別に伴う情緒的な苦痛と向き合うことは困難な課題であった．しかし，共感的に傾聴を重ねることで，徐々に自分の気持ちと向き合い，表出していくことが可能となった．数か月かけて喪失による苦痛を語るなかで，初診時には思い出すことのできなかった生前の夫との楽しかった思い出についても，

少しずつ語ることができるようになっていった．その変化を自身で振り返ることで，自己効力感が取り戻されていった．また，定年後の夫と過ごすことを楽しみにしていた週末の時間についても，新しい趣味のサークルを始めるなど，前向きにとらえられるようになった．最終的には，子どもが帰ってきた際にはともに生前の故人の思い出話をしたり，アルバムを見返したりすることもできるようになったことが報告された．

Clinical Pearls

- 死別後に，身体面・心理面・認知面・行動面に多様な反応が生じることは，通常の悲嘆の過程である．
- 悲嘆反応のあらわれ方やそこからの回復過程は，個人差が大きく，また一方向的に変化するものではないことを理解して支援にあたることが重要である．
- ただし，そのことを念頭においたうえで，一般的な悲嘆からの回復過程を理解することは重要であり，またその経過について説明すること自体が遺族にとって助けとなることもある．
- 悲嘆からの回復過程には 4 つの課題があり，それらが達成されるよう支援することが望ましい．

文献

1) Holmes TH, et al：The Social Readjustment Rating Scale. J Psychosom Res 11(2)：213-218, 1967.〈人生における多様なストレッサーに関して開発された尺度が示されている〉
2) Worden JW：Grief Counseling and Grief Therapy. A Handbook of the Mental Health Practitioner, 4th ed. Springer, 2008.〈悲嘆カウンセリングに関する臨床実践のためのハンドブック〉
3) Bowlby J：Attachment and loss(Vol. 3)：Loss sadnesss and depression. Basic Books, 1980.〈愛着と喪失に関するテキストブック〉
4) Ishida M, et al：Psychological distress of the bereaved seeking medical counseling at a cancer center. Jpn J Clin Oncol 42(6)：506-512, 2012.〈がん患者遺族が経験する精神心理的苦痛について明らかにした診療録調査の結果が示されている〉

（吉田沙蘭）

喪失と悲嘆

複雑性悲嘆の
見つけ方と対応

Case

患者　56歳男性.

家族歴　独居. X年1月, 母親と死別. 母親はX−5年7月に乳癌に罹患し, 手術, 化学療法, 放射線治療を行ってきたが, 再発, 再燃を繰り返し, X−1年9月に積極的抗がん治療を中止. その後は数か月の在宅療養の後, 母親自身の希望により地元の緩和ケア病棟での看取りとなった.

現病歴　喪主として葬儀, 四十九日などを滞りなく終えたが, その2週間後より, 不眠, 食欲不振, 易疲労をはじめとする身体症状や, 集中力の低下, 易怒性などが認められるようになった. その状況は徐々に悪化し, 3か月を過ぎても改善の兆しは認められなかった. さらに市販の睡眠改善薬やアルコールの摂取量が増えていった. 独立していた長女が心配し, 食事の用意などのために実家に帰ることを提案したり, 気分転換の外出に誘ったりしても受け入れず, 仕事にも支障をきたすようになったため, 職場の上司の勧めにより, 不眠を主訴として精神科外来を受診した.

　さまざまな不調の原因として, 直近で考えられるきっかけは母親との死別のほかにはなかった. しかし, 母親が85歳と高齢であったこと, 症状コントロールが良好で看取りの直前までADLが比較的保たれていたことなどもあり, 母親との死別に対する受け止めは穏やかであるように見受けられた. 数回の受診のなかで次第に, 母親との死別をきっかけに, X−3年4月の妻との死別のことを思い出すように

なったことが語られた．主婦であった妻は当時48歳であり，子ども
の世話，長男の受験，（義理の）母親の看病などで多忙であった．X−
4年の夏頃より体調不良を訴えていたが受診にはいたらず，はじめて
病院に行った際には全身に転移がみられる原発不明がんで，3か月弱
の経過で看取りとなった．急激な経過で心の準備はできなかったが，
死別後は慣れない家事や育児，多忙な仕事のため，1週間ほどで日常
生活を取り戻す必要があったという．また，病院受診を勧めなかった
ことへの罪責感から，妻の病気や死について周囲に話すことができ
ず，さらに子どもたちの前ではしっかりしていなくてはという思いか
ら，家庭では常に明るく振る舞っていたとのことであった．

　　さて，この男性に対して，どのようにかかわるのがよいだろうか？

複雑性悲嘆とは

　身近な人との死別という大きなストレッサーを経験しても，多くの人は
前項（256ページ）で述べたような過程を経て，徐々に回復，適応へと進ん
でいく．しかし10〜20％程度の割合で，何らかの要因により通常の悲嘆
のプロセスが遅れたり，抑制されたり，長引いたり，あるいは欠如したり
することがある[1]．こうした状況においては，心理的苦痛が遷延し，心
理・社会的機能の低下を招き，結果として死別後の人生を前向きに歩むこ
とが困難となる場合がある．

　このような「通常でない悲嘆」は過去に，複雑性悲嘆，病的悲嘆，外傷性
悲嘆，慢性悲嘆，未解決の悲嘆，異常悲嘆など，さまざまな呼び方をされ
てきた．2013年に出版されたDSM−5においては，「今後の研究のための
病態」という枠組みのなかで，持続性複雑死別障害（Persistent Complex
Bereavement Disorder）として提案されている．この概念は依然として検
討中の段階であるため，本項では，これまでに比較的広く扱われてきた
「複雑性悲嘆」という名称を用いることとする．表1に，「通常の悲嘆」と
「複雑性悲嘆」の違いをまとめる[2]．ただし，複雑性悲嘆の状態にある人が，

複雑性悲嘆の見つけ方と対応　　**265**

表1 通常の悲嘆と複雑性悲嘆の違い

通常の悲嘆	複雑性悲嘆
・気分の落ち込みを死別と関連づけて認識できる	・気分の落ち込みを死別と関連づけて認識できない
・信じられない気持ち，否認，ショックなどの感情を表出	・死別の現実を完全に否定
・怒りを隠さず表現することがある	・持続する怒りや敵意，不満やイライラが頻繁にみられる（怒りは間接的に表現される）
・現実感のなさ，社会的引きこもりがみられる	・持続的な社会的引きこもり（家族，友人との関係を含む）がみられる
・行動や性格の混乱がある	・行動や性格の変化が遷延する
・支援に対して反応する	・持続的に支援や手助けを拒否する
・時間経過とともに楽しいと感じられる時間が増える	・破滅感が遷延する
・悲しみや空虚感	・絶望感や空虚感
・一時的な身体愁訴	・慢性的な身体愁訴，実際の身体疾患罹患
・喪失に対する罪責感	・死に対する遷延する罪責感，全般的な罪悪感
・一時的な自尊心の低下	・自尊心の喪失 ・アルコールや薬物の乱用 ・希死念慮，自殺企図

(Wiener LS, et al：Integrating Palliative Care. Wiener LS, et al：Pediatric Psycho–Oncology：A Quick Reference on the Psychosocial Dimensions of Cancer Symptom Management. pp332–333, Oxford University Press, 2015 より）

これらのすべてを経験するわけではなく，その経過は多様である点に留意されたい．

複雑性悲嘆のリスクファクター

　複雑性悲嘆に陥りやすい要因として，複数のものが報告されている．それらの要因を，4つのカテゴリーに分類してまとめる **表2** [3〜5]．

死別の状況に関連する要因

　死別に対する準備ができていなかったことは，複雑性悲嘆のリスクファクターとなる．例えば，心疾患や脳血管疾患，事故などによる突然の別れ

表2 複雑性悲嘆のリスクファクター

カテゴリー	リスクファクター
死別の状況に関連する要因	・死別に対する準備ができていない ・不確かな喪失 ・同時に起こる喪失，連続した喪失 ・自死，犯罪被害など特殊な状況での喪失
喪失対象との関係性に関連する要因	・非常に深い愛着関係 ・アンビバレント，または非常に依存的な関係
遺された人の特性に関連する要因	・属性(女性，高齢，配偶者または未成年の子どもの親，学歴や収入が低い，など) ・過去の未解決の喪失体験 ・精神疾患，またはその既往 ・パーソナリティの特性(不安，回避など)
社会的な要因	・社会的に表出しづらい喪失 ・サポートネットワークの不足

〔Lobb EA, et al：Predictors of complicated grief：a systematic review of empirical studies. Death Stud 34(8)：673–698, 2010. Stroebe M, et al：Health outcomes of bereavement. Lancet 370 (9603)：1960–1973, 2007. Simon NM：Treating complicated grief. JAMA 310(4)：416–423, 2013 より〕

は，遺された人の悲嘆の過程を困難にする．また，がんをはじめとする慢性疾患の場合であっても，死別に対する心理的な準備ができていなかった遺族の場合は，複雑性悲嘆に陥りやすいことが報告されている．

「不確かな喪失」という状況もまた，複雑性悲嘆のリスクファクターとなりうる．不確かな喪失とは，例えば災害や事故，事件などにより，生死がわからない場合などが当てはまる．前項において，悲嘆の課題の1つ目として「喪失の現実を受け入れる」というものを挙げた(258ページ)．不確かな喪失の場合，遺体がないなどの理由により，喪失が現実であるかどうかの確証が得られないために，この課題に取り組むことが困難になると指摘されている．またこうした状況下では，遺された人々の間でも考え方に相違が生じやすく，生存を信じる人と死を認めようとする人との間で葛藤が生まれることもあるとされる．

さらに，同時に起こる喪失，連続した喪失も，「死別の過重負荷」とみなされ，悲嘆の過程を困難にする．例えば，事故などにより一度に複数の家族を失う場合，短期間で親族の死が続く場合，などが該当する．死別は単独であっても大きなストレッサーとなるため，そのストレッサーが重複する

ことで，遺された人の対処能力を超えてしまう場合があると考えられる．また，死別が連続する場合，先の悲嘆の過程が終わる前に次の死別にも向き合うことが必要となり，悲嘆の過程の進展が阻害されるとされる．

　そのほか，自死や犯罪被害などの特殊な状況での喪失の場合，遺族自身が死別に関与していた場合なども，複雑性悲嘆をきたしやすいとされている．これは，その状況の特殊性ゆえに，怒りや罪責感などの感情が強く，喪失に伴う痛みを十分に表出し，消化することが困難になるためであると考えられる．また，後述するように，その喪失について語ることが，社会的に回避されやすいことも影響していると考えられる．

喪失対象との関係性に関連する要因

　故人との間に非常に深い愛着関係がある場合，遺族は複雑性悲嘆に陥りやすい．故人との関係性が近しいことは，喪失による心理的苦痛を強めることになるため，悲嘆への対処が難しくなることは想像に難くない．

　一方，故人に対して生前より愛情と憎しみといった相反する感情を抱いていた場合にも，悲嘆の過程が妨げられることがある．生前にこのような相反する感情を抱いていた場合，死別後に自身の感情と向き合い，悲嘆の痛みを消化していく過程が阻害されやすい．その結果，怒りや罪悪感などの感情が強くなることがあると指摘されている．

　さらに，非常に依存的な関係性があった場合も，悲嘆の過程は困難になる．強い依存関係にある人を失った場合，遺された人は自己イメージの変化を経験することとなる．その結果，強い無力感を抱き，ほかの感情を処理することが困難になるとされている．

遺された人の特性に関連する要因

　遺族の属性として，女性であること，高齢であること，配偶者または未成年の子どもの親であること，学歴や収入が低いこと，などが複雑性悲嘆のリスクファクターとして挙げられている．

　また，過去に未解決な喪失体験がある場合，複雑性悲嘆に陥りやすい．これは，過去に十分に悲嘆の過程を進めることができずに，喪失に伴う痛みが抑圧されることで，別の近しい人との死別を経験した際に過去の痛み

があわせて出現するためであると考えられている．さらに過去の未消化の喪失体験は，その後の愛着の形成にも影響するとされるため，そのことが間接的に別の死別の際の悲嘆の過程に影響するとも考えられる．

遺族にうつ病をはじめとする精神疾患，またはその既往があることも，複雑性悲嘆のリスクファクターとして知られている．そのほか，遺族のパーソナリティの影響についても多様な報告がある．例えば，不安の高さや，ストレスイベントに対する回避的な傾向のある人は，悲嘆が長引いたり複雑化したりしやすいことが知られている．

社会的な要因

これは死別の状況に関連する要因としてとらえることもできるものだが，その死について語ることが社会的にタブー視されがちな場合，悲嘆の過程が妨げられやすい．わかりやすい例えでは，自死の場合や，中絶による喪失が挙げられる．こうした状況下での喪失について，また故人について語ることは，遺された人々の間で避けられることが多い．故人や死別について他者と語ることは，喪失に伴う痛みと向き合い，消化する過程において重要な役割を果たすため，こうした行動が妨げられることで，感情が抑圧され，複雑性悲嘆をきたす可能性がある．

また，物理的ないしは心理的にサポートネットワークが不足している場合も，複雑性悲嘆の要因となりうる．家族や友人をはじめとした，故人のことを知っている人たちとのつながりは，悲嘆の過程において互いに支え合うものとなる．そうしたネットワークがなく，社会的に孤立している場合，悲嘆と向き合うことが困難になりがちである．なお，怒りの感情と社会的な孤立には相関関係があることが知られており，怒りを表出することで周囲からのサポートが得られなくなり，さらに怒りが増強するという悪循環により複雑性悲嘆に陥っていく場合もあるとされている．

複雑性悲嘆への対応

複雑性悲嘆の可能性を見出すための手がかりを 表3 にまとめる[5]．遺族と接する際にこれらの点を念頭におきながらアセスメントしていくことは

表3 複雑性悲嘆をみつける手がかり

- 喪失から年月が経過しているにもかかわらず，故人について話す際に強い悲しみが表現される
- 些細な出来事が，激しい悲嘆反応の引き金になる
- 医療者が問わずとも喪失のテーマが話題にのぼる
- 故人の所有物をそのまま保存したがる，あるいはすべて捨てようとする
- 故人が生前に患っていた身体症状を呈する
- 生活スタイルが根本的に変わったり，家族や友人を避けたり，故人にかかわる活動を避けたりする
- 抑うつ状態が長く続く，あるいは状況にそぐわない多幸感を呈する
- 故人を強迫的に真似ようとする
- アルコールや薬物の乱用など，自己破壊的な衝動がみられる
- 特定の時期に説明できないような悲しみが生じる
- 故人が患っていた特定の疾患と関係して，病気や死に対する病気不安症的な恐怖がある
- 死別の状況や死別にまつわる体験が，危険因子を含んでいる

〔Simon NM：Treating complicated grief. JAMA 310(4)：416-423, 2013 より〕

有用であると考えられるが，その際，ここに挙げた事項は診断基準ではないことに留意する必要がある．

　通常の悲嘆の場合，専門家が介入せずとも課題が進行していくことが多い．専門家が介入する場合でも，その目標は悲嘆の課題をスムーズにこなしていくことができるよう援助することである．一方，複雑性悲嘆の場合には，悲嘆に伴い何かしらの葛藤が生じていることが多いため，悲嘆の課題に取り組む前に，その葛藤を解決，解消することを支援する必要がある．具体的には，遺族がこれまで回避してきたさまざまな感情や認知と向き合うよう支援することとなる．その後，十分に悲嘆の痛みを経験することができていなかった場合には，悲嘆の場を提供することが助けとなる．複雑性悲嘆を抱えている遺族にとって，悲嘆と向き合うことには大きな苦痛が伴うため，そのことを十分に認識，評価しながら支援にあたることが不可欠である．

　なお，より専門的な介入として，複雑性悲嘆に対して，認知行動療法[6]が有効であることが知られている．さらに，あくまでオープントライアルの研究結果ではあるが，薬物療法[7]の効果も報告されている．

本症例にどう対応したか

　当初は母親との死別がストレス要因と考えられる不眠を中心とした主訴であったため，薬物療法や生活リズムの改善，休息の推奨などを中心とした対応をとっていた．また，あわせて母親を看取った経過について振り返る作業を通して，母親との死別に伴う感情を傾聴した．そのなかで，しばしば妻を看取った際のエピソードと比較する話題がのぼるようになり，徐々に話題の中心は妻との死別へと移行していった．

　妻との死別について語るうちに，病気の発見が遅れたことへの罪責感や妻を失った悲しみだけでなく，子どもと自分を遺していった妻に対する怒り，死別後に「あなたのせいだ」と自身を責めた親戚に対する怒りなどが表出されるようになった．また当時は，このような怒りの感情を抱くこと自体に罪責感を覚え，考えないようにしていたことが語られた．妻の死後数年にわたり抑圧されていたこれらの感情が，母親との死別を契機に身体症状を中心として表出されるようになっているものと考えられた．ただし，表出される感情や認知に大きな偏りや歪みなどは認められなかったため，認知行動療法などを適用することは見送り，妻との死別体験に焦点を当て，安全な場で感情と向き合う環境を保証するとともに，アルコールや市販の薬物の乱用に対する生活指導と，薬物療法による不眠への介入を行うこととした．外来診療の場では，罪責感や怒りの感情を抱くのは自然であることを伝えるとともに，複雑性悲嘆に関する心理教育を行った．妻との死別について語りはじめた当初は，罪責感や後悔，怒りなどの死別に対するネガティブな感情のみが表出されたが，徐々に生前の妻とのよい思い出や，死別後の子育てに関する自己肯定的な評価についても話題にのぼるようになるなど，変化がみられるようになった．不眠をはじめとする身体症状や，集中力の低下，焦燥感なども徐々に改善が認められた．妻との死別に対する悲嘆の過程が進むにつれ，それと比較して肯定的な側面のみが語られていた母親との死別についても，悲しみなどの感情が表出されるようになった．妻との死別体験に十分に向き合う機会をもつことで，母親との死別による悲嘆の課題を行うことができたものと考えられ，約1年の経過を経て診療を終えた．

Clinical Pearls

- 死別を経験した人のうち 10〜20％程度の割合で，心理的苦痛が遷延し，心理・社会的機能の低下を招き，結果として死別後の人生を前向きに歩むことが困難となる場合がある．
- 複雑性悲嘆は，死別の状況や喪失対象との関係性，遺された人の特性，社会的な要因などの影響により，通常の悲嘆の過程が妨げられたり，遅延したりすることによって生じる．
- 複雑性悲嘆を抱えている人に対する介入としては，悲嘆を遷延させている葛藤を取り扱うことにより，通常の悲嘆の課題を遂行する準備を整えることが重要となる．

文献

1) Prigerson HG, et al：A case for inclusion of prolonged grief disorder in DSM-V. Margaret S, et al：Handbook of Bereavement Research and Practice：Advances in Theory and Intervention. pp165-186, American Psychological Association, 2008. 〈悲嘆反応や悲嘆反応への対応に関するテキストブック〉

2) Wiener LS, et al：Integrating Palliative Care. Wiener LS, et al：Pediatric Psycho-Oncology：A Quick Reference on the Psychosocial Dimensions of Cancer Symptom Management. pp332-333, Oxford University Press, 2015. 〈小児期患者のサイコオンコロジーに関するテキストブック〉

3) Lobb EA, et al：Predictors of complicated grief：a systematic review of empirical studies. Death Stud 34(8)：673-698, 2010. 〈複雑性悲嘆の関連要因についてシステマティックレビューの結果が示されている〉

4) Stroebe M, et al：Health outcomes of bereavement. Lancet 370(9603)：1960-1973, 2007. 〈死別が遺族の身体面・精神面に及ぼす影響について，システマティックレビューの結果が示されている〉

5) Simon NM：Treating complicated grief. JAMA 310(4)：416-423, 2013. 〈複雑性悲嘆の関連要因や介入についてのシステマティックレビューの結果が示されている〉

6) Shear K, et al：Treatment of complicated grief：a randomized controlled trial. JAMA 293(21)：2601-2608, 2005. 〈複雑性悲嘆への心理介入の効果を検証したランダム化比較試験の結果が示されている〉

7) Hensley PL, et al：Escitalopram：an open-label study of bereavement-related depression and grief. J Affect Disord 113(1-2)：142-149, 2009. 〈遺族に対する薬物療法の効果を検証した介入試験の結果が示されている〉

(吉田沙蘭)

第9章

アドバンス・ケア・プランニングとベスト・インタレスト論

はじめに

いのちの終わりを前にして，患者・家族は今後の医療やケアについては
もちろん，生活や人生についての選択を迫られることになる．なかでも，
病気の進行や急変により，患者自身の意思決定能力が低下したときの選択
をどうするかは，個人の自律(＝自己決定)が優先される現代においては，
当人が自分のいのちにかかわる意思決定に直接的にかかわれないという点
で，生命倫理上の難題の1つともなっている．

ここで，あえて生命倫理という言葉を出したのには理由がある．自律と
は何か，意思決定能力の有無の線引きをどこにするか，人間が選択という
行為にどんな意味づけを行っているかなどの論理を展開するのは，それは
それでおもしろい．しかし，こういったある種の机上の論理だけで，臨床
の個別の意思決定がすべて担保されるわけではないこともよくわかってい
る．そして，今日このときにも，否応なくいのちの終わりの選択を迫られ
ている患者や，それにどう対応していくのか悩んでいる医療者がたくさん
存在しているのである．

そこで，本章ではいのちの終わりにかかわる意思決定の支援方法とし
て，アドバンス・ケア・プランニング(advance care planning：ACP)とい
う"方法"を紹介していく．しかし，すべての医療介入がリスクをもって
いるのであり，ACPもその例外ではない．道具は使いようであり，方法
に拘泥すれば，意図しない傷を患者や家族に与えることになるかもしれな
い．それを防ぐため，ベスト・インタレスト[*1]論をあわせて展開し，家
族や医療者がよき意思決定支援者となるための，望ましい態度を見失わな
いようにする．

アドバンス・ケア・プランニング(ACP)という方法

ACPの定義

ACPは，このようないのちの終わりにかかわる意思決定(支援)の1つ

---

*1 best interest："本人にとっての"最善の利益．

の方法として，医療分野を中心に注目されるようになっているものである．さまざまな定義が示されているが，本章では，ひとまず「将来の意思決定能力の低下に備えて，今後の治療・ケア・療養に関する意向，代理意思決定者などについて患者・家族，そして医療者があらかじめ話し合うプロセス」〔英国NHSのガイドライン[1]を筆者が要約したもの〕と定義しておく．

advance directive（事前指示）推進の失敗

ACPは1990年代に，米国においてその必要性が議論されるようになった意思決定支援の方法の1つである．米国ではそれ以前（おおよそ1970年代以降）に事前指示（advance directive：AD），つまり自分が意思決定できなくなったときの医療行為と，代理意思決定者の"文書による"表明を推進してきた．当時，米国では各種の当事者の権利運動の流れを受けて，医師のパターナリズムに基づいた医療への批判から，患者の自律を尊重する患者中心の医療へパラダイムが移りはじめていた．自分の意識がなくなったようなとき，つまり意思決定能力が低下したときの医療についても例外ではなく，自然の経過に任せ"自分で選んだ"尊厳ある死を望む人たちが増加した．この頃から「リビング・ウィル（living will：LW）」という言葉が使われはじめたと考えられている．カリフォルニア州では，1976年に世界ではじめて「自然死法」を制定し，患者本人や代理意思決定者の記載によって，終末期の生命維持療法を中止するルールが確立した．

その後1990年には連邦法として「患者自己決定法（Patient Self-Determination Act：PSDA）」が制定された．本法律の施行に伴ってADが広く認識されるようになった．現在では米国のほとんどの州でADは法的効力をもっており，基本的に書面でないと無効である．

しかし，PSDAによって義務化されたADの取得が，結果ADの普及につながらなかった[2]こと，書面上の意思と実際の病状に齟齬があり，意思を適用できない例が多かったことなどAD推進の問題点が判明し，その後，意思決定支援のあり方を模索するなかでACPが議論されるようになった．

ACP のはじまり

ACP の先駆けは，Respecting Choices というプログラムにみることができる．これは 1993 年から米国ウィスコンシン州ラクロス地域で開発，取り組みが始まった意思決定支援の包括的アプローチである．このプログラムで特徴的なのは，AD の取得や，事前指示書の完成自体を目的に据えなかったことである．AD を取得していく話し合いのプロセスを通して，人々の意向をあらかじめ聞き，理解しておくことで，人々が自身の意向に即した医療やケアを受けられる地域社会の形成が目標であった[3]．

ACP の効果の実証

2008 年発表の前向き観察研究[4]においては，End-of-Life discussion（ACP とほぼ同義といえる）が行われた患者は，終末期をホスピスで過ごすことが多く，人工呼吸器などの侵襲的な医療を受けることが少なかったと報告された．終末期の侵襲的な医療は QOL の低下や死後の家族のうつ病罹患リスクと関連していた．また，End-of-Life discussion を行うことにより抑うつのリスク上昇はなかったとしている．

2010 年には，オーストラリアにおいて，Respecting Choices プログラムを基盤とした，ACP の取り組みに関するランダム化比較試験が行われた．そのなかでは ACP の介入群で終末期における患者と家族の満足度が上昇すること，また患者の死後の家族の不安，抑うつが軽減されたと報告された[5]．

これらの臨床研究で ACP の効果が判明してきたこともあり，ACP は現状で最も優れた意思決定支援モデルと認識され，世界的に取り組みが広がっている．しかし，このような量的研究の結果が示すのは，ある方法を型通りに行ったときに，ほかの方法に比べて，もしくはその方法を行わなかったときに比べて，全体として"マシである"ということだけであり，医療者が個別の事例に対して医療行為を行う段にいたったとき，その向き合い方を導いてはくれない．

医療の範囲に限定しても，意思決定および意思決定支援は，とりわけ個別性の高い営みであると考えられる．少なくともマニュアル通り，型通りのコミュニケーションを行いさえすれば，すなわち単純に"方法"をなぞ

276　第9章　アドバンス・ケア・プランニングとベスト・インタレスト論

れば，よい意思決定が導かれることが保証されるわけではない．ACP の実践において重要なのは，その方法の精緻化ではなく，むしろ，ACP という方法を行おうとしている医療者が，望ましい態度・姿勢をもてるかということである．

ACP が「プロセス」であることの意味

　ACP を行う医療者に求められる態度・姿勢を考えていくのに先立って，今一度，AD から ACP への流れに戻ってみたい．ACP は明らかに AD 推進の失敗をはじまりとしている．では，AD と ACP の違いは何だったのであろうか．違いは多くあるが 表1 ，重要なのは次の 1 点に集約される．それは目的の違いである．AD の目的は事前指示書の完成であった．しかし，事前指示書の完成を目的としても，患者の QOL 向上に寄与しないことは，米国の過去半世紀の歴史が示している．その反省をもとにしてできあがった ACP は，Respecting Choices プログラムでそうであったように，話し合いのプロセス(複数回の複数人による話し合い)をつくっていくことが目的となっている．

　ここから先は考察である．ACP は話し合いである．話し合いで生み出されるものは AD の書面だけではない．複数人での話し合いを続けることで，文字情報では表しきれない，それぞれの価値観，選択の意味，周囲との関係性，そうした複雑な構造としての意思が徐々に判明し共有される．ACP で話し合われることのすべてが悪い知らせではないが，少なくともシビアな内容である．しかし，シビアであるからこそ，いい加減にできない

表1 AD と ACP の違い

	AD	ACP
目的・目標	事前指示書の完成	話し合いによる相互理解
患者一人で実施可能	○	×
話し合いのプロセスの重視	×	○
決断の理由や価値を重視	△	○
思想的背景	論理実証主義	社会構築主義

〔阿部泰之：Advance Care Planning. 森田達也, 他(監修), 西　智弘, 他(編集)：緩和ケアレジデントマニュアル. p33, 医学書院, 2016 より一部改変〕

テーマでもある．そのような話題について，**本人にとっての最善を目指し**話し合われたプロセスから生まれるもの，それは相互理解とお互いの信頼関係にほかならない．それが医療やケアの安心感，患者や家族の満足度に影響を与えているのだと考えられる．

ベスト・インタレスト(best interest)という態度・姿勢

ACP に必要な態度・姿勢を身につける

ACP の話し合いにおいて，相互理解と信頼関係構築がある種のゴールだとすると，重要になってくるのは，話し合いの内容ではなく(内容が重要でないといっているのではない)，話し合いにアテンドする医療者の態度・姿勢である．いくらそれがよい内容であっても，話し相手の態度が悪いために，その決定を覆した経験は誰しもあるだろう．そう考えると，話し合いにかかわる医療者の態度・姿勢をよきものに保つことは，必然であり本質である．

ACP の話し合いにおいても同様である．次の予定を気にして話を早く切り上げたがっている医師や，自分の都合ばかりを主張する家族とでは，よい ACP のプロセスはたどれない．至極当然である．

しかしながら，「相手のことをよく考えて」「当事者の立場になって」「患者の自律を尊重して」とスローガンだけ唱えれば望ましい態度が身につくというのなら，そもそも苦労はしていない．相手にとっての最善をよく考えるという態度・姿勢を身につけるにはどうしたらよいかを，ベスト・インタレスト論を引用することで，掘り下げて考えてみることにする．

ベスト・インタレスト論

ACP が意思決定能力のあるうちに自身の将来の決定を担保しておく取り組みだとすれば，意思決定能力がすでに低下している人の決定を支援する取り組みは成年後見制度である．日本の成年後見制度は，財産管理を中心に展開されており，支援の姿勢は後見人や国による(主として)高齢者の「保護」の意味合いが強く，当事者の意思決定「支援」の観点では十分議論さ

表2 ベスト・インタレストを考えるためのチェックリスト

①本人の年齢や外見，状態，ふるまいによって「ベスト・インタレスト」の判断を左右
　されてはならない
②「ベスト・インタレスト」の特定に関係すると合理的に考えられる事情については，
　すべて考慮したうえで判断しなければならない
③本人が意思決定能力を回復する可能性を考慮しなければならない
④本人が自ら意思決定に参加し主体的に関与することを許し，促し，また，そうでき
　るような環境をできる限り整えなければならない
⑤生命維持に不可欠な治療を施すことが本人の「ベスト・インタレスト」に適うか否か
　の判断が問題となっている場合には，絶対に，本人に死をもたらしたいとの動機に
　動かされてはならない
⑥本人の過去および現在の意向，心情，信念や価値観，その他本人が大切にしている
　事柄を考慮に入れて，「ベスト・インタレスト」が何かを判断しなければならない
⑦本人が相談者として指名した者，本人の世話をしたり本人の福祉に関心をもってき
　た人々，任意後見人，法定後見人などの見解を考慮に入れて「ベスト・インタレス
　ト」が何かを判断しなければならない

（菅富美枝：イギリス成年後見制度にみる自律支援の法理—ベスト・インタレストを追求する社
会へ．pp22–23，ミネルヴァ書房，2010 より）

れていないようである．そんななか，本人の観点を重視し，本人を中心と
した成年後見の取り組みの成功例として注目されているのが，英国の現行
の成年後見制度(2005 年意思決定能力法，The Mental Capacity Act
2005：MCA2005)である(以下，文献 6 の内容を適宜参照しながら論じ
る)．

　MCA2005 で特筆すべきは，意思決定を代理する人の行動指針として，
ベスト・インタレスト原則をおいたことである．代理として意思決定を行
使する際には「本人のベスト・インタレストを実現するようにしなければ
ならない」という指針を明文化したわけである．MCA2005 には，ベスト・
インタレストが定義されているわけではない．本人にとってのベスト・イ
ンタレストは個別的なものであり，一律に定義することは困難なためであ
る．そのかわり，ベスト・インタレストを考えるためのチェックリスト
表2 が提示されており，代理の意思決定を行使する場合には，このチェッ
クリストを踏まえることが法的に要請される．ここで注意が必要なのは，
ベスト・インタレスト＝本人の意向そのものではないということである．
本人の意向(本人の主観的利益)はベスト・インタレストを構成する一番

重要な要素ではあるが，例えば医療的な見解としてその決定が**本人のため**
にならないと考えるとき（本人の客観的利益），本人の価値観とのすり合わ
せを行う余地を残している．

ベスト・インタレスト論を ACP 実践の態度として援用する

MCA2005 におけるベスト・インタレスト原則は，あくまで成年後見制
度のために用意された指針である．しかし，その内容は当事者の尊厳や権
利を守るためという目的で一貫しており，当事者の意思決定能力低下の有
無によらず，意思決定支援者の態度の本質をついている．そこで，
MCA2005 のベスト・インタレスト・アプローチを，われわれが ACP を
実践する際の態度・姿勢の指針として援用したいと思う．

①**本人の年齢や外見，状態，ふるまいによって「ベスト・インタレスト」の**
判断を左右されてはならない

本人のベスト・インタレストはそれぞれ固有のものである．年齢や状態
から型にはまった勝手なイメージで決定を判断してはならない．例えば
「もう高齢だから，延命処置はきっと望まないだろう」とか，「こんな状態
なら自宅での療養はあきらめているだろう」などといった推測による決め
つけを医療者がするべきではない．

②**「ベスト・インタレスト」の特定に関係すると合理的に考えられる事情に**
ついては，すべて考慮したうえで判断しなければならない

例えば，療養先について話し合うときに，住んでいる場所，家の構造，
家族との関係性，住居に関しての本人の愛着の程度（例えば借家に引っ越
したばかりの場合と，長年住み慣れた持ち家では，愛着の程度が違うであ
ろう）など，関係する情報や本人の意向をなるべくすべて考慮に入れる必
要がある．

③**本人が意思決定能力を回復する可能性を考慮しなければならない**

もともと意思決定能力の低下がない人であっても，悪性疾患の診断名
や，既存の治療が無効であることなど，悪い知らせの告知直後には，ある
意味で意思決定能力が一時的に低下しているとみるべきである．また意思
決定能力の低下が認められていた人であっても，体調などの変化によっ
て，能力が回復する時期がある．意思決定能力の程度は移ろいゆくものと

考えなければならない．本人の意思決定能力が最大になっているタイミングを見計らって ACP を行うべきである．

④本人が自ら意思決定に参加し主体的に関与することを許し，促し，また，そうできるような環境をできる限り整えなければならない

　本人の意向＝ベスト・インタレストではないとはいえ，本人の主観的利益が意思決定を行うときの最も重要な要素となる．それゆえ，当たり前であるが，話し合いに対する本人の関与を最大限にするよう配慮しなければならない．例えば家族への遠慮が強く，家族の前では本音を話しづらそうにしている人がいれば，あえて家族と別に本人の意向を聞く場を設けたり，家族には本人のベスト・インタレストを考えることの大切さを説いたりする必要が出てくるだろう．

⑤生命維持に不可欠な治療を施すことが本人の「ベスト・インタレスト」に適うか否かの判断が問題となっている場合には，絶対に，本人に死をもたらしたいとの動機に動かされてはならない

　これは，終末期における蘇生処置を，本人の意向に反してでも行うことを推奨する論理ではない．「きっとつらいだろうから，死んだほうが本人のため」と言って本人を死にいたらしめるのは慈悲殺であり，どの国でも認められない行為である（いわゆる安楽死が認められている国であっても）．この項目はベスト・インタレスト論が容易に慈悲殺に振れないようにしている意義があるのだろう．医療者は ACP にあたって，患者の QOL を重視するとともに，Sanctity of Life（SOL）も見据えなければならない（筆者注：もともとこのベスト・インタレスト基準を用いることが主に想定されているのは，医療者ではなく，後見人や介護者といった私人である．私人である代理意思決定者が「間違い」を起こさないように，この部分は強い表現になっているものと考えられる）．

⑥本人の過去および現在の意向，心情，信念や価値観，その他本人が大切にしている事柄を考慮に入れて，「ベスト・インタレスト」が何かを判断しなければならない

　ここが，ベスト・インタレスト論の肝である．本人のベスト・インタレストを特定するということは，本人の意見や意向をそのまま採用することではない．重要なのは，意見の背景にある理由，もしくはその意見を裏づけ

している本人の価値観を明らかにし，それらの重層的な情報に基づいて「本人にとって」最善と考えられる決定を導くことである．

　例えば，ずっと自宅で療養したいと言っていた人が，急に「病院で過ごしたい」と言ってきたとする．表面上の結論だけしか知らなければ，大きな心変わりということになるが，とても家族思いで，自分のことよりも家族を優先させる信念をもっていることを知っていれば，身のまわりのことに手助けが必要になり，家族の手を煩わせるくらいなら，病院で世話をしてもらおうという決断をしたのだと納得ができるだろう．

　人の心は移ろいやすい．そのなかでよき意思決定をしていくには，このように，本人の価値観をよく知ることができるような話し合いのプロセスをつくっていくことが何より大切なのである．

⑦本人が相談者として指名した者，本人の世話をしたり本人の福祉に関心をもってきた人々，任意後見人，法定後見人などの見解を考慮に入れて「ベスト・インタレスト」が何かを判断しなければならない

　この項目は，⑥の補完の意味もある．本人の価値観を知ることは最重要であるが，自分のことはよくわからないというのも世の常である．つまり，本人の価値観は本人だけに聞いてもよくみえてこないことがある．だからこそ，本人に関する情報，本人の考え方の癖や価値観を知っている可能性が高い人から広く情報を集めることが有用である．ただし，その際，あくまで「本人にとっての」ベスト・インタレストをみつける協働者であることを確認する必要があろう．相談者自身の利益を追求したり，後見人が自分の考えを反映させることを目的にしたりしてはならない．

おわりに

　「いのちの終わり」における意思決定の特殊性は，意思決定した行為や結果を本人が検証しえないという点である．だからこそ信頼関係の構築が何より重要なのである．患者と医療者の間の信頼関係の構築は，もちろん医療全般における目標である．また，後半で述べたように，本人のベスト・インタレストを考えるという態度は，医療コミュニケーションの本質である．「死から生をみる」という言葉のごとく，ACPにおけるわれわれ医療

者の態度，姿勢を見直すことは，「いのちの終わり」に限らず，すべての医療場面における患者-医療者関係を見直すことでもある．

文献

1) Claire Henry, et al：Advance Care Planning：A Guide for Health and Social Care Staff. http://www. ncpc. org. uk/sites/default/files/AdvanceCarePlanning. pdf（2017年7月24日現在）〈英国NHSによるエンドオブライフ・ケアのガイドライン．ACPについてその定義・位置づけからMental Capacity Actとの関係，ACPの検討場面の例示まで包括的に示されている〉

2) Miles SH, et al：Advance end-of-life treatment planning. A research review. Arch Intern Med 156(10)：1062-1068, 1996.〈事前指示に関する実証研究のレビュー．入院患者における事前指示の表明が少数であることなど，事前指示推進の限界が示されている〉

3) Hammes BJ, et al：A comparative, retrospective, observational study of the prevalence, availability, and specificity of advance care plans in a county that implemented an advance care planning microsystem. J Am Geriatr Soc 58(7)：1249-1255, 2010.〈Respecting Choicesプログラムについての経緯，概要が説明されているとともに，RCがはじまった直後と10年後のデータ比較が示されている〉

4) Wright AA, et al：Associations between end-of-life discussions, patient mental health, medical care near death, and caregiver bereavement adjustment. JAMA 300(14)：1665-1673, 2008.〈End-of-Life discussionを行うことにより積極的延命治療が行われることが減り，患者・家族のQOLが高くなることが示されている〉

5) Detering KM, et al：The impact of advance care planning on end of life care in elderly patients：randomised controlled trial. BMJ 340：c1345, 2010.〈オーストラリアで行われたACPに関するランダム化比較試験の結果が示されている〉

6) 菅富美枝：イギリス成年後見制度にみる自律支援の法理—ベスト・インタレストを追求する社会へ．ミネルヴァ書房，2010.〈自己決定の支援を立法化したという点で世界的に注目されている英国の2005年意思決定能力法について，基本理念はもとより，その社会背景も含めて多角的な分析を行っている〉

（阿部泰之）

索引

数字・欧文

数字

1 型死前喘鳴　171
1 週間前に起こる症状，死の　105
2 型死前喘鳴　171
2 日（48 時間）前，死の　177

A

active coping　31
acute on chronic　225
ADHERE　50
Advance Care Planning（ACP）　79, **274**
Advance Directive（AD）　75, **275**
American Thoracic Society（ATS）による呼吸困難の定義　118
anticipatory grief　35

B

best interest　274, 278
（修正）Borg スケール　118

C

Cancer Dyspnoea Scale（CDS）　119
Cancer Fatigue Scale（CFS）　138
Cancer Related Fatigue（CRF）　137
Child-Pugh 分類　223
Chronic Respiratory Disease Questionnaire（CRQ）　119
clinical prediction of survival（CPS）　45
Clostridium difficile　155
collaborative decision-making model　62
continuous subcutaneous infusion（CSCI）　110

D

death rattle　**170**, 183, 203
DNR オーダー　237
do not attempt resuscitation（DNAR）　16

E

emotion-focused coping　30
emotional ventilation　101
empathic paternalism model　62
End-of-Life discussion　276
Energy Conservation and Activity Management（ECAM）　140

F

family dynamics　93
Feinstein Index of Dyspnoea　118
Functional Assessment Staging Test（FAST）　226
futility　168

G・H

grief　35, **255**
grief care　**37**, 237
high flow nasal cannula oxgen（HFNC）　122

I

illness trajectory　4
Intensity Modulated Radiation Therapy（IMRT）　69

K・L

Karnofsky Performance Status　45
Liverpool Care Pathway（LCP）　178
Living Will（LW）　275

M

MCA2005　279
Mini-Mental State Examination（MMSE）　60
（修正）MRC 呼吸困難スケール　119

N

NPPV，呼吸困難に対する　122

Numerical Rating Scale（NRS）　**108**, 118

O

oncologic emergency　109
OPCARE 9　181

P

Palliative Performance Scale（PPS）　**47**, 146
Palliative Prognostic Index（PPI）　**46**, 146
Palliative Prognostic Score（PaP score）　44
passive coping　31
paternalism model　62
Patient Self-Determination Act（PSDA）　275
PEACE プロジェクト　225
Performance Status（PS）　69
persistent complex bereavement disorder　265
PRACTICE　100
primary fatigue　138
problem-focused coping　30

R・S

Respecting Choices（プログラム）　276
Sanctity of Life（SOL）　281
Seattle Heart Failure Score　49
secondary fatigue　138
shared decision-making　88
shared decision-making model　62
SICIATRI-R　66
SPICT 日本語版（SPICT-JP）　10
staff pain　113

T

terminal delirium　132
total pain　24
toxic epidermal necrolysis（TEN）　155

V

Verbal Rating Scale（VRS）　108

和文

あ

アセスメント，痛みの　107
アドバンス・ケア・プランニング　79, **274**
アナフィラキシー　155
悪性腫瘍の終末期　224

い

インフォームドコンセント　61
意思決定
　――，日本人の　88
　――，満足度が高い　89
　―― におけるコミュニケーション　89
意思決定能力　60
　―― の評価手法　63
意識状態，死亡前の　183
意識の問題，せん妄の評価における　128
遺族の属性　268
遺体へのケア　239
痛み　106
　――，感染症による　109
　――，急激な　109
　――，対応可能な　109
　――，非がん疾患の　110
　――，皮膚・筋骨格系の　109
一次的倦怠感　138
陰性感情　225
陰部洗浄　208

う

うつ病，せん妄との鑑別　127

え

エネルギー温存・活動療法　140
エンゼルケア　240
エンドオブライフ・ケアの必要性　2
エンドオブライフ・ケアを考えるきっかけ　6
嚥下障害，誤嚥性肺炎を繰り返す　18

お

オピオイド鎮痛薬　110
　──，呼吸困難に対する　120
悪心　194
嘔吐　194

か

カリウム異常　161
がん患者の呼吸困難　118
がん患者の予後予測　44
がん関連倦怠感　137
がんとインフォームドコンセント　61
がんによる身体機能の低下　4
下顎呼吸　183
下腹部痛，尿閉による　109
可逆性の見積もり（急性増悪時）
　──，感染症　154
　──，電解質異常　158
　──，貧血　165
家族
　──でもできるケア　216
　──へのケア，鎮静時の　151
　──への説明　210
家族ケア，病院での　229
家族システム理論　93
家族内力動　93
家族評価とライフレビュー　92
回想法　101
回復可能性，せん妄の　130
合併症，輸血の　166
肝硬変に伴う肝性脳症　18
患者-医療者関係，意思決定における　62
患者自己決定法　275
患者と家族の意向が異なる　69
感情，患者の　56
感情の表出　101
感染症　154
　──による痛み　109
関係性の喪失　26
緩和ケア　2
緩和的鎮静，呼吸困難の　122

き

気管支拡張薬，呼吸困難に対する　121

気道分泌過多　193
偽性高カリウム血症　161
偽性死前喘鳴　171
吸引の見直し　202
急激な痛み　109
急性増悪　225
急性増悪時の可逆性の見積もり
　──，感染症　154
　──，電解質異常　158
　──，貧血　165
救急要請の説明，家族への　237
強度変調放射線治療　69
筋骨格系の痛み　109

く

クロストリジウム・ディフィシル腸炎　155
グリーフケア　**38**, 237
苦痛，耐え難い　146
苦痛症状　189
苦痛の整理　27

け

ケア
　──，痛みへの　111
　──，家族でもできる　216
　──，ご遺体への　239
　──，スタッフに対する　231
　──の差し控えや中止　228
　──の相談　86
　──の見直し　202
軽症バイアス　18
血液検査の見直し　200
血清ナトリウム値異常，終末期の　158
倦怠感　136

こ

コーピング　29
コミュニケーション，意思決定における　89
コミュニケーション，患者-医療者間の　32
コルチコステロイド　140
これからのこと　214
呼吸器感染症　154
呼吸困難　**117**, 191
呼吸状態，死亡前の　183

索引　287

誤嚥性肺炎を繰り返す嚥下障害　18
口腔ケア　208
口腔痛，義歯不適合による　109
更衣　208
抗菌薬投与のエビデンス　155
抗菌薬の見直し　199
高カリウム血症　161
高ナトリウム血症　159
高流量鼻カニューレ酸素療法　122
興奮　195
言葉で表現される（されない）感情　56, 57

さ

最期を過ごす場所の確認　217
在院日数，病院での看取りにおける　228
在宅での看取り　235
酸素投与，呼吸困難に対する　122

し

シアトル心不全スコア　49
しておきたいこと　216
死
　―― の1週間前に起こる症状　105
　―― の2日（48時間）前　177
　―― の三徴候　247
死後の処置　239
死前喘鳴　**170**, 183, 203
死体検案書　249
死に目に会うこと　230
死別後の悲嘆　35
死別の過重負荷　267
死亡確認　238, **247**
死亡診断　244
死亡診断書の作成　247
死亡直前期の鎮静と予後　148
自然死法　275
自死　269
自律性の喪失　26
事前指示　75, 275
持続性複雑死別障害　265
持続皮下注射，オピオイド鎮痛薬の　110
時間性の喪失　26
社会的苦痛　25
手浴　208
腫瘍的緊急症，痛みを伴う　109

修正 Borg スケール　118
修正 MRC 呼吸困難スケール　119
終末期
　――，悪性腫瘍の　224
　――，臓器不全の　225
　――，認知症の　226
　―― の思い出　76
　―― の呼吸困難　117
　―― を過ごす場所　80
終末期せん妄　132
処方例，鎮静薬の　150
消極的コーピング　31
情緒の状態，死亡前の　184
情動焦点型コーピング　30
情報の集め方　11
食物の摂食状況，死亡前の　185
褥瘡処置の見直し　206
心理的葛藤，意思決定における　89
身体機能の低下　4
　――，がんによる　4
　――，臓器不全による　4
　――，認知症による　5
身体症状，死の直前に現れる　178
身体症状のアセスメントとマネジメント　188
身体診察
　――，終末期の　16
　――，非がん患者の　18
　――，末期がん患者の　17
身体的苦痛　24
信条の確認　218
真性死前喘鳴　171
進行がん患者のせん妄　128

す

スコポラミン　173
スタッフに対するケア　231
スタッフの痛み　113
ストレスコーピング　30
スピリチュアルペイン　**25**, 101
水分の摂食状況，死亡前の　185
睡眠-覚醒リズム障害　128

せ

せん妄　126
　――，痛みを伴う　108

――，進行がん患者の　128
―― とうつ病の鑑別　127
―― と認知症の鑑別　127
背抜き　112
成年後見制度　278
清潔ケアの見直し　207
精神疾患，遺族の　269
精神的苦痛　25
赤血球輸血　166
積極的コーピング　31
選択的健忘　259
全身衰弱，死亡前の　184
全身清拭　208
全人的苦痛　24

そ

喪失　255
――，特殊な状況での　268
臓器不全　184
―― による身体機能の低下　4
―― の終末期　225
足浴　208

た

多職種チーム　113
耐え難い苦痛　146
体位交換の見直し　205
帯状疱疹　109

ち

チアノーゼ　185
チェーンストークス呼吸　183
知能の問題，せん妄の評価における　128
治療抵抗性　146
治療の相談　86
治療の見直し　197
中絶による喪失　269
中毒性表皮壊死剝離症　155
注意障害　129
注意力低下　129
鎮静　144
――，終末期せん妄の　132
―― の薬剤　150
鎮静時の家族へのケア　151

鎮痛薬　111

て

デルファイ法　181
低活動型せん妄　127
低カリウム血症　161
低ナトリウム血症　158
転倒転落対策の見直し　208
電解質異常　158

と

疼痛　189
突然死　5

に

二次的倦怠感　138
入院期間，病院での看取りにおける　228
入浴　208
尿閉による下腹部痛　109
尿路感染症　154
認知行動療法，複雑性悲嘆に対する　270
認知症
――，せん妄との鑑別　127
―― による身体機能の低下　5
―― の終末期　226
認知状態，死亡前の　183

ね

寝返りがうてない患者　112

の

脳転移　19

は

バイタルサインの測定のやめどき　205
排泄のサポートの見直し　203

ひ

皮膚の痛み　109
皮膚の所見，死亡前の　185

索引　289

否認　259
非がん患者
　―― の呼吸困難　118
　―― の身体診察　18
　―― の予後予測　46
非がん疾患の痛み　110
非侵襲的陽圧換気療法，呼吸困難に対する　122
非薬物アプローチ，痛みへの　111
非薬物的マネジメント，呼吸困難に対する　120
非薬物療法，倦怠感の　140
悲嘆　35, **255**
悲嘆反応　257
　―― への対応　261
評価　15
評価手法，意思決定能力の　63
病院での看取り　222
病状認識　54
　―― の確認　212
貧血　165

ふ

不穏（状態）　184, 195
不確実性　12
不確かな喪失　267
不眠，倦怠感と　139
副腎皮質ステロイド，呼吸困難に対する　121
複雑性悲嘆　36, **264**
　―― への対応　269

へ

ベスト・インタレスト　274, 278
ベンゾジアゼピン，呼吸困難に対する　121

ほ

包括的アセスメント　23
包括的ケア　12
膀胱留置カテーテルの見直し　204

ま

末期がん患者の身体所見　19
末期がん患者の身体診察　17
慢性疾患の経過　4, 48
慢性心不全の予後予測　46

み

ミオクローヌス　111
看取り
　――, 在宅での　235
　――, 病院での　222
　―― が近い時期　178

む

無益性　168
無呼吸　183
無尿　184

も

モニター類のやめどき　205
問題焦点型コーピング　30

や

薬剤，鎮静の　150
薬物的介入，死前喘鳴の　173
薬物療法，倦怠感の　139

ゆ

揺らぎ，患者・家族の　227
輸液の見直し　198
輸血　165
　―― の合併症　166

よ

予期悲嘆　35
予後，死亡直前期の鎮静と　148
予後予測　41
　――, がん患者の　44
　――, 非がん患者の　46
腰椎転移　19

ら

ライフレビュー，家族評価と　92
ラポール形成　20

り

リビング・ウィル　275
利尿薬，呼吸困難に対する　121
療養の場所　79
臨終後の対応　239
臨終時の対応　221

臨終前の対応　237
臨床的予後予測　45
臨床倫理の 4 分割法　232

わ

和解，看取りが近い時期の　218

ジェネラリスト BOOKS シリーズ

 シリーズの概要

- ▶ 内科・救急・小児・在宅医療などの日常診療に直結したプラクティカルなテーマが満載。
- ▶ 各領域の第一線で活躍する編者・著者による具体的な解説。患者の多様な訴え・症状に自信を持って対応できるようになる。
- ▶ 実践的でありながら気軽に読める構成。短時間で要点を理解できる。

好評既刊

身体診察 免許皆伝―目的別フィジカルの取り方 伝授します
編集：平島 修／志水 太郎／和足 孝之

健診データで困ったら―よくある検査異常への対応策
編集：伊藤 澄信

保護者が納得！ 小児科外来 匠の伝え方
編集：崎山 弘／長谷川 行洋

認知症はこう診る―初回面接・診断から BPSD の対応まで
編集：上田 諭

病歴と身体所見の診断学―検査なしでここまでわかる
著：徳田 安春

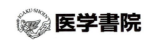